Friederike Maschmann-Ringe

Der Blütenstrauß des Edward Bach

Die sanfte Heilweise für psychische und körperliche Blockaden

Knaur

Wer andere kennt, ist klug.
Wer sich selbst kennt, ist weise.
Wer andere bezwingt, hat Kräfte.
Wer sich selbst bezwingt, ist unbesiegbar.
Wer sich milde durchsetzt, hat Willen.
Wer sich begnügt, ist reich.

Wer seine Mitte nicht verliert, dauert.
Wer sich vom Tode nicht besiegen läßt, lebt ewig.

Laotse

Inhalt

Vorwort

Dieses Buch ist besonders all jenen gewidmet, die auf der Suche nach Selbsterkenntnis vorankommen möchten; allen, die glauben, daß eine Krankheit und ihre Symptome Führer sein können auf dem Weg zur Verwirklichung des wahren Wesens; allen, die die Ganzheit anstreben.
Ferner ist das Buch als Nachschlagewerk für alle Blütentherapeuten und Fachleute auf dem Gebiet der Gesundheit bestimmt. Es enthält erschöpfende Informationen zum Thema.
Mein größter Wunsch ist, daß die Zahl derer, die neben der Heilkunst auch die Kunst der Vorsorge ausüben, stetig wachsen möge. Denn auf diese Weise wird die menschliche Gesundheit wieder in die Hände derer gelegt, die sie zu erhalten wissen und die einen großen Teil ihres Lebens der Ausübung und Entwicklung beider Künste widmen.
Ich danke Friederike dafür, daß sie mir die Durchsicht und das Vorwort dieses Buches anvertraut hat. Ich wünsche ihr das Beste für sich und ihre Arbeit.
Meine tiefste Anerkennung gehört Dr. Edward Bach für seinen Mut, seine Fähigkeit, eine bessere Welt zu sehen, und für die Liebe, mit der er sein Werk dargebracht hat. Dieses großartige Vermächtnis wird dem Leser anvertraut.

Dr. Adriana Varas

Danksagung

Wenn jemand, der selbst nicht Arzt ist, sich vornimmt, ein Buch mit medizinisch-psychologischem Inhalt zu schreiben – das sich zudem an Ärzte und jede Art von Therapeuten wendet –, ist er auf fachliche Hilfe angewiesen. Um sicherzugehen, daß ich mich in Inhalt und Darstellung nicht irrte, war ich in ständigem Kontakt mit zwei argentinischen Freundinnen: Dr. Adriana Varas, Anthroposophin und ganzheitliche Ärztin, die jahrelange Erfahrung in der Anwendung der Bachblüten hat, und Graciela Latini, Astrologin, die so viel von den Menschen und ihren Leiden versteht. Zu meinem Glück konnten mir diese beiden viele Stunden widmen, in denen sie sich mit dem Text vertraut machten, ihn bestätigten oder diskutierten und mir so wertvolle Hilfe gaben.

Vorhaben und Beginn der Arbeit liegen indes schon einige Jahre zurück. Hindernisse, die in meinem Privatleben auftauchten, hemmten ein schnelles Vorankommen, und mein tiefempfundener Dank gilt all jenen, die mir immer wieder Mut gaben, in der Arbeit fortzufahren.

In erster Linie brauchte ich das Verständnis und die Nachsicht meiner Familie.

Auch Valérie, Pato, Birgit und Mariana, die Familien Molek und Knopf und viele weitere Freunde unterstützten mich mit ihrer Liebe und ihrem Vertrauen und boten mir jederzeit ihre Hilfe an.

Ich danke Víctor für die Hingabe, mit der er sich mit jedem Blütenthema vertraut gemacht hat, und für seine Zeichnungen, die auch die argentinische Ausgabe des »Blütenstraußes« bereichern.

Wesentlichen Anteil an diesem Buch hat auch meine Mutter Bertel Maschmann, die trotz ihres Alters die beschwerliche Reise nach Buenos Aires auf sich nahm. Sie beschränkte sich bei ihrer Korrektur nicht nur auf das Sprachliche, sondern erkannte auch inhaltliche Widersprüche und Mißverständliches.

Die befreundete junge Ärztin Petra Schmidt sah das Manuskript noch einmal auf medizinische Inhalte durch.

Diesen beiden danke ich besonders für ihre begeisterte und unermüdliche Hilfe!

Buenos Aires, im April 1995 *Friederike Maschmann-Ringe*

Idee und Wirkungsweise der Blütenessenzen

Erst in jüngster Zeit, etwa fünfzig Jahre nach seinem Tod im Jahre 1936, begann die weltweite Verbreitung der Ideen von Edward Bach. Seine Heilmethode mit Blütenessenzen fand in den letzten Jahren immer mehr Anhänger, nicht nur in ihrem Ursprungsland England, sondern auch im übrigen Europa und in den beiden Amerikas.

Es scheint, als sei gerade heute in den Ländern des westlichen Kulturkreises die Stunde reif für alternative Therapien – und Bachs Blütentherapie ist vielleicht die sanfteste, schonendste und spirituellste unter ihnen.

Parallel zu einem steigenden Bewußtsein für die Grenzen der Schulmedizin und einem wachsenden Unbehagen an ihren Praktiken, am immensen Verbrauch allopathischer Medikamente und an der Macht der Pharmakonzerne nimmt die Bewunderung ab für die nicht mehr unumstrittenen Fortschritte der Medizin und wächst das Interesse an anderen Heilweisen mit ihrem reichen Schatz an Volkswissen und Erfahrung, wie wir sie in der Homöopathie, Akupunktur, Anthroposophie und der überlieferten Volksmedizin aller Kulturen finden.

Eine Vielzahl von Büchern zu diesen Themen gelangte in den letzten Jahren auf den Markt, und zu den Übersetzungen der Originaltexte von Edward Bach kommen laufend Werke über neuere Erfahrungen und Forschungen im Umgang mit seiner Blütenmethode.

Edward Bach wurde 1886 in der Nähe von Birmingham in

England geboren. Er trat in jungen Jahren in die metallurgische Fabrik seines Vaters ein, wo ihn die soziale Wirklichkeit der Arbeiter, besonders im Krankheitsfall, so erschütterte, daß er beschloß, Medizin zu studieren und preiswerte und jedermann zugängliche Arzneimittel zu finden.

Er arbeitete in London als Arzt in einer gutgehenden Praxis und war gleichzeitig im Labor der Universitätsklinik erfolgreich in der Forschung tätig. Er war bald ein angesehener Immunologe, Pathologe und Bakteriologe. Die von ihm in den Jahren 1922 bis 1928 entwickelten Bach-Nosoden, eine orale Impftherapie auf homöopathischer Basis, haben bis heute ihren festen Platz in der Medizin.

In seiner Praxis bemühte er sich, dem Wort des von ihm verehrten Begründers der Homöopathie, Samuel Hahnemann (1755 bis 1843), zu folgen: »Behandle den Patienten und nicht die Krankheit!«

Im Verlauf seiner Arbeit erkannte er immer deutlicher, daß seine Patienten sich weniger durch die Art ihrer Beschwerden unterschieden als vielmehr durch ihre Persönlichkeitsstruktur und die daraus resultierenden Gefühlszustände. So sah er im Krankheitsbild die »Konsolidierung einer bestimmten seelischen Haltung« des Menschen. Seine Idee ging also dahin, mit der Behandlung auf das Gemüt des Menschen zu wirken, um der Krankheit ihre Ursache zu entziehen.

Edward Bach erlebte am eigenen Leib eine Erfahrung, die seine Theorien bestätigte: Als er auf den Tod erkrankte und die ihn behandelnden Kollegen ihm nur noch wenige Monate zu leben gaben, stürzte er sich um so vehementer in seine Forschungen, in der Sorge, daß die Krankheit ihm keine Zeit zur Erfüllung seiner Lebensaufgabe lassen würde. Indem er sich auf seine Arbeit konzentrierte und keine

Rücksicht auf seine Krankheit nahm, ging er als geheilter Mann aus dieser hervor.

In den Jahren 1928 bis 1933 suchte und fand Bach seine ersten Blüten, die zwölf Heiler. 1930 gab er die Arbeit im Labor und seine Londoner Praxis auf, um nach Wales zu gehen, dem Land seiner Väter. Hier widmete er sich während seiner letzten sechs Lebensjahre voll dem Auffinden »seiner« Heilpflanzen – vorwiegend waren es Wildblumen und Bäume – und dem Aufspüren ihrer Kräfte und Fähigkeiten. Getreu den Grundsätzen und Methoden der Homöopathie, *similia similibus curantur* (Gleiches wird durch Gleiches geheilt), probierte er die Blüten an sich selbst aus. Die durch eine Pflanze provozierten körperlichen oder seelischen Störungen lassen sich durch eine homöopathische Zubereitung der gleichen Pflanze beheben.

Im Gegensatz zur herkömmlichen Homöopathie verwendete Bach keine mineralischen und tierischen Stoffe, sondern nur Blüten und Quellwasser. Die einfachen Verfahren der Sonnen- und der Koch-Methode, durch welche die Energie der Blüten für das Heilmittel »eingefangen« wird, machten die Blütentherapie zu einer erschwinglichen Medizin auch für bescheidenere Haushalte. Bachs Intention ging dahin, daß jeder nicht nur die Essenzen im Haus hätte, sondern auch mit ihrer Anwendung so vertraut wäre, daß er sein eigener Arzt sein könnte. Mit seinen Büchern *Heal Yourself* (Heile dich selbst) und *The 12 Healers and other Remedies* (Die zwölf Heiler und andere Helfer) gab er uns das dazu notwendige Instrumentarium an die Hand.

Im Jahr 1936 hatte Bach alle seine 38 Blüten gefunden und seine Bücher geschrieben. Er sah seine Mission als erfüllt an. So starb er im Alter von fünfzig Jahren, ohne erkennbare Krankheit, friedlich im Kreise seiner Familie und seiner Mitarbeiter.

Bachs Menschenbild ist holistisch, das heißt, er sieht den Menschen als eine Einheit von Körper, Seele und Geist, schützend umgeben von einer Hülle aus Lebensenergie. Kommt es zu einer Störung des Gleichgewichts zwischen den verschiedenen Ebenen, durch äußere Einwirkungen oder durch Konflikte zwischen der geistigen und der seelischen Ebene, so entweicht Energie. Kann der Mensch diesen Verlust nicht ausgleichen, fällt der Konflikt ins Körperliche, und er erkrankt.

Ein Beispiel Bachs dafür ist die Atmung. Eine gute Atmung ist für die Gesundheit unerläßlich. Schon bei geringen Problemen und Konflikten oder bei mangelnder Bewegung wird der ruhige Fluß der Atmung und dadurch bald das körperliche Wohlbefinden gestört. Der Schulmediziner behandelt gewöhnlich die Symptome, das heißt nur auf körperlichem Gebiet, meist mit allopathischen Mitteln. Dadurch tritt in der Regel nur eine Symptomverschiebung auf, das Problem verlagert und vertieft sich. Kommt der Arzt nicht weiter, empfiehlt er unter Umständen psychologische Hilfe, die sich nicht selten ebenfalls in der Symptombekämpfung erschöpft, in der Verabreichung von Psychopharmaka.

Bachs Vorstellung von der Natur und Aufgabe des Menschen steht in krassem Gegensatz zu dieser Anschauung.

Die fünf Grundsätze (zitiert nach Bach):

1. Die Seele ist das wahre Wesen des Menschen. Sein Körper ist nur eine unvollkommene Spiegelung derselben. Unser höheres Selbst, der göttliche Funke, ist unbesiegbar und unsterblich.
2. Die Transzendenz des Menschen bewirkt die Notwendigkeit der irdischen und körperlichen Existenz, damit wir Erfahrungen sammeln und uns entwickeln können.

Der Geist führt uns, wie es unsere Aufgabe erfordert, mit Hilfe unseres Gewissens.
3. Das Leben in dieser Welt ist nur eine kurze Reise im Verlauf unserer Evolution. Wir benötigen dazu den irdischen Körper, als Instrument oder Fahrzeug.
4. Sind Geist und Seele in Harmonie, sind wir gesund. Wenn wir unseren Weg nicht verfolgen, kommt es zum Konflikt und in der Folge zu Energieverlusten und Krankheit.
5. Wenn wir die ganze Schöpfung begreifen, erkennen wir, daß der Schöpfer Liebe ist. Wenn wir in Liebe zu allen und allem und auch zu uns selbst leben, können wir nicht fehlgehen: wir leben in Gesundheit.

Nach Bach ist Gesundheit lediglich ein Ausdruck für die Harmonie im Menschen, für das Gleichgewicht zwischen den drei verschiedenen Ebenen der Einheit Mensch: innere Harmonie zwischen Geist, Seele und Körper, und äußere mit der Umwelt. So ist Krankheit also, ihrem Ursprung nach, nicht körperlich.
Das gleiche drückt Paracelsus aus (Theophrastus Bombastus von Hohenheim, 1493 bis 1541): »Der Mensch ist zusammengesetzt aus drei Substanzen. Diese drei machen den ganzen Menschen aus – und durch alle drei wird er erst zum Menschen. Der Leib ist nichts als ein Sulphur, ein Mercurius, ein Sal. [Sulphur ist die Energie, Mercurius der Geist und Sal die Materie, der Körper des Menschen.] In diesen drei Dingen steht seine Gesundheit, seine Krankheit und alles, was ihn ankommt. Solange die drei einig sind und nicht getrennt, steht es gut um die Gesundheit. Wo sie sich aber trennen, das heißt sich zerteilen, sündigen, da wird das eine faul, das andere brennt, das dritte verflüchtigt sich. Das aber sind die Anfänge der Krankheiten. Wenn also ein einziger Corpus weiterexistiert, kommt es zu keiner Krankheit.

Wo das aber nicht der Fall ist, sondern eine Spaltung auftritt, beginnt das Leiden.« (Schon die Sprache macht deutlich, daß Krankheit, also körperliches Leiden, zusammenhängt mit seelischem Leid!) Gesundheit ist also das Gleichgewicht, die Harmonie aller Kräfte des Menschen. Krankheit ist eine Störung dieses Gleichgewichtes.
Etwa 450 Jahre später, 1989, schreibt der englische Astrologe A. T. Mann über »die moderne Krisis der Gesundheit«: »... und nichts ist symbolischer für den Niedergang der modernen Welt als ihre Medizin. Die Ärzte, deren Verantwortung es obliegt, uns zu heilen, sind weitgehend verantwortlich für den massiven Verfall der Volksgesundheit. Es gibt eine Reihe von Gründen, warum die Ärzte und unsere Haltung zu ihnen ein Problem darstellen. (...) Ein Individuum, das an einem Magengeschwür leidet, erwartet von seinem Arzt eine Diagnose, die ihm sagt, was ihm fehlt, und eine Verordnung, die die Symptome zum Verschwinden bringt. Wenn dies gelingt, ist der Arzt den Erwartungen des Patienten gerecht geworden, und der Patient ist glücklich. Psychotherapeuten aber wissen, daß Magengeschwüre ihre Ursache in einer Unfähigkeit haben, Gefühlen Ausdruck zu verleihen. Der Magen ist das Organ, das von Natur aus mit den Gefühlen zusammenhängt, die wir – wie unsere Nahrung – verdauen und verarbeiten. Wenn starke Emotionen keinen Ausdruck in der äußeren Welt finden können, brechen sie im Körperinneren hervor, besonders im Magen. Je dramatischer das ungeäußerte Gefühlsleben ist, desto größer wird auch das Durcheinander im Innern, und desto stärker manifestieren sich die Symptome als Geschwür. In sehr realem Sinne sind Symptome eine wesentliche Kommunikation vom Körper zu einem Denken, das nicht willens ist, darauf anzusprechen. Ganz gleich, wie wirkungsvoll das verabreichte Medikament ist: sein einziger Zweck besteht

darin, die Symptome auszuschalten. Die emotionalen Ursachen des Geschwürs werden nicht angesprochen, deshalb werden sie auch nicht verändert oder ausgeschaltet. Der Organismus als Ganzes wird leiden, doch das Körperbewußtsein – unfähig, eine Störung des emotionellen Gleichgewichts am natürlichsten Ort auszudrücken – findet irgendwo tiefer im Innern des Organismus einen Ort, wo es sich Ausdruck verleihen kann. Das ursprünglich geringere, aber weitverbreitete Problem ungeäußerter Gefühle kann die Funktion wichtigerer Organe stören und sogar den ganzen Organismus beeinträchtigen. Diese Extremsituation führt letztlich zu chronischer Krankheit, einem Zustand, der in vielen von uns mehr oder weniger ausgeprägt besteht. Wir haben gelernt, unsere natürliche Verbindung zu unterdrücken, unsere Verbundenheit zur Erde, mit unserem inneren Wesen und den zentralen Kräften, die Leben und Tod betreffen.

Das Paradoxon im Kern dieses Punktes ist, daß die wissenschaftliche Revolution die Illusion erschuf, daß Chemie und Technik allein Krankheit auszuschalten vermögen, während sie in Wirklichkeit *oft Krankheit erzeugen*. Die meisten Medikamente können – und sollen – nicht das eigentliche Wesen des Individuums beeinflussen. Deshalb ist es selten, daß es einem Kranken aufgrund medikamentöser Behandlung bessergeht. (Wenn Patienten sich besser fühlen, ist es ihr eigener Körper, der sie heilt, nicht die Medikamente.) Die Ursache bleibt so stark wie zuvor, aber der Körper hat immens viel Energie aufgewendet, um mit den Medikamenten fertig zu werden, die man ihm in den Weg gestellt hat. Wenn Störungen des Gleichgewichts nicht an ihrem natürlichen Ort Ausdruck finden können, erzeugen sie an einer anderen Stelle einen Aufstand, mit der Folge, daß weitere Symptome hervorkommen, die unnatürliche Ausdrucksweisen der Grundproblematik sind. Wenn der Zustand sich weiter verschlimmert, besteht der letzte Schritt darin, das störende Organ von einem Chirurgen entfernen zu lassen. Wird der Teil des Magens, der von dem Geschwür befallen ist, herausgeschnitten, so kann das Geschwür nicht wiederkehren – wie logisch! (...)

Derzeit bieten alternative Heilweisen einen neuen Weg, Krankheit zu verstehen und zu behandeln. Die Betonung verlagert sich von der Ausschaltung von Symptomen mit Arzneiverordnungen und Chirurgie zu einer ganzheitlichen Behandlung, die persönliche, emotionelle, mentale, Umwelt- und sogar spirituelle Faktoren umfaßt. Notwendig ist eine *menschliche Ökologie*, die mit der unverzichtbaren planetaren Ökologie einhergeht.

Es ist klar: wahre Heilung bedeutet, daß das Körperbewußtsein sich selbst heilt. Ärzte, Heilmethoden, Diät, Körperübungen und andere Therapien mögen den Heilungsprozeß einleiten, unterstützen oder ihm die Richtung geben, aber die letzte Instanz ist eben das Körperbewußtsein selbst. Der Körper weiß, was er benötigt, und ist imstande, die meisten Störungen seines Gleichgewichts – soweit nicht zu massive Degenerationen vorliegen – zu korrigieren, wenn er nur unter optimalen Bedingungen frei arbeiten kann. Wie Krebsheilungen mit Hilfe von Visualisierungs-Techniken bewiesen haben, kann das Körperbewußtsein sogar extreme Störungen des Gleichgewichts umkehren. Das große Dilemma ist nur, daß wir uns selbst die schlimmsten Feinde sind und den natürlichen Heilprozeß behindern. (...)

Die meisten Menschen, die alternative Therapie oder ergänzende Medizin in Anspruch nehmen, tun dies, weil heute allgemein übliche Techniken versagt haben. Das Grundproblem besteht darin, daß die Schulmedizin Symptome behandelt – und manchmal auch heilt –, aber keine

Veränderung in den Verhaltensmustern erzeugt oder fördert, die die Symptome überhaupt erst herbeigeführt haben. (...) In Beantwortung der Probleme, die durch solche sich wandelnden Zustände verursacht werden, sehen die neuen holistischen Therapien ihr Hauptziel in der Einführung einer Veränderung, die vom Individuum selbst bestimmt wird – im Gegensatz zu Veränderungen, die durch einen Arzt oktroyiert werden. Die Devise lautet: integrativ statt interventiv.«

Das Gesetz der Heilung ist nach Samuel Hahnemann das folgende: Sowohl Krankheit als auch Heilung laufen von oben nach unten ab, nehmen ihren Ausgang auf geistiger Ebene und passieren die seelische, um in der körperlichen reflektiert zu werden.

Nach Edward Bach ist Krankheit »einzig und allein korrektiv: sie ist weder rachsüchtig noch grausam, vielmehr ist sie ein Mittel, dessen sich unsere Seele bedient, um uns auf unsere Fehler hinzuweisen, um uns davor zu bewahren, in größere Irrtümer zu verfallen, um uns daran zu hindern, größeren Schaden anzurichten, und um uns auf den Pfad der Wahrheit und des Lichtes zurückzuführen, den wir nie hätten verlassen sollen. (...) Der Körper wird die wahre Krankheitsursache, wie z.B. Angst, Unentschlossenheit, Zweifel, widerspiegeln in der Störung seiner Funktionen und Gewebe. (...) Wenn Du unter der Steifheit eines Gelenkes oder Körpergliedes leidest, kannst Du gleichwohl gewiß sein, daß Starrheit auch in Deinem Denken ist, daß Du starr an irgendeiner Vorstellung festhältst (...), die Du nicht unterhalten solltest. Wenn Du an Asthma leidest, dann nimmst Du auf irgendeine Weise einer anderen Persönlichkeit die Luft weg – oder aus Mangel an Mut, das Richtige zu tun, erstickst Du Dich selber.«

Für Bach stellen die 38 Tugenden, denen die Blüten zugeordnet sind, die Verbindung der Persönlichkeit zu ihrem höheren Selbst dar. Dieses spricht zu uns durch das Gewissen. Die esoterischen Lehren erklären uns, daß Leiden entsteht, wenn der Mensch nicht im Einklang mit seinem höheren Selbst handelt.

Dann werden laut Bach aus Tugenden negative Seelenkonzepte, wie zum Beispiel:

- aus Tapferkeit und Vertrauen Angst und Mißtrauen,
- aus Selbstvertrauen Minderwertigkeitskomplexe,
- aus Glauben Skepsis,
- aus Hoffnung Verzweiflung,
- aus Verständnis und Verzeihen Schuldgefühle,
- aus Demut Stolz,
- aus Heiterkeit Depression, Melancholie.

Durch ihre harmonischen Energieschwingungen stellen die Bachblüten die abgerissene Verbindung zum höheren Selbst wieder her und helfen so, die entsprechende Tugend erstmals oder wieder zu entwickeln.

Dietmar Krämer und Helmut Wild konnten durch die Arbeit mit Hellsichtigen eine plastische Beschreibung und Bestätigung der Bachschen Theorien erbringen: In ihrem Buch über die den Blüten zugeordneten Körperzonen schildern sie, wie durch Löcher in der Aura Energie entweicht und wie durch Behandlung mit der entsprechenden Blüte die Aura sich wieder schließt und die Krankheitssymptome zurückgehen.

Was wir aus östlichen Lehren über Aura und Chakras wissen, wie auch unsere Erfahrungen aus der Arbeit mit Reiki fügen sich nahtlos in Bachs Konzept.

Bach bekämpft also nicht eine Krankheit oder seelische Fehlhaltung, sondern versucht, die positiven Tendenzen der Persönlichkeit zu stärken. Negative Gefühle und Gedanken entziehen Lebenskraft; ihre Unterdrückung läßt sie wachsen, wichtiger erscheinen, und sie brechen eines Tages mit Gewalt hervor und können zerstörerisch wirken, auch auf den physischen Organismus. So wirken auch zum Beispiel Haß, Neid und Eifersucht zerstörerisch. Helfen kann hier nur Liebe; den anderen annehmen, schätzen, lieben. Die Liebe ist kreativ, aufbauend, heilend, vital. Die Blüte *Holly* zum Beispiel unterstützt positive Gefühle, Zuneigung, Liebe. In gleicher Weise wirken alle Bachblüten: Sie stärken die positive Seite der charakterlichen Anlage, regen die energetische Kapazität einer Person an. Dazu schienen Bach die Wildpflanzen als stärkste Energieträger am geeignetsten zu sein. Er fand folgende Pflanzen »höherer Ordnung«: vierunddreißig Wildblüten der Landschaft von Wales, von Blumen, Büschen und Bäumen, drei Blüten von Kulturpflanzen (*Vine, Olive, Cerato*) und, zur Ergänzung, *Rock Water*, Wasser von heilkräftigen Quellen.

Bach suchte Blüten, die weder von giftigen noch von Heilpflanzen stammten; allerdings nahm er viele Pflanzen in sein System auf, die in Zentraleuropa eine lange Tradition als Heilpflanzen haben, beispielsweise Odermennig, Tausendgüldenkraut, Enzian, Wegwarte, Nußbaum. Paracelsus erwähnte schon 1537 die Verbene, das Eisenkraut, für Menschen mit einem, wie er sagt, martialischen Charakter, entsprechend dem Typ *Vervain*. Auf die medizinische Anwendung der Pflanzen werde ich in den entsprechenden Kapiteln eingehen.

Die Zubereitung der Bachblüten mit Quellwasser und Sonnenwärme und die Haltbarmachung mit Weinbrand sind »natürlich« und verursachen keinerlei schädliche Nebenwirkungen.

Die Blüten wirken direkt auf die geistige Ebene, von wo

mögliche psychische und physische Störungen ihren Ausgang nehmen.
Die Ausgangssubstanz zur Bereitung der zur Einnahme geeigneten Tropfen wird auch heute noch in Wales in England hergestellt. In Mount Vernon, Wallingford, in Edward Bachs kleinem Haus arbeitet bis heute das Dr. Edward Bach Centre. Dort werden die Tropfen wie zu Lebzeiten Bachs nach den von ihm festgelegten Methoden hergestellt und in Vorratsflaschen, Stockbottles, abgefüllt. Jedes Set enthält vierzig Stockbottles, achtunddreißig Einzelsubstanzen und zwei Fläschchen mit *Rescue Remedy*, Notfalltropfen. Heute gibt es in vielen Ländern Importeure für diese Originalsubstanzen aus England.

Die 38 Blüten Edward Bachs

Viele nutzen die Bachblüten heute als Mittel zur spirituellen und zur Persönlichkeitsentwicklung, aber wir dürfen nicht vergessen, daß Bach selbst sie gesucht und eingesetzt hat, um Krankheiten zu heilen oder zu verhüten.
Auf eine kurze Beschreibung jeder Pflanze mit Abbildung folgen die Schlüsselsymptome der Blockade, laut Bach die Hauptcharakterzüge der Blüte, und die ihr innewohnenden Tugenden. Ich beschreibe den Rang der Pflanze in der Volksheilkunde und ihren Symbolgehalt in anderen Epochen und Kulturen. Mitunter kann man eine enge Beziehung zwischen diesen beiden und den Charakteristiken im Bachschen System feststellen.
Da es sich bei den den Blüten zugeordneten Eigenschaften um archetypische Seelenzustände handelt, tauchen mitunter Hinweise auf die klassische Mythologie auf, die unübertroffen ist in der Darstellung und Personifizierung archetypischer Seeleninhalte.
Astrologische Bezüge werden gelegentlich hergestellt, doch auf eine ausführlichere Behandlung dieses Themas wurde verzichtet, da dies den Rahmen der Arbeit sprengen würde. Der am Thema Interessierte wird die Hinweise dennoch begrüßen. (Von Hippokrates stammt der Ausspruch: »Ein Arzt ohne Kenntnisse in der Astrologie kann sich selbst nicht als Arzt betrachten.«)
Nach einer ausführlichen Beschreibung der der Blüte entsprechenden Persönlichkeitsstruktur sind – um die Diagnose zu erleichtern – aufgelistet Symptome im blockierten

Zustand, auch auf physischer Ebene, und typische Krankheiten. Die Beschreibung des positiven Seelenzustandes ist in der Charakterisierung jeder Blüte eingeschlossen. Wie Bach sprechen wir vom »Charakter *Holly*« oder »Typ *Chicory*«, wobei wir wissen, daß der harmonisch-positive und der blockiert-negative Seelenzustand nur zwei Gesichter des gleichen Charakterkonzeptes sind: Im Laufe der Entwicklung oder mit Hilfe der Bach-Therapie oder anderer Methoden kann eine Persönlichkeit, die ihr inneres Gleichgewicht verloren hat, blockiert ist, sich befreien und das ihr innewohnende positive Potential voll entfalten.
Gewöhnlich ist jede Persönlichkeit vielseitig und verkörpert nicht einen reinen Typus. Und wie sich jede geistig-seelische Störung nicht immer in gleicher Stärke entwickelt, muß auch der Therapeut nicht alle in der Liste aufgeführten Symptome beim Patienten feststellen, um die entsprechende Blüte zu diagnostizieren. Um die Aufstellung der Symptome im blockierten Seelenzustand zu komplettieren, haben wir ergänzende Hilfe in den Erfahrungen verschiedener Bach-Spezialisten gesucht. Deshalb wiederholen oder überschneiden sich die Symptome teilweise.
Essentiell ist es, in der Diagnose das Grundprinzip der Blüten zu erkennen, zu sehen, wohin die Symptome tendieren. In vielen Fällen zeigt eine Person nur zwei oder drei blütentypische Züge, und manchmal genügt auch nur ein einziges klar ausgeprägtes Symptom, um die entsprechende Blüte zu ermitteln und zu verordnen. Bei Menschen, die auf einer relativ unbewußten Stufe leben, können sich die Symptome in sehr archaischer, übertriebener, archetypischer Form finden. Je bewußter eine Person ihre persönliche Entwicklung lebt, desto schwieriger ist es für die Umgebung, ihre Charakterzüge einzuordnen, und um so wichtiger für den Therapeuten, das Grundprinzip hinter allen Symptomen zu

erkennen. Für ihn kommt erschwerend hinzu, daß je nach Situation sich positive Züge auch in blockiertem Zustand zeigen können. Einige davon sind daher auch in die Liste der negativen Symptome aufgenommen worden.
Die Empfehlungen und die positiven Leitsätze, die die Therapie begleiten können, sind als Anreiz für den Patienten gedacht, während der Blütentherapie eine bewußtere Haltung einzunehmen. Außerdem wissen wir, daß formelhafte Leitsätze oder Sprichwörter, wenn sie wiederholt gebraucht werden, ihre Botschaft ins Unterbewußtsein eingraben, was eine entscheidende Hilfe bei der Heilung sein kann.
Paracelsus (1493-1541) formte das Wort »Einbildungskraft«. Er sprach von der Geistesverwandtschaft zwischen Vorstellung und Magie, daß beispielsweise der Zauberer physische Wirkungen ohne Zuhilfenahme physischer Mittel erzeugt. Der Glaube hilft der Vorstellung und stärkt sie. Die Vorstellungskraft spielt eine wesentliche Rolle bei der Heilung; es ist die Schöpfungskraft, die ein uns innewohnendes Bild in die Realität übersetzen kann.
Um die schöpferische Vorstellungskraft anzuregen und zu stärken, runden wir also jedes Blütenkapitel mit Sprichwörtern, Zitaten oder Gedichten ab, die in irgendeinem Zusammenhang mit den Eigenschaften der beschriebenen Charaktere stehen. Je nach persönlicher Eigenart und kulturellem Hintergrund kann der Patient diesen Abschnitt nutzen: zum Bestärken, zur Meditation oder zum besseren Verständnis der Botschaft jeder Blüte.
Einige Kapitel sind sehr lang, andere hingegen besonders kurz. Natürlich steht die Anzahl der Seiten in keinem Zusammenhang mit der Wichtigkeit der Konzepte. Die eine oder andere Blüte erfordert eine detailliertere Beschreibung, vielleicht, weil hinter ihrer sichtbaren Bedeutung eine andere verborgen liegt.

Einige Konzepte scheinen spezielle Botschaften zu haben für unsere Zeit, für unsere Zivilisation, weshalb der entsprechende Text weit über eine bloße Beschreibung der Blütenqualitäten hinausgeht.
Außerdem liegen bei einigen Blüten die Konzepte nicht so auf der Hand wie bei anderen, die sich daher auch in einer kurzen Beschreibung schon ausführlich genug darstellen.

1 Agrimony

Odermennig -
Agrimonia eupatoria

Der Odermennig wächst an sonnigen Wald- und Wegrändern, in Gebüschen, auf Wiesen und Ödland. Wir können ihn auf Lehm- oder Kalkböden in allen gemäßigten Zonen Europas und Amerikas finden. Der aus dem Griechischen stammende latinisierte Name *agrimonia* bedeutet »Feldbewohner«.
Die Pflanze hat einen aufrechten Wuchs. Der harte, behaarte Stengel erreicht im ersten Jahr eine Höhe von dreißig bis sechzig Zentimetern, im zweiten bis zu einem Meter; er verzweigt sich nach dem ersten Jahr. Die kleinen gegenständig angeordneten Blätter sind gefiedert und behaart.
Von Juni bis August öffnen sich die kleinen gelben Blüten nacheinander, unten am Stiel beginnend, so daß wir an den Blütenähren (die zwischen zehn und vierzig Zentimeter lang sind) unten schon die kleinen klettenartigen Früchte finden, während sich an der Spitze erst die Knospen entwickeln. Jede einzelne Blüte von fünf bis acht Millimetern Durchmesser hat je fünf ovale Kelch- und Kronblätter; sie sitzt auf einem kurzen Stiel, duftet aromatisch und blüht nur wenige Tage.

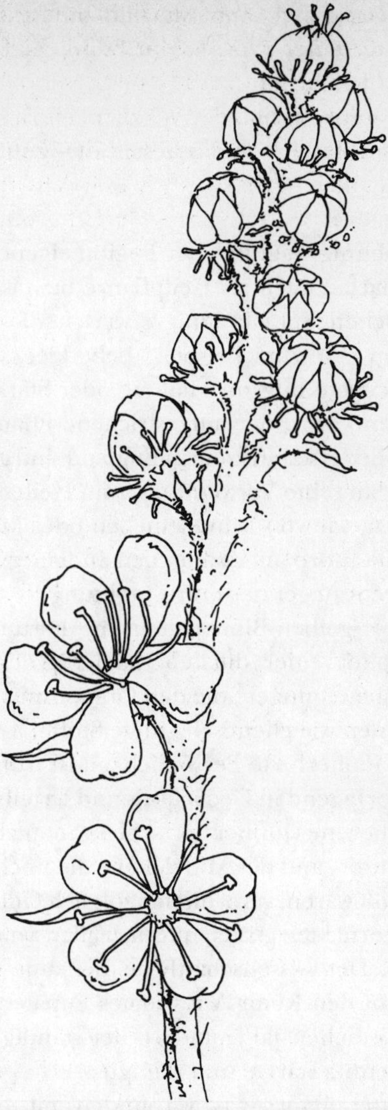

Schlüsselsymptome: Beklemmung und innere Unruhe, verborgen hinter einer Fassade von Fröhlichkeit, Wohlerzogenheit und Leichtsinn
Tugenden: Fähigkeit, sich der Wirklichkeit zu stellen, selbst wenn sie konfliktreich und grausam ist – gütiger Humor – echte Fröhlichkeit

Der Odermennig trägt in jeder Region eigene Namen, die seine Popularität auch als Heilpflanze beweisen: Im südlichen deutschen Sprachraum verweisen die meisten Bezeichnungen (wie zum Beispiel »Leberklee«, »Milzblüh«) auf seine Verwendung zur Heilung oder Stärkung von Leber, Galle und Milz, der aufgestrichene Pflanzensaft heilt Leib- und Gliederschmerzen; in England sind geläufiger die Namen, die an seine Verwendung zum Heilen von klaffenden Wunden, wie von Schwerthieben oder Messerstichen, erinnern. Die nordamerikanischen Indianer nutzten ihn, um in Schweiß zu geraten, zur Entgiftung.
Wegen seiner gelben Blüte galt er im Altertum als Pflanze Jupiters: Jupiter regiert die Leber, den Sitz der Emotionen, der Gemütsbewegungen, die den Organismus ebenso »vergiften« können wie chemisch giftige Stoffe.
Die joviale, jupiterhafte Persönlichkeit ist fröhlich, optimistisch, hervorragend in Gedächtnis und Urteil: der typische Schütze-Geborene (Jupiter herrscht im Schützen!). Die Ärzte des Altertums und des Mittelalters, die noch alle astrologisch geschult waren, verordneten folglich Odermennig für nicht ausgedrückten Ärger und in Fällen von schlechtem Gedächtnis. Der wissenschaftliche Beiname *eupatoria* bezieht sich auf den König Mithridates Eupator aus dem ersten vorchristlichen Jahrhundert, der ständig seine Leber mit Odermennig stärkte und reinigte.
Der Charakter *Agrimony* ist verbunden mit der Fähigkeit,

sich allen Ereignissen und Erfahrungen unseres Lebens und deren seelischen Folgen zu stellen.

Die Blütenessenz ist gedacht »für die fröhlichen, jovialen und humorvollen Leute, die ihren Frieden lieben und darum sehr unter Meinungsverschiedenheiten und Streit leiden. Um diese zu vermeiden, sind sie bereit, auf vieles zu verzichten. (...) Sie sind beliebt als gute Freunde, mit denen man gern zu tun hat. Häufig greifen sie im Übermaß zu Alkohol oder Drogen, um in Stimmung zu kommen und sich auf diese Weise fröhlich über ihre Probleme hinwegzuhelfen.« (Bach)

Fröhlichkeit und gute Laune sind authentische Lebensäußerungen einer Persönlichkeit, die die positive Seite der Dinge sieht. Im entwickelten, positiven Zustand *Agrimony* begrüßt man manche Ereignisse mit Freude, andere, schwierigere dagegen leugnet man nicht, sondern man begegnet ihnen bewußt, macht sie sich zu eigen und wächst an ihnen.

In blockiertem Zustand kann der Charakter *Agrimony* sich nicht den Schwierigkeiten, Hindernissen und Besorgnissen – sowohl geistiger als auch körperlicher Art – stellen, sondern versucht, sie hinter einer Maske aus guter Laune, Frohsinn und Scherz zu verbergen.

Um sich Ruhe und Frieden zu erhalten und Diskussionen und Streit zu vermeiden, sind *Agrimony*-Typen fähig, vieles aufzugeben. Im allgemeinen schätzt man sie wegen ihrer Freundschaft und wegen der Leichtigkeit, mit der sie in jeder Gesellschaft alle unterhalten und die Stimmung heben. Wenn allerdings diese Maske, dieser Mantel aus künstlicher Fröhlichkeit nicht mehr ausreicht, ihren Besorgnissen, ihrer Lebensangst aus dem Wege zu gehen, sie zu verleugnen, suchen sie ihre Zuflucht häufig im Genuß von Alkohol und anderen Drogen. Auf diese Weise versuchen sie sich anzuregen und ihre Beklemmungen loszuwerden: Sie »ertränken« ihre Sorgen.

Sie befinden sich in einer permanenten Erwartungshaltung, die eine ständige Beklemmung erzeugt (am treffendsten ausgedrückt mit dem spanischen Wort *ansiedad*!). Diese kann sich auch äußern in der Suche nach gefährlichen Situationen, in der Abhängigkeit vom erhöhten Adrenalinspiegel. *Agrimony*-Typen scheinen die plötzliche Lösung aller Probleme und das Auftauchen einer wunderbaren, frohen Welt zu erwarten.

Es gelingt ihnen auch nicht, mit ihren Aggressionen richtig umzugehen. Ein gewisses Maß an Aggressivität brauchen wir, um Hindernisse zu überwinden; ungenutzte und nicht geäußerte Aggressivität hingegen kann zu selbstzerstörerischem Verhalten führen, wie es ja auch der schon erwähnte Drogen- und Alkoholkonsum ist, oder zu Krankheiten wie Anorexia und Bulimia, Magersucht und Freßsucht.

Die Euphorie, die man vorübergehend erreichen kann mittels Alkohol, Drogen, stimulierender Musik oder idealisierter Beziehungen, ist dem ersehnten Zustand ziemlich ähnlich; aber anstatt die Welt objektiv sehen zu können, verfällt man auf diese Weise gewöhnlich in einen nebelhaften Zustand, in dem es keine Klarheit gibt.

Die Suche nach dem Wesentlichen ist die vornehmste Aufgabe für den im Zeichen des Schützen Geborenen.

Sucht, Abhängigkeit ist eine Sackgasse, ein großer Irrtum der Persönlichkeit auf der Suche nach dem Wesentlichen, dem Geistigen, dem Sinn des Lebens. In seiner angespannten Erwartungshaltung, seiner Beklemmung findet der *Agrimony*-Typ etwas, das ihn für den Augenblick befriedigt: den Alkohol, eine Zigarette, das Fernsehen, irgend etwas, was ihn abhängig machen kann, süchtig. Häufig bleibt er an diesem Surrogat hängen und verliert sein Ziel aus den Augen.

Es bleibt ihm allerdings die Unrast, mit seiner Suche fortzufahren. Da er sich jedoch in einer Sackgasse befindet, verfällt er dem Irrtum, zu glauben, er habe bereits gefunden, was er suchte, und er bleibt bei der Zigarette, der Droge oder was immer sein Ersatz ist. Er ist ein Süchtiger, bis er bewußt erkennt, daß er sich im Weg geirrt hat. Diese Klarheit kann er seiner schon ruinierten Gesundheit verdanken oder der Tatsache, daß die Droge in einem gewissen Augenblick nicht mehr den gewünschten Effekt bringt: Sie hat ihre Zauberkraft verloren. Jetzt kann die Person »erwachen« und ihren Kampf gegen die Sucht aufnehmen.

Die enge Beziehung zwischen Suche und Sucht wird deutlich im Deutschen, in dem man die gleiche etymologische Wurzel der beiden Wörter erkennen kann.

Aber nicht immer zeigt uns die typische Schütze-Blockade *Agrimony* eine Konfusion an zwischen dem geistigen Ziel der Suche und dem Innehalten bei der Entdeckung eines materiellen Surrogats; manchmal ist es die bewußte Flucht aus diesem beunruhigenden und beklemmenden Zustand: Wenn jemand angespannt und mit Ungeduld (*Impatiens* ist eine der Blüten für das dem Schützen gegenüberstehende Sternbild Zwillinge und damit auch typisch für die Schütze-Geborenen), aber erfolglos den Sinn des Lebens sucht, wird er nach einiger Zeit diese scheinbar sinn- und ergebnislose Beschäftigung fliehen wollen.

Im Roman »Krieg und Frieden« beschreibt Tolstoi diese Situation ebenso treffend wie erschütternd: »Pierre hatte jetzt nicht wie früher Zeiten der Verzweiflung, der Schwermut und des Ekels vor dem Leben; aber diese Krankheit, die sich früher in scharfen Anfällen bekundet hatte, war nun nach innen verdrängt und wich keine Sekunde von ihm. ›Wozu? Warum? Was geht in der Welt vor?‹ fragte er sich verständnislos im Laufe jeden Tages, wenn er unwillkürlich über den

Sinn des Lebens nachdachte; aber da er aus Erfahrung wußte, daß es auf seine Fragen keine Antwort gab, so suchte er eilig von ihnen loszukommen, griff nach einem Buch oder machte, daß er in den Klub oder zu Apollon Nikolajewitsch kam, um dort über den Staatsklatsch zu reden. Es war eine zu schreckliche Empfindung, unter dem steten Druck der ungelösten Lebensfragen zu stehen, und so ergab er sich den ersten besten Vergnügungen, nur um jene Fragen zu vergessen. (...) Und es wollte ihm scheinen, alle Menschen suchten sich vor den schweren Fragen des Lebens zu retten, der eine durch Ehrgeiz, ein anderer durch Weiber, ein anderer durch Spielereien, ein anderer durch Pferde, ein anderer durch die Politik, ein anderer durch die Jagd, ein anderer durch den Wein, ein anderer durch Amtstätigkeit.«
Wir stehen heute vor einer vergleichbaren Situation: Angesichts der drängenden Fragen und Probleme auf jedem Lebensgebiet wählen viele die Flucht in die Zerstreuung, sie suchen sich »Zeittöter«, je nach Geschmack und Geldbeutel: Karten, Sex, Pferde wie zu Napoleons Zeiten oder Kino, Videos, Reisen, jede Form von Spiel und die schon erwähnten anderen Abhängigkeiten.
Agrimony-Kinder sind fröhlich, gesellig und leicht zu trösten. Während ihrer Entwicklung durchleben sie – sowohl im Kleinkindalter als auch während der Pubertät – Zeiten voll Schmerz und Leiden, in denen *Agrimony* ihnen helfen kann, sich zu öffnen und ihre Gefühle auszudrücken.
Im Dunkel der Seele zurückgehaltene und unterdrückte Emotionen sind Zeitbomben. Mehr noch: durch die Verdrängung wachsen sie und erstarken, bis sie sich durch eine Explosion nach außen Luft schaffen oder, wenn man dies nicht zuläßt, sich nach innen wenden und dort Krankheiten verursachen, vorwiegend Haut- oder Leberleiden. (Man »fährt aus der Haut«!) Die Haut und die Leber sind unsere größten

Entgiftungs- und Reinigungsorgane (siehe auch Kapitel *Cherry Plum* und »Die 12 Schienen nach Dietmar Krämer«). Für die jupiterhaften Zustände, gleichgültig, ob sie durch Ärger oder verdrängte Gefühle hervorgerufen wurden oder »künstlich« herbeigeführt durch Drogen- oder Alkoholkonsum, ist *Agrimony* angezeigt. Es wird bei unterdrückten Gefühlen immer erleichternd wirken, indem es hilft, sie auszudrücken, also offen und ehrlich zu werden, vor allen Dingen zu sich selbst, so daß man Frieden und echte Freude finden kann.
Wer Vertrauen hat und sich von seinem höheren Selbst leiten läßt, wird widerstandsfähiger und stärker. Er wird sich den täglich auftauchenden Schwierigkeiten stellen können. Er wird es nicht mehr nötig haben, negative Erfahrungen zuzudecken, sondern sie sich bewußtmachen und in seine Persönlichkeit integrieren können.
Ein Mensch im positiven *Agrimony*-Zustand trägt die Quelle echter Freude in sich; er kann seine Schwierigkeiten diplomatisch und optimistisch angehen und lösen, nachdem er sie je nach Wichtigkeit eingeschätzt und geordnet hat. Er wird von anderen geschätzt und gesucht sein wegen seiner Objektivität im Urteil, seines inneren Gleichgewichts und seiner echten Fröhlichkeit.

Agrimony – Symptome in blockiertem Zustand:

- angespannte Erwartungshaltung
- Beklemmung
- Beengung mit Druck in der Herzgegend
- Bajazzo, wie er bei Leoncavallo singt: »... und wenn auch Harlekin dir Colombine raubt, lache, Bajazzo, und alle applaudieren ... lache über den Schmerz, der dir das Herz

vergiftet.« Bei diesen Personen ist der Zustand schwer zu erkennen, weil sie ihre Schwierigkeiten und Leiden und geistigen Qualen mit einer fröhlichen Maske zudecken.

- manische Verweigerung, Leugnen der Realität
- starkes Harmoniebedürfnis
- große Empfindsamkeit und Empfindlichkeit
- legt wenig Gewicht auf seine persönlichen Probleme, und um sie zu unterdrücken, sucht er bewußt oder unbewußt Zerstreuung (Kino, Feiern, Betriebsamkeit, Reisen, usw.)
- verbirgt Leiden oder innere Qual, auch wenn keine Beklemmung, Angst damit verbunden ist
- unterdrückt seine Probleme mit Tabletten (Schmerz- oder Schlafmittel z. B.), Drogen, Nikotin, Alkohol, übermäßigem Essen
- scherzt und erzählt Witze, auch wenn er krank ist
- erträgt es nicht, mit sich allein zu sein, weil ihn das mit sich selbst konfrontiert
- unentwegt sieht er fern oder hört Musik, selbst wenn er unterwegs ist, z. B. mit Walkman
- versucht, Streit zu vermeiden, höflich zu sein, zu gefallen, gute Beziehungen herzustellen
- vermeidet Heftigkeit und Diskussionen
- zieht es vor zu schweigen, um Ruhe und Frieden zu erhalten
- sucht Gesellschaft und ist ein guter Unterhalter
- Alkoholiker, der seine Probleme im Alkohol ertränken will
- Brillenträger, Augenkrankheiten, weil er die Wirklichkeit nicht klar sehen will
- selbstzerstörerische Neigungen und Ticks (vom Nägelkauen bis zur Suche nach gefährlichen Situationen)
- Schlaflosigkeit aus Beklemmung
- Unbeständigkeit, es fällt schwer, etwas Angefangenes fertigzustellen

- Nägelkauen, Haar- oder Hautzupfen, Hautreizungen, nächtliches Zähneknirschen
- der Eindruck, den er auf andere macht, ist ihm sehr wichtig
- aus Angst, sich festzulegen, sucht er oberflächliche Beziehungen
- kann keine Gefühle zeigen, weder Freude noch Schmerz
- *Agrimony* hilft Kindern, die einsam sind oder leiden
- *Agrimony* unterstützt Behandlungen, z. B. wegen Übergewicht oder Alkoholismus, sofern der Betreffende *Agrimony*-Züge aufweist (bei Alkoholikern den Kognak der Mischung durch Essig ersetzen!)
- man verschreibt *Scleranthus* und *Agrimony* bei Umstellungsproblemen von Schichtarbeitern, Klinik- und Flugpersonal, Feuerwehrleuten usw., die wechselnde Arbeitszeiten haben

Vorschläge zur unterstützenden Begleitung der Therapie:

- Übungen zur Harmonisierung des energetischen Systems (Zazen, Tai Chi, Yoga, Mind Control, autogenes Training nach J. H. Schultz)
- Atemübungen zur Weitung des Brustraumes, unter Zuhilfenahme der Arme
- sich vornehmen, die Welt nicht mehr durch die rosa Brille zu sehen, sondern objektiv
- sich Konflikte und ihre Ursachen bewußtmachen, sie möglicherweise schriftlich zu analysieren und zu lösen versuchen
- eigene innere Widersprüche erkennen und auszugleichen suchen
- keine stimulierenden Mittel mehr einnehmen, statt dessen schöpferisches Potential nutzen

- sich aufs Leben einlassen! Intensität statt der Oberflächlichkeit suchen

Positive Leitsätze:

- Wo Licht ist, ist auch Schatten. Ich sehe alles, wie es ist.
- Ich erlebe intensiv auch meine dunklen Stunden.
- Ich zeige mich, wie ich bin.
- In mir ist Friede und Freude.
- Ich fühle, wie Harmonie mich durchdringt.
- Ich zeige alle meine Gefühle.

Der Glaube gibt uns weder die Illusion, wir könnten von Leid und Schmerzen ausgenommen werden, noch läßt er uns annehmen, das Leben sei ein Schauspiel ohne dramatische Augenblicke und Verwicklungen. Vielmehr wappnet er uns mit der inneren Ausgeglichenheit, die wir brauchen, um den unvermeidlichen Spannungen, Lasten und Ängsten entgegenzutreten. *Martin Luther King*

Wer tausend Freunde hat, hat keinen Freund. *Afrika*

Glück und Unglück nehmen den Menschen die Masken ab.
Indien

Es ist nicht alles Bernstein, was vom Meer angespült wird.
Lettland

Wo das Auge nicht sehen will, helfen weder Licht noch Brill'.

Es ist nicht alles Gold, was glänzt.

Allen Leuten recht getan ist eine Kunst, die niemand kann.

Am vielen Lachen erkennt man den Narren. Alle aus Deutschland

Weisheit heißt das Unwesentliche ausschließen. China

Oft lacht der Mund, und das Herz weint. Rußland

Augen die sehen, altern nicht. Spanien

Freuden sind Geschenke des Schicksals,
die ihren Wert in der Gegenwart erweisen.
Leiden dagegen sind Quellen der Erkenntnis,
deren Bedeutung sich in der Zukunft zeigt. Rudolf Steiner

Sorge nicht um das, was kommen mag,
weine nicht um das, was vergeht,
aber sorge dich nicht selbst zu verlieren
und weine, wenn du dahintreibst im Strome der Zeit
ohne den Himmel in dir zu tragen. Friedrich Schleiermacher

2 Aspen
Espe, Zitterpappel - Populus tremola

Wir finden die Espe in Asien und ganz Zentraleuropa bis zum Polarkreis; sie wächst auf kargen Böden in Auwäldern, an fließenden und stehenden Gewässern und in sumpfigen Hainen. Wie alle Pappeln gehört sie zur Familie der *salicaceae,* ist schlank und erreicht eine Höhe von fünfzehn bis zwanzig Metern. Die Rinde ist glatt und silbriggrau.
Die gezackten Blätter sind rund bis oval, der lange Blattstiel ist platt, was zu dem charakteristischen unentwegten Zittern führt, schon beim leisesten Windhauch.

Die Blüten, zweihäusige hängende Kätzchen, erscheinen im Februar und März, vor Austrieb der Blätter, was die Windbestäubung begünstigt. Die weiblichen sind klein und rund, von grünlichgrauer Farbe; die männlichen sind fünf bis zehn Zentimeter lang, grau mit roten Staubbeuteln, die sich später mit den gelben Pollen bedecken.

Schlüsselsymptome: Unbewußte, undefinierbare Ängste – dunkle Vorahnungen – ängstliche Beobachtung von Vorzeichen
Tugenden: Hochentwickelte Sensibilität – Intuition, vertrauensvolle und angstlose Wahrnehmungsfähigkeit

Die Zitterpappel wird seit Jahrtausenden aufgrund ihrer Heilkräfte geschätzt, vor allem bei Schmerzen, Entzündungen und Fieber. Das aus ihrer Rinde gewonnene natürliche Salizin nutzte man – wie heutzutage die synthetisch gewonnene Azetylsalizylsäure, das Aspirin – zur Linderung von Fieber, rheumatischen Beschwerden und anderen Schmerzzuständen.
Der Baum fesselt uns durch sein Zittern, vor allen Dingen im Herbst, in seinem goldenen Blätterkleid. Das Wispern des Windes im Laub gleicht dem Flüstern von Geisterstimmen. Nach der griechischen Mythologie verwandelten sich die Töchter des strahlenden Helios, untröstlich über den Tod ihres leichtsinnigen Bruders Phaethon, in Zitterpappeln, geschüttelt von Schmerz und Schuld und Schluchzen.
Die Espe ist der Baum des Tartaros, der Unterwelt; auch in der christlichen und in der nordischen Mythologie verbindet man ihn mit den Toten. Er wird Odin und Merkur zugeordnet. Hermes-Merkur ist geschwätzig wie der Baum, und sein Element, das Quecksilber, ist glänzend und schil-

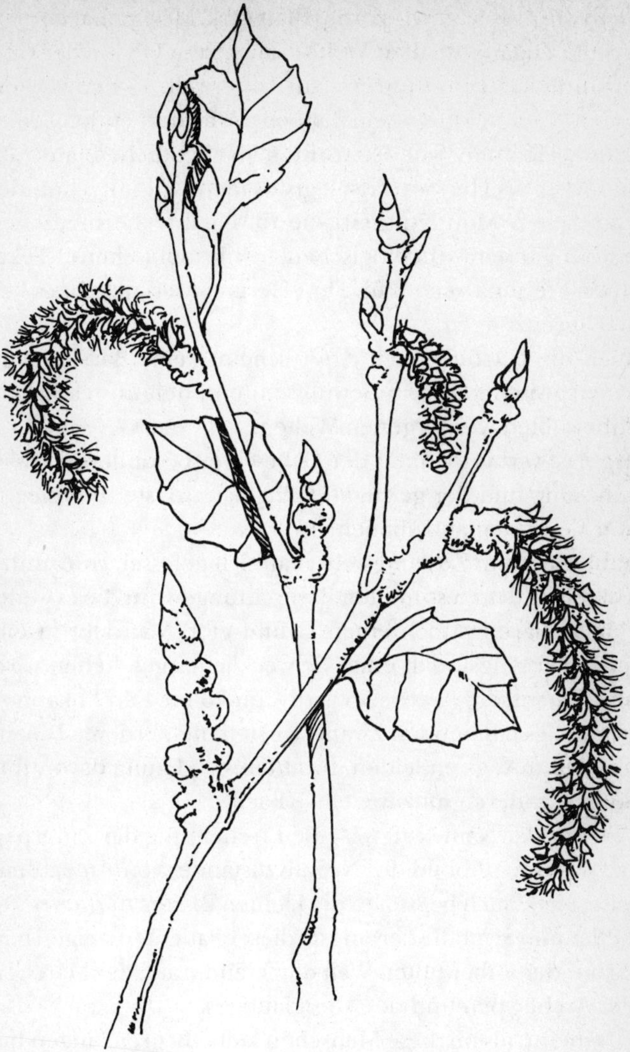

lernd wie dessen silbriggrünes Blattwerk. Merkur hat als Götterbote Zugang zu allen Welten, auch zum Olymp der Götter und – als Totenführer – zur Unterwelt, zu den verborgenen Welten. Mit seinem Zauberstab fördert er den Schlaf und die Träume. Seit dem dritten vorchristlichen Jahrhundert ist er als Hermes Trismegistos identisch mit Thot, der ägyptischen Mondgottheit, die durch ihre hermetischen (astrologischen, theologischen, philosophischen) Texte große Weisheit zeigt. Für Thot-Hermes-Merkur gibt es keine Begrenzungen.

Auch die Persönlichkeit *Aspen* scheint keine Barrieren zu haben zwischen ihrem Bewußtsein und den unsichtbaren, unbewußten, verborgenen Welten.

Aspen ist verbunden mit der Gabe einer besonderen Wahrnehmung und der geistigen Fähigkeit, Ängste zu besiegen und Vertrauen aufzubauen.

In blockiertem Zustand sieht man sich gefesselt von »unbewußten und unbestimmten Befürchtungen, für die es weder eine Erklärung noch einen Grund gibt. Man lebt in entsetzlicher Angst, daß etwas Schreckliches geschehen wird, ohne zu wissen, was es sein wird«, und diese Furcht kann zu einer alles lähmenden Zwangsvorstellung werden. »Die unter diesen Ängsten leiden, fürchten sich häufig davor, ihre Sorgen anderen mitzuteilen.« (Bach)

Wie uns der Name zeigt, ist die Erscheinung der Zitterpappel das treue Abbild des Negativzustandes von *Aspen*: Beim leisesten Hauch beginnen die kleinen Blätter zu zittern. Die Bilder und Symbole der Ängste dieser Patienten steigen häufig aus der unbewußten Welt der Träume auf, der Märchen, der Archetypen und des Aberglaubens.

Es scheint, als ob diese Menschen keine Begrenzungen hätten zwischen ihrem Wachbewußtsein und der Ebene der Emotionen und Intuitionen. Im Grunde fehlt ihnen eine

Haut (die die meisten von uns zu ihrem eigenen Schaden viel zu stark entwickelt haben!), die ihnen erlaubt, sich zu trennen, zu schützen vor dem kollektiven Unbewußten und den geistigen Welten, von denen sie umgeben sind. Sie werden daher unbewußt Tag und Nacht überflutet von Erscheinungen aus der Astralwelt, die sie unmöglich bewußt erklären können, die sie aber auf emotionaler Ebene sehr stark erleben, was zu ihren Ängsten führt. Und weil die Beziehung zu ihrem höheren Selbst, ihrem eigenen geistigen Wesenskern, gestört ist, können sie sich auch nicht durch Träume erleichtern.

Es sieht so aus, als hätten diese Personen eine spezielle Antenne – die den anderen fehlt –, mit der sie seismographisch nicht nur Probleme und Konflikte ihrer Umgebung auffangen und festhalten, sondern auch die vagen archetypischen Ängste, wie beispielswiese die unausgesprochene Angst vor einer Katastrophe, einer Seuche, einem Krieg, dem Ende der Welt.

Die Persönlichkeit *Aspen* nimmt alles auf, weshalb sie ungeheuer viel Energie verbraucht: in der spannungs- und konfliktgeladenen Atmosphäre der Familie, des Arbeitsplatzes und an Orten mit einer erhöhten Konzentration von Menschen (Bahnhöfe, Volksfeste, Messen, Busse und Bahnen, sportliche und andere Massenveranstaltungen usw.). Diese Personen leiden gewöhnlich an unerklärlichen Ängsten, zum Beispiel vor Verwünschung, Fluch, Hexerei. Da dies alles mehr oder minder vage Befürchtungen sind, die im Unbewußten wurzeln, vertrauen sie sie selten anderen an.

Unter der Behandlung mit *Aspen* kann man spüren, wie die Ängste zurückgehen und die innere Überzeugung wächst, daß jenseits aller Ängste jedes Wesen eingebettet ist in eine höhere Ordnung, in die universelle Kraft der Liebe. »Wenn wir uns dies ein für alle Male klar gemacht haben, sind wir jenseits aller Befürchtungen, Beunruhigungen und Ängste; entfernt von allem, ausgenommen der Freude zu leben, der Freude zu sterben und der Freude über unsere Unsterblichkeit. Wir haben Lust auf Erfahrungen und Abenteuer in dem Wissen, daß diese uns unserer himmlischen Heimat näher bringen und daß wir unerschrocken diesen Weg nehmen können, durch Gefahren und Schwierigkeiten hindurch.« (Bach)

Frei von Ängsten und voller Vertrauen ist es uns möglich, die Energien von *Aspen* positiv zu nutzen, beispielsweise, um Zugang zu finden zu feinstofflichen Ebenen, um esoterisches Gedankengut zu »verstehen«, um mit unserer erhöhten Empfänglichkeit geistigere Welten wahrzunehmen ohne die Angst, uns in ihnen zu verlieren; die Energie von *Aspen* öffnet uns für Vorahnungen und Eingebungen, die wir in positiver Weise nutzen können.

Aspen – Symptome in blockiertem Zustand:

- plötzlich auftretende Ängste, wenn man sich inmitten großer Menschenmengen oder in völliger Einsamkeit befindet
- bedrohliche und unkontrollierbare Phantasie
- grundlose Angst vor Gewalttätigkeit, Aggression, Mißhandlung
- Furcht vor Geistern, Dunkelheit, Verwünschungen, Schlangen, Spinnen, Abgründen
- vage Vorgefühle von Gefahr: »Irgend etwas passiert bestimmt!«
- Alpträume, oft so schlimm, daß sie Angst vor dem Einschlafen erzeugen
- Schlafwandeln und Sprechen im Schlaf

- Angst vor der Angst
- das Gefühl, dem Einfluß von Verwünschungen oder Hexerei ausgesetzt zu sein
- Themen wie Tod, Okkultismus, Religion, Aberglaube erfüllen mit Angst und wirken gleichzeitig anziehend
- Kinder haben zwar Angst vor der Dunkelheit, vor dem »schwarzen Mann«, Geistern und dem Alleinsein, genießen aber oft diesen Kitzel
- Kinder bestehen darauf, daß nachts ihre Tür offenbleibt oder ein Nachtlicht brennt
- Furcht vor der besonderen Atmosphäre in bestimmten Räumen, wo manche Menschen Szenen der Vergangenheit wahrnehmen können, die sich quasi in die Wände eingeprägt haben
- Angst vor unsichtbaren Mächten und Kräften
- Vorahnungen und Vorgefühle, die Zittern, Gänsehaut und Zähneklappern verursachen können

Bei jemandem, der Mißhandlung, Vergewaltigung oder schreckliche Erlebnisse unter Drogeneinwirkung erlitten hat (ein einziger LSD-Trip kann genügen), kann die Angst sich verselbständigen, und es tritt eine Blockade *Aspen* ein. Das gilt auch für Patienten, die durch eine Psychotherapie sensibilisiert sind, und für solche mit blockierten Chakras, was mitunter auf schlechte Praxis in Meditationsgruppen zurückzuführen ist.

Vorschläge zur unterstützenden Begleitung der Therapie:

- Hobbys, die »erden« helfen, wie Brotbacken, Töpfern, Gartenarbeit
- vermeiden, sich intensiver Sonnen- oder Mondbestrah-

lung auszusetzen, um nicht traumatische unbewußte Inhalte zu aktivieren
- alles vermeiden, was gefühlsbetonte Vorstellungen anregt, vor allem Drogen, auch Alkohol; Bücher oder Filme mit brutalem Inhalt, über Terror, Krieg, Gewalttaten; Grusel- und Geistergeschichten

Positive Leitsätze:

- Ich bin in Gottes Hand.
- Mein Vertrauen wächst täglich.
- Ich lasse mich vertrauensvoll führen.
- In mir ist Licht, und ich bin behütet.
- Meine große Empfänglichkeit ist ein Geschenk Gottes.

Für Kinder:
Mein Schutzengel behütet mich Tag und Nacht.

Erlebte Greuel sind schwächer als das Grau'n der Einbildung.
William Shakespeare

Dein Wort ist meines Fußes Leuchte und ein Licht auf meinem Wege. *Psalm 119, 105*

Die nächtliche Rede ist wie Butter, die mit dem ersten Sonnenstrahl vergeht. *Arabisch*

Die Angst vor der Gefahr ist schrecklicher als die Gefahr selbst.
Rhodesien

Wer singt, verscheucht Kummer und Angst. *Spanien*

3 Beech

Rotbuche –

Fagus sylvatica

Dieser herrliche Baum, der eine Höhe von bis zu dreißig Metern erreichen kann, bildet lichte, noble Wälder in ganz Zentraleuropa. Sein glatter Stamm ist von bleigrauer Farbe und kann einen Durchmesser von bis zu eineinhalb Metern erreichen. Die zweizeiligen elliptischen Blätter sind am Rand leicht gewellt; beim Austrieb sind sie hellgrün, später dunkler, mit glänzender Oberseite. Weibliche und männliche Blüten erscheinen auf dem gleichen Exemplar im April oder Mai, kurz nach dem Laubausbruch. Erstere wachsen paarweise und bilden aufrechte grünrote Krönchen; die männlichen formen runde, hängende Trauben aus zwölf bis fünfzehn kleinen grünlichgelben Blüten, die an langen zarten Stielen hängen.

Wie Eiche und Eßkastanie gehört die Buche zu den *fagaceae,* das heißt, ihre stark ölhaltigen, nußartigen Früchte, die kantigen Bucheckern, sind eßbar.

Vom Wuchs her ist sie die Verkörperung des vollkommenen Baumes, der Schönheit und Adel in sich vereint.

Für die Volksmedizin hat die Pflanze kaum Bedeutung.

Schlüsselsymptome: Intoleranz, Kritiksucht – Arroganz – Verurteilung

Tugenden: Verständnis und Toleranz – Unterscheidungs- und Urteilsfähigkeit

Der positive Charakter *Beech* hat viel mit Toleranz zu tun, er kann die unterschiedlichen Wege der individuellen Entwicklung verstehen. Er kann auf tolerante Weise die Dinge erkennen und diagnostizieren und benutzt sein konstrukti-

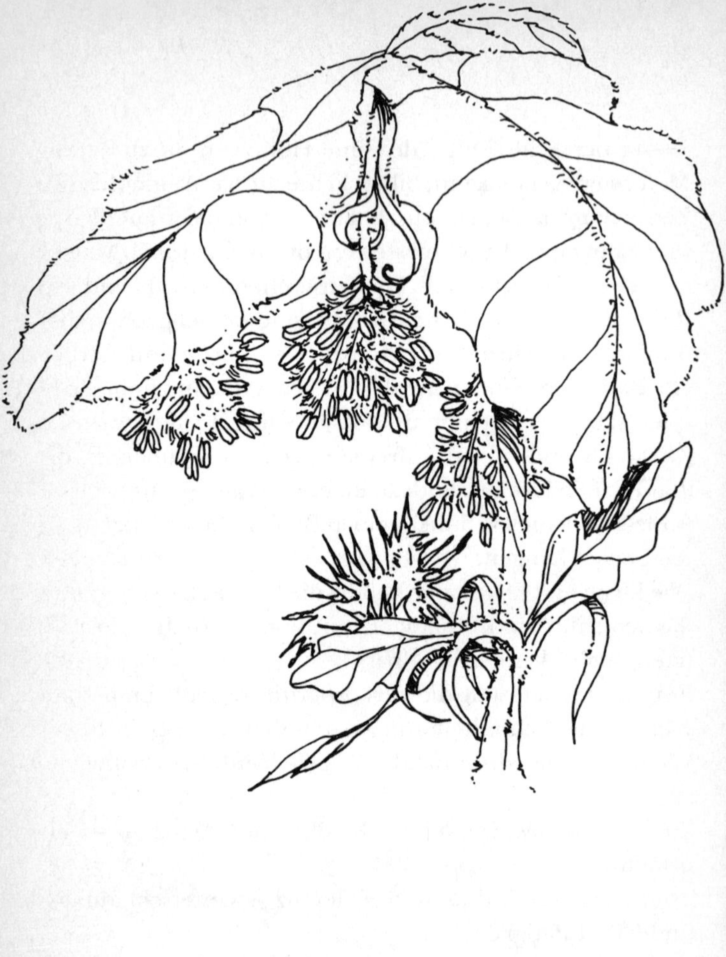

ves Urteilsvermögen zu seinem und seiner Mitmenschen Besten. Er ist fähig, Schönheit und Reinheit überall in der Schöpfung zu finden. Er nimmt das Leben mit all seinen Unvollkommenheiten freudig an.

In blockiertem Zustand verwandelt er sich in einen strengen Kritiker aller anderen. Er hat hohe Ideale und strenge, enge Richtlinien. Er diskriminiert und verurteilt die anderen, ohne sich an ihre Stelle versetzen zu können – weder gefühlsmäßig noch in Gedanken.

Beech ist das Mittel für alle, »die die Notwendigkeit fühlen, mehr Güte und Schönheit zu finden in allem, was sie umgibt. Es hilft ihnen, bei den Dingen, die verkehrt zu sein scheinen, das Gute zu erkennen, das aus ihnen entsteht. So können sie toleranter, nachsichtiger und verständnisvoller sein für die unterschiedlichen Wege, auf denen jeder einzelne und auch alle Dinge unterwegs sind, um sich zu ihrer letzten Vollkommenheit zu entwickeln.« (Bach)

Schon die bleifarbene Buchenrinde deutet auf eine Verbindung zu Saturn, dem kalten, strengen, pessimistischen Planeten, der die Schwelle hütet zwischen den sichtbaren und den ferneren Planeten, den persönlichen und denen, die das kollektive Unbewußte repräsentieren.

Der Baum ist so intolerant wie die Persönlichkeit. Der Boden in den Buchenwäldern ist so dicht mit trockenem Laub bedeckt, die Baumkronen sind einander so nah, daß nicht genügend Luft und Sonnenlicht zum Boden gelangt und andere Pflanzen einfach erstickt werden. In der dämmergrünen Helligkeit dieser Wälder, die von Eichendorff so wunderbar besungen wurden, herrscht die Buche vor mit ihrer vornehmen Schönheit, man fühlt sich erhoben, wie in einem gotischen Dom mit all seiner Erhabenheit und Vergeistigung.

In blockiertem Zustand ist der Charakter *Beech* voller Vorurteile, arrogant, negativ. Wie der Baum läßt er in seiner Intoleranz andere »nicht leben«. Er projiziert häufig auf andere, was er nicht zugeben oder sich zu eigen machen kann, und findet auf diese Art ein gewisses Maß an Sicherheit. (Manchmal bewirkt gerade dies Verdauungsbeschwerden, denn der Dünndarm muß im körperlichen Bereich unterscheiden und aufnehmen.)

Die Blockade findet sich oft bei Personen oder Gruppen, die in ihrer Jugend Haß, Erniedrigungen und Enttäuschungen ausgesetzt waren; um ihren Mangel an Selbstwertgefühl zu kompensieren, projizieren sie die Negativbewertungen nach außen; auf diese Weise hoffen sie, nicht mehr darunter zu leiden. Mit der Zeit erlauben sie sich überhaupt keine Gefühle mehr und werden so auch immer unfähiger, andere zu verstehen.

Der Irrtum dieser Persönlichkeit besteht unter anderem darin, daß sie die karmische Aufgabe von Schmerz und Leid nicht anerkennen und bearbeiten will. Mit ihrer Negativprojektion schadet sie ihrer Umgebung – und indem diese reagiert, fällt all das Negative auf sie zurück. Sie wird immer strenger, starrer und inflexibler.

Die innere Starrheit bewirkt körperliche Steifheit und Anspannung, vor allem im oberen Brustbereich, den Armen und den Kiefergelenken. Häufig kommen dazu eine Unverträglichkeit gegenüber Lärm und die schon erwähnten Darmstörungen.

Beginnt die Persönlichkeit, sich ihrem höheren Selbst zu öffnen, sich von ihren beschränkten und beschränkenden Richtlinien zu lösen, wächst ihre Fähigkeit zur Erkenntnis und zur Selbsterkenntnis. Abgrenzende Kritiksucht kann sich in Verständnis umwandeln; Arroganz in Toleranz und Liebe. Sie lernt zu verstehen, daß wir alle Spiegelungen gegenseitiger

Projektionen sind. Statt weiter ihre Ängste und Negativität zu projizieren, kann sie versuchen, die positiven Projektionen anderer in sich zu finden. So löst sich ihre Isolierung auf, und es kann ein Gefühl für die Verbundenheit und Harmonie entstehen, die wir im Grunde unserer Seele alle suchen. Das Blütenmittel *Beech* hilft der Persönlichkeit, die Verbindung wiederaufzunehmen mit ihrem innersten Wesen, ihrem höheren Selbst, und dadurch mit der Einheit. *Beech* ersetzt Starrheit und Bitterkeit durch Gelassenheit und Freude.
In früheren Jahrhunderten bedeckten Buchenwälder große Teile Mitteleuropas, allmählich wichen sie den Feldern oder wurden geschlagen zur Gewinnung der früher vielfach genutzten Pottasche.
Scheffer regt die Frage an, was der Buchenwald als die natürliche Vegetation weiter Teile Deutschlands für dessen Volkscharakter bedeutet. Sowohl Engländer wie Deutsche betrachten *Oak*, die Eiche, als repräsentativ für ihren Nationalcharakter; sollte es sein, daß *Beech* in ihrem Verbreitungsgebiet nichts bedeutet? Es scheint, als müßten wir Europäer die Lektionen beider Pflanzen lernen und ihre positiven Züge entwickeln, um in einem Europa ohne Grenzen voll Toleranz und Verständnis zu leben, zu arbeiten und zusammenzuleben.

Beech – Symptome in blockiertem Zustand:

- Intoleranz und ständige Kritik an anderen
- ständige Diskriminierung einzelner oder von Gruppen
- immer recht behalten wollen
- gewisser geistiger Hochmut
- erkennt und verurteilt sofort Mängel und Fehler bei anderen

- fängt jeden Satz mit »nein« oder »aber« an
- erwartet immer das Schlechteste von anderen und vom Leben
- beurteilt und bewertet unentwegt alle anderen
- kann sich nicht in andere hineinversetzen, weil eigene Gefühle blockiert sind
- sieht immer nur das Negative in jeder Situation und kann nicht an einen Wandel zum Besseren glauben
- Unwissenheit und Dummheit anderer werden als lästig empfunden
- häufig pedantische, engstirnige, inflexible Reaktionen, die auf starke innere und körperliche Anspannung und Steifheit hinweisen
- Schwierigkeiten, sich an andere oder an neue Situationen anzupassen
- isoliert sich selbst durch seine Pedanterie und Krittelei
- unfähig zu verstehen, daß wir nicht alle gleich begabt sind und daß jeder sich nur gemäß seinen Anlagen entfalten kann
- regt sich auf über Unwesentliches wie Gesten oder Sprachstörungen

Der Hochmut bei Beech, Vine, Water Violet und Rock Water:

Beech will recht haben – sein Konzept ist Intoleranz.
Vine will sich durchsetzen – sein Konzept ist Dominieren-Wollen.
Water Violet distanziert sich – sein Konzept ist Stolz.
Rock Water äußert sich nicht – sein Konzept ist strenge Selbstkontrolle.

Vorschläge zur unterstützenden Begleitung der Therapie:

- Tai Chi und Yoga üben, um Herz- und Kehlchakra zu aktivieren
- der inneren Steifheit entgegentreten, indem man körperliche Geschmeidigkeit übt, z. B. durch freien Tanz oder spielerische Sportarten, die das Gleichgewicht zu halten üben

Positive Leitsätze:

- Ich bin tolerant und verstehe meine Schwächen und die der anderen.
- Ich weiß, daß ich nichts weiß.
- Ich schließe Frieden mit mir und den anderen.
- In allem erkenne ich die positiven Möglichkeiten.
- Ich bin auch nur ein Mensch.

Was siehst du aber den Splitter in deines Bruders Auge und wirst nicht gewahr des Balkens in deinem Auge? *Matth. 7,3*

Beklage nicht, daß der Rosenstock Dornen hat; sondern freue dich, daß der Dornstrauch Rosen trägt! *Anonym*

Andere Länder – andere Sitten!

Blick erst auf dich, dann richte mich! *Beide Deutschland*

Ehe du verurteilst, mußt du verstehen. *Italien*

Wer andere mit Dreck bewirft, wird dadurch nicht reiner.
Rumänien

Der Bucklige sieht seinen Buckel nicht, aber den des Gefährten.

Spanien

Wer andern die Nase putzen will, muß saubere Finger haben.

Dänemark

Ein verletzendes Wort ist scharf wie ein Schwert. *Japan*

Wenn wir einen Menschen hassen, so hassen wir in seinem Bild etwas, was in uns selber sitzt. Was nicht in uns selber ist, das regt uns nicht auf. *Hermann Hesse*

Jemanden lieben heißt, ihn so zu sehen,
wie Gott ihn gemeint hat. *Fjodor Dostojewski*

Der Gebildete und Charakterstarke sucht zuerst alle Schuld bei sich; der Ungebildete und Charakterlose bei anderen.

Alle möchten die Welt verbessern, und alle könnten es auch, wenn nur jeder bei sich selbst anfangen wollte. *Heinrich Waggerl*

Die Dummheit ist eine böse Eigenschaft. Aber sie nicht ertragen können, sich darüber aufregen und ärgern, das ist eine Krankheit anderer Art, die der Dummheit nichts nachgibt und die geradezu unleidlich ist.

Michel de Montaigne

Verdammt nicht gleich den andern. Übet Milde.
Verzeiht. Entschuldigt. Denkt an eigne Schuld.
Wenn jeder alles von dem andern wüßte,
es würde jeder gern und leicht vergeben,
es gäbe keinen Stolz mehr, keinen Hochmut.

Hafis

4 Centaury

Tausendgüldenkraut –
Centaurium umbellatum, C. erythraea

Diese Blume gedeiht überall auf trockenen, nicht sauren Böden, im Ödland und offenen, sonnigen Grasland. Aus einer flachen Blattrosette wächst sehr aufrecht ein glatter grüner Stiel zwischen fünfzehn und vierzig Zentimeter hoch. Die daran gegenständig abzweigenden Stiele tragen paarweise gegenständig kleine elliptische Blätter. Die zarten, rosafarbenen Blüten sind in Dolden angeordnet; sie erscheinen zwischen Juni und September. Jede Blüte hat einen Durchmesser von etwa eineinhalb Zentimetern. Die fünf Blütenblätter öffnen sich nur bei hellem Sonnenschein und für jeweils einen einzigen Tag, von Mittag an, bis die Sonne an Kraft verliert. An bedeckten und kühlen Tagen öffnet sich keine Blüte, und die bescheidene Pflanze bleibt im Gras fast unentdeckt.

Schlüsselsymptome: Unterordnung unter fremden Willen – Unterwerfung
Tugenden: Freiwillige Hingabe – innere Unabhängigkeit – erkennt und entscheidet, wo Hilfe für andere am Platz ist und wo nicht

Wie alle Enziangewächse ist das Tausendgüldenkraut bitter und wird seit Urzeiten von den Ärzten genutzt als wurmtreibendes Mittel im doppelten Sinn: auf körperlicher Ebene zum Entwurmen und auf seelischer Ebene gegen alles, was unsere Willenskraft schwächt, indem es uns »wurmt« – Erinnerungen an unerfreuliche Erlebnisse, die uns wütend machen oder »kränken«. Auch der volkstümliche Heiler

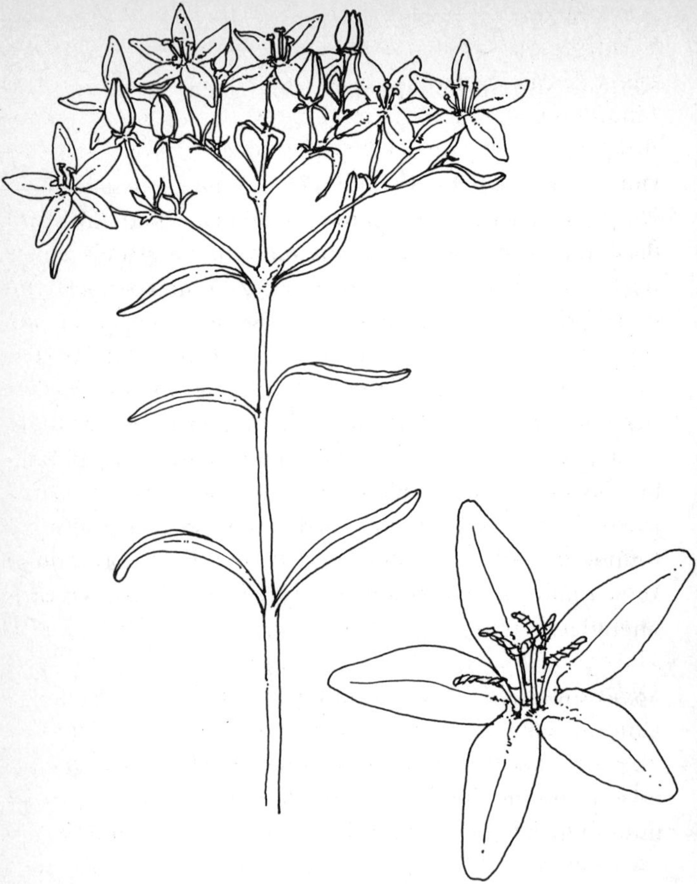

und Pastor Sebastian Kneipp hat im letzten Jahrhundert das Kraut gegen Magenschmerzen und Sodbrennen verordnet. Deren Ursachen sind ja häufig unverdauter Ärger, zu viele hinuntergeschluckte Zumutungen oder auch Unterdrückung des eigenen Willens, also der gesunden Aggressivität.

Der Name *centaurium* geht zurück auf den größten Arzt der antiken griechischen Mythologie, den Zentauren Chiron, der so illustre Schüler hatte wie Achill, Theseus, Jason und den Heilgott selbst, Asklepios. Nachdem Chiron, der unsterbliche Sohn des Saturn, durch einen Giftpfeil des Herkules verwundet worden war, versuchte er der Legende nach, sich mit Tausendgüldenkraut zu heilen; aber er konnte nicht einmal seine Schmerzen damit stillen. Damit rührt der Mythos an das große Geheimnis, daß kein Heiler imstande ist, sich selbst zu heilen. Sein Halbbruder Jupiter erbarmte sich seiner Situation, erlaubte ihm zu sterben und versetzte ihn an den Himmel, wo wir ihn als Sternbild Zentaur kennen (einige Autoren sehen ihn irrtümlich im Sternbild des Schützen).

In der Blockade *Centaury* legt man zu wenig Wert auf die eigene Willenskraft und damit auf Entscheidungen, die den eigenen Lebensweg betreffen, die Selbstverwirklichung. *Centaury* ist ständig darauf bedacht, andere zu bedienen, ist gutmütig, ruhig und sanft. In blockiertem Zustand verformen sich die großartigen Tugenden des Helfens, Dienens und des Sich-hingebungsvoll-einer-Sache-Widmens.

Aus Schwäche schließt die Person sich an einen Stärkeren an, und um ihn nicht zu verlieren, ordnet sie sich ihm vollständig unter. Sie verzichtet völlig auf den eigenen Willen und unterwirft sich ohne jede Kritik stärkeren Menschen oder den Gesetzen und Normen der Gesellschaft, unfähig aufzubegehren, nein zu sagen. Gewöhnlich wartet sie nicht einmal darauf, um etwas gebeten zu werden, sondern ist ständig auf dem Sprung, die Wünsche aller zu erraten und zu befriedigen.

Ihre Willensschwäche erstreckt sich gewöhnlich nur auf das, was mit ihr persönlich zu tun hat. Hat sie sich einmal entschieden, einem anderen zu dienen, kann sie eine ungeheure Willensanstrengung aufbringen, um die Interessen des anderen zu vertreten.

Kinder mit starken *Centaury*-Zügen machen ihren Eltern und Lehrern wenig Mühe; sie sind im allgemeinen leicht zufriedenzustellen und durch Lob und Tadel zu lenken. Oft wird ihr Wunsch, anderen etwas zu Gefallen zu tun, von ihren Kameraden ausgenutzt, mitunter bis zu dem Grad, daß sie die Prügelknaben der Klasse werden.

Aufgrund ihrer unterentwickelten Willenskraft geraten sie auch als Erwachsene leicht unter den Einfluß stärkerer Persönlichkeiten; sie leben mehr als Sklaven denn als gleichberechtigte Helfer ihrer Partner, Eltern, Kollegen, Chefs usw.

Eine typische häusliche Situation mit einer *Centaury*-Mutter: Die Familie setzt sich zum Essen. Die Mutter sieht, daß kein Salz auf dem Tisch steht. Sie fragt, ob jemand welches wünscht, und springt gleichzeitig auf, um es zu holen. Weder schickt sie eines der Kinder, noch wartet sie erst einmal ab, ob überhaupt irgendjemand das Gericht nachsalzen will. Wenn Besuch kommt, serviert sie Speisen und Getränke, ungeachtet der Proteste des Gastes, weil sie davon überzeugt ist, daß er in Wirklichkeit etwas essen möchte: einfach, *weil sie dienen will.*

Blockierte *Centaury*-Typen klagen häufig über Erschöpfung und Überlastung, weil sie in übertriebener Weise anderen zu nützen suchen und sich dabei verausgaben. Sie sehen nicht, daß sie in ihrem Drang, anderen zu dienen und sie zufriedenzustellen, ihren eigenen Weg, ihre eigene Lebensaufgabe verfehlen. Sie müssen unter anderem begreifen, daß sie niemandem nützen, indem sie ihn kritiklos zufriedenstellen, sondern daß sie im Gegenteil damit ihrer beider Lern- und Entwicklungsprozeß aufhalten.

Hinter all diesem Dienenwollen steht der sehr menschliche Wunsch nach Anerkennung, Zustimmung und Bestätigung. Indem diese Person sich anderen unterordnet, verhindert sie, daß sie selbst weiterkommt – auch wenn sie zweifellos Fähigkeiten hat. Sie wird schlicht ausgenutzt. Außerdem, was viel schwerwiegender ist, ist sie so mit den anderen beschäftigt, so nach außen hin orientiert, daß sie nicht in der Lage ist, auf Äußerungen ihres höheren Selbst zu achten. Sie müßte zuerst ihre Persönlichkeit und Individualität in einer Weise entwickeln, daß sie fähig wird, auf ihre innere Stimme zu hören, und den Willen aufbringt, deren Forderungen zu erfüllen. Unsere Persönlichkeit kann sich nur entwickeln mit Hilfe unserer Fähigkeit zur Abgrenzung, mit Hilfe unserer Willenskraft. Während die meisten anderen Charaktere sich zu sehr abgrenzen, scheint es *Centaury* – ähnlich wie *Aspen* – nicht zu gelingen, die zur Wahrung der Persönlichkeit notwendigen Schranken zu errichten.

Diese Schranken sind nicht nur auf mentaler Ebene wichtig, sondern auch auf energetischer. Im ersten Fall stärkt *Centaury* den Willen, im zweiten schützt sie unser energetisches Feld vor Mißbrauch durch andere.

Eine Persönlichkeit *Centaury* kann unter häufigen plötzlichen Schwächeanfällen leiden, meist in Gegenwart anderer. Daher bildet *Centaury* in Verbindung mit *Walnut* ein geeignetes Mittel, um sich gegen Einflüsse aus der Astralwelt zu schützen. Es gehört so zur Ausrüstung jedes Therapeuten, denn Mangel an Abgrenzung, zu großes Mitleid kann jeden Therapeuten oder Arzt in einen akuten Negativzustand *Cen-*

taury führen. Patienten mit schweren Krankheiten können durch ihre extreme Schwäche die Energie aus ihrer Umgebung absaugen. Es ist sinnlos, daß derjenige, der mit körperlich oder seelisch Leidenden arbeitet, sich für wenige Patienten opfert. Es ist besser, die Seele mit Blüten zu stärken und zu schützen, ohne dadurch die zwischen Arzt und Patient notwendige Verbindung, den freien Fluß der Energien, abzuschneiden (siehe auch Kapitel *Walnut*).
Einer Person im positiven *Centaury*-Zustand ist es möglich, sich freiwillig einer Sache zu widmen, sich zum Werkzeug eines höheren Willens zu machen, um dem großen Ganzen zu dienen. Sie tut dies aber innerhalb von Beziehungen zwischen Gleichen, nicht wie zwischen Herr und Diener. Sie kann ihre große Fähigkeit zu Hingabe und Dienst einer Mission unterordnen, aber sie wahrt dabei – auch innerhalb von Gruppen – ihre eigene Identität, folgt ihrem Gewissen und weiß sehr gut, wann sie sich weigern muß, um sich nicht zu schaden.
In manchen Fällen können wir die Blockade als Flucht vor dem Wachsen und Reifen ansehen. Erwachsensein beinhaltet unter anderem die Fähigkeit zur Abgrenzung und zur eigenen Entscheidung. Wer sich immer hinter dem Willen und den Notwendigkeiten der anderen versteckt, versäumt wichtige Entwicklungsschritte.
Der *Centaury*-Patient, der einem andern »dient«, muß verstehen lernen, daß dadurch die Evolution beider behindert wird, daß jeder einzelne von uns für sich und seine Entwicklungsschritte selbst verantwortlich ist. »Unsicherheit, Unentschiedenheit und mangelnde Zielstrebigkeit (...) führen uns dazu, andere durch unsere Schwächen irrezuleiten.« (Bach) Sicher sind die Menschen, deren Lebensaufgabe es ist, völlig sich unterordnend und aufgebend einem anderen zu helfen, nicht so zahlreich wie die Personen

mit einer Blockade *Centaury*. Bach konnte Anfang unseres Jahrhunderts noch häufig erleben, wie das Leben der Kinder, besonders der Töchter, von eigennützigen Eltern völlig verplant wurde, wie sich die Kinder oft lebenslang aus falsch verstandenem Pflichtgefühl heraus aufopferten, »weil ihre Persönlichkeit von einem Individuum eingefangen wurde, von dem Freiheit zu erlangen sie nicht den Mut hatten« (Bach).

Wenn eine anhaltende Krankheit den Willen des Patienten geschwächt hat, wirkt *Centaury* wie eine Vitaminspritze auf seelischer Ebene, als Impuls, wieder gesund werden zu wollen.

Bei einigen Patienten kann man in den ersten Einnahmetagen beobachten, daß sie – vielleicht zum ersten Mal in ihrem Leben – wie befreit zu sprechen anfangen. Es ist, als wäre ein Damm gebrochen!

Centaury – Symptome in blockiertem Zustand:

- Willensschwäche und Passivität, Ängstlichkeit
- kann nie nein sagen, auch wenn ihm etwas völlig gegen den Strich geht
- ist unfähig, sich zu widersetzen
- läßt sich immer eher von dem Willen anderer leiten als vom eigenen
- ordnet sich unter bis zur Selbstaufgabe
- unterwirft sich den Normen und Regeln der Gesellschaft
- kann anderen keine Grenzen setzen, um sich zu schützen
- plötzlich auftretendes Schwächegefühl, Müdigkeit in Gegenwart anderer
- unterentwickeltes Selbstwertgefühl
- fühlt und erfüllt die Erwartungen anderer

- mehr Diener als Helfer, bis zur Selbstverleugnung
- »Fußabtreter« oder Aschenputtel, wird ausgenutzt
- geprügelte Person oder Person, die zuviel liebt, mitunter bis zum Masochismus
- kommt häufig aus Familien mit »Herrschenden« und »Beherrschten«
- sucht Zuneigung um jeden Preis
- sehr häufig blaß, leicht ermüdbar

In den Entwicklungsjahren:
- unterwirft sich der Meinung der anderen (häufig: der Gruppe)
- versucht, Mannequin-Figur zu haben (daher kann *Centaury* wichtig sein bei Anorexia, Magersucht)
- ordnet sich einem Idol, einer Führerpersönlichkeit unter, imitiert unbewußt deren Gesten und Diktion
- verhindert die eigene und die Entwicklung ihres »Herrn«

Vorschläge zur unterstützenden Begleitung der Therapie:

- sich vor jeder Entscheidung fragen, was *man selbst* möchte
- bei jeder Forderung von außen prüfen, welche Motive dahinterstehen und wem damit gedient ist
- den Solarplexus schützen, entweder durch eine auf der Haut getragene goldgelbe Schärpe oder geistig, indem man z. B. sich in der Vorstellung mit einer Kristallglocke umgibt (siehe Kapitel *Walnut*) oder sich einen weißen Lichtgürtel umlegt, der über dem Sonnenchakra mit einem Kreuz im Kreis geschlossen wird
- für Frauen und Männer mit *Centaury*-Verhalten in der Partnerschaft: das Buch von Robin Norwood: *Wenn Frauen zu sehr lieben* lesen (siehe Bibliographie)

Positive Leitsätze:

- Ich ziehe Grenzen (zwischen dir und mir).
- Ich nehme meine Lebensaufgabe an, sie ist wichtig.
- Ich erkenne und entscheide täglich klarer.
- Ich akzeptiere mich und meine Wünsche.
- Ich allein bin verantwortlich für meine Entwicklung.
- Ich allein bin verantwortlich für meine Bedürfnisse und mein Wohlbefinden.
- Ich verdiene das Beste und nehme es an.

Du bist du, und ich bin ich.
Ich tu das Meine, und du tust das Deine. — *Fritz Perls*

Wer seinen Rücken darbietet,
darf sich nicht über Schläge beklagen. — *Rußland*

Wer sich selber zum Esel macht, dem will jeder Säcke aufladen.

Wer sich zum Schafe macht, den fressen die Wölfe.
Beide Deutschland

Der fängt für annern Leut Ratte un für sich kei Mäus. — *Hessen*

Niemandem sonst darf angehören, der sich selbst angehören kann.
Paracelsus

Immer strebe zum Ganzen,
und kannst du selber kein Ganzes werden,
als dienendes Glied schließ an ein Ganzes dich an.

Vor dem Tod erschrickst du? Du wünschest, unsterblich zu leben?
Leb' im Ganzen! Wenn du lange dahin bist, es bleibt.
Beide Friedrich Schiller

Du sollst deinen Nächsten lieben wie Dich selbst. *3. Mose 19,18*

Du sollst keine anderen Götter haben neben mir. *2. Mose 20,3*

Deine einzige Verpflichtung im Leben ist, Dir selbst treu zu bleiben.
Richard Bach

5 Cerato

Bleiwurz, Hornkraut –
Ceratostigma willmottiana

Der Bleiwurz kommt aus dem Himalaja und wurde erst im Jahr 1908 nach England gebracht. Seitdem wird er als Zierstrauch in vielen englischen und mitteleuropäischen Gärten angepflanzt. Die Pflanze gedeiht an sonnigen, windgeschützten Stellen auf trockenen Böden. Sie kann nur bis zu einem Meter Höhe erreichen.

Die kleinen spitzen Blätter sind dicht behaart. Die auffallend schönen Blüten (von zehn bis fünfzehn Millimetern Durchmesser) sitzen auf Büscheln von braunen, stachlig-spitzen Deckblättern; sie sind in Dolden angeordnet und blühen ab August bis in den frühen Oktober hinein. Sie sind von strahlendem Blau, leicht ins Violett oder ins Hellblaue spielend. Die fünf herzförmigen Blütenblätter sind trichterförmig um die blauen, mit weißen Pollen bedeckten Staubgefäße angeordnet. Jede Einzelblüte öffnet sich nur für einen Tag.

Von allen Bachblüten sind *Cerato*, *Olive* und *Walnut* die einzigen kultivierten. Bach hoffte, mit der Zeit *Cerato* durch eine in England heimische Blüte ersetzen zu können, aber es fand sich keine mit vergleichbaren Kräften und Eigenschaften.

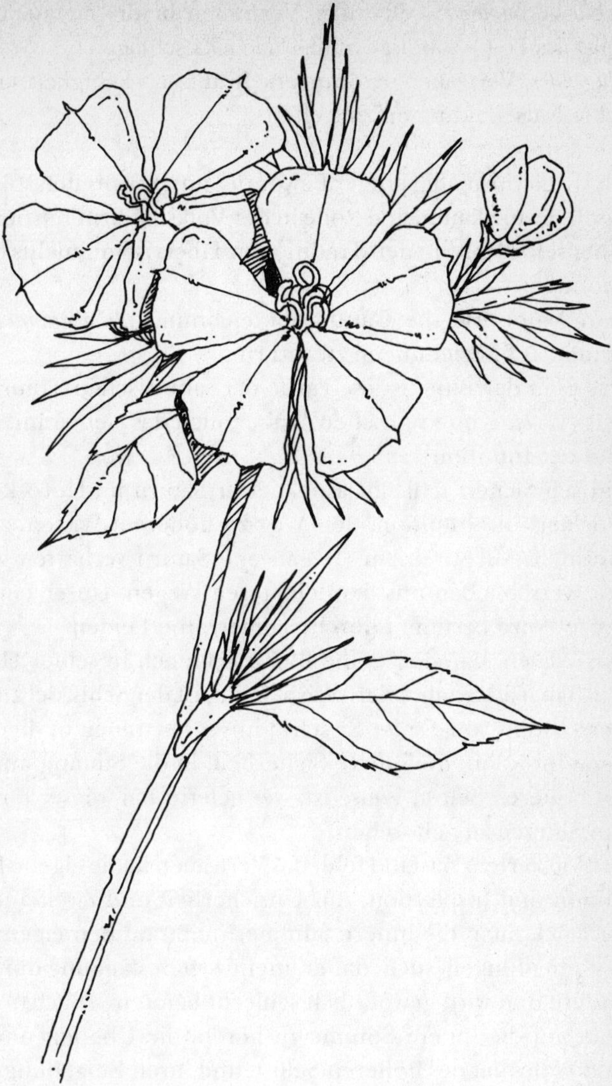

Schlüsselsymptome: Fehlendes Vertrauen in die eigene Urteilsfähigkeit – ständige Suche nach Ratschlägen
Tugenden: Vertrauen in die eigene Intuition – Fähigkeit, korrekte Entscheidungen zu treffen

Als verhältnismäßig junger Bewohner unserer Breiten spielt der Bleiwurz kaum eine Rolle in der Volksmedizin Europas. Über seine Rolle in den Traditionen Tibets ist mir nichts bekannt.

Sein Name wie die Gattungsbezeichnung *plumbaginaceae* deuten auf Beziehungen zu Saturn.

Das Blau der Blüte ist die Farbe der saturnischen Traurigkeit (*the blues* im Englischen!), aber auch des Geheimnisses und der Intuition.

Ein schwacher, schlecht aspektierter Saturn im Horoskop blockiert die Intuition, den Weg zu höherem Wissen, zur Weisheit. Mit so einem »negativen« Saturn verhärten wir uns, verschließen uns den leichteren Wegen. Unser Lernprozeß wird bestimmt durch Schmerz und Leiden.

Das Wissen, daß der kleine Bleiwurzstrauch in seiner Heimat Tibet als Symbol der Weisheit gilt, ist der Schlüssel zum Verständnis von *Cerato*: Er stärkt unser Vertrauen in die eigene Intuition, die innere Sicherheit, in die Stimme unseres höheren Selbst. Weise ist, wer gelernt hat, dieser inneren Stimme zu gehorchen.

In blockiertem Zustand fehlt das Vertrauen in die eigene Intuition und Inspiration. Aus Unsicherheit und Zweifel unterdrückt man die innere Stimme, »mißtraut den eigenen Entscheidungen, sucht daher unentwegt Bestätigung durch andere und wird gewöhnlich schlecht beraten« (Bach).

Statt auf die innere Stimme zu hören, die Überlegenheit und Wahrheit des höheren Selbst, und ihren Eingebungen Wert beizumessen, fängt der Charakter *Cerato* an zu räsonieren, und wenn ihm die Diskrepanz zwischen verstandesmäßigem und intuitivem Erfassen einer Situation Zweifel verursacht, sucht er Antworten und Hilfen von außen, hängt allen nur denkbaren Theorien, Doktrinen und Strömungen an und läuft von einem zum anderen, um Rat einzuholen. Menschen vom Typ *Cerato* füllen die Sprechzimmer von Ärzten, Heilern und Therapeuten, von Astrologen, Hellsehern und Handlesern. Einige befragen vor jeder Entscheidung die Karten, das Pendel und jede denkbare Form der Voraussage oder des Orakels. Als Patienten erscheinen sie gewöhnlich mit einer Liste von Fragen beim Arzt, und häufig suchen sie mehrere Spezialisten zum gleichen Problem auf. Die Ungewißheit bezüglich ihrer Krankheit scheint sie mehr zu quälen als das Übel selbst.

In ihrem Eifer, sich besser zu informieren, besuchen sie Seminare und Vorträge, sammeln und konsultieren Nachschlagewerke und Fachliteratur. Indem sie Kenntnisse zusammentragen, »sammeln« sie auch Informationen, Meinungen und Ratschläge. Aber all dies kann im Grunde ihre Zweifel nicht zerstreuen. Sie häufen einfach nur Wissen an, statt Vorteil daraus zu ziehen, indem sie ihre Erfahrungen und Informationen nutzen und mit ihnen arbeiten. Ihre Erkenntnisse bleiben steril, fruchtlos, isoliert vom tätigen Leben, weil Selbstvertrauen und die Sicherheit, Entscheidungen zu treffen, nur aus der lebendigen Erfahrung wachsen können.

Laut Bach »beschränken sie sich zu sehr auf die Einzelheiten, statt die wesentlichen Züge [ihres] Lebens zu erkennen: [für sie] zählen mehr Konventionen und Unbedeutendes statt wichtiger Themen. (...) Sie sind töricht. Sie könnten weise Meister und Lehrer sein, aber es sieht so aus, als kümmerten sie sich zu sehr um äußere Umstände.«

Im positiven Zustand von *Cerato* hat man Vertrauen in die

eigene Meinung und fürchtet sich nicht davor, eigenverantwortlich Entscheidungen zu treffen, im vollen Bewußtsein, daß man auch irren kann. Man kann Informationen sammeln und auswerten, um sie anzuwenden. Man hört auf seine innere Stimme und kann gelassen urteilen.

Eine solche Persönlichkeit handelt weise.

Mit der Einnahme von *Cerato* wird man empfänglicher für seine innere Stimme und entwickelt – indem man sein Selbstvertrauen stärkt – allmählich seine Intuitionsfähigkeit. Mit der Zeit lernt man, leicht und schnell zu erkennen, zu interpretieren und zu entscheiden. Man kann seine Meinung gelassen und selbstsicher verteidigen.

Eine Blockade *Cerato* ist häufig begleitet von einem oder mehreren der negativen Zustände *Centaury*, *Larch* und *Scleranthus*.

Die Ursache der Blockade ist oft in einer falschen Erziehung zu suchen, die jegliche Spontaneität und Phantasie unterdrückt, indem sie sich lediglich auf die Aneignung großer Mengen von Daten, Zahlen, Fakten durch den Schüler stützt. Dies ist vor allem der Fall in Gesellschaften, in denen die Entwicklung des Individuums mit freiem Willen und eigener Urteilsfähigkeit sowohl in der familiären als auch in der schulischen Erziehung unterdrückt wird. Natürlich sind unmündige Jasager, die sowohl Althergebrachtes als auch von oben Diktiertes fraglos anerkennen, bequemer für Eltern wie für Regierende!

Bei Kindern und Jugendlichen finden wir häufig einen vorübergehenden Negativzustand *Cerato*. Die Blüte hilft schnell aus dieser natürlichen Etappe von Zweifel und fehlendem Selbstvertrauen.

Cerato – Symptome in blockiertem Zustand:

- Zweifel an eigenen Erfahrungen und Entscheidungen
- völliges Fehlen von Vertrauen in die eigene Urteilsfähigkeit
- ist ständig auf der Suche nach gutem Rat durch andere
- Schüler »verschlimmbessern« Richtiges in Prüfungen und Arbeiten
- sucht seine Meinung ständig zu bekräftigen mit Hilfe von Sitte und Konvention, Moden, Vorbildern und Berühmtheiten
- ständige Zweifel an einmal getroffenen Entscheidungen
- die Gier nach Wissen, das doch nicht angewendet wird
- ständige Suche und Bitte um Bestätigung durch andere
- sucht bei Problemen immer neue Spezialisten auf und gibt jeden Rat zugunsten des nächsten auf
- totale Unsicherheit, wenn jemand eine entgegengesetzte Meinung vertritt
- ist sehr leicht zu beeinflussen und zu beeindrucken
- läßt sich gegen seine Überzeugung und häufig zu seinen Ungunsten umstimmen
- stetes Schwanken bezüglich eigener Meinungen und Überzeugungen
- nutzt jede freie Minute zum Lesen und Lernen
- ermüdet seine Umgebung durch ständiges Fragen
- imitiert leicht Vorbilder oder stärkere Persönlichkeiten
- wirkt auf andere naiv bis dumm wegen seiner Leichtgläubigkeit

Vorschläge zur unterstützenden Begleitung der Therapie:

- Meditation, vorzugsweise in der freien Natur
- (Atem-)Übungen, die die Aufmerksamkeit zentrieren helfen (Tai Chi, Yoga, Zazen)
- sich Situationen ins Gedächtnis zurückrufen, in denen die Intuition ihren Wert bewiesen hat
- Entscheidungen treffen im vollen Bewußtsein der Verantwortung, einschließlich eines möglichen Irrtums

Positive Leitsätze:

- Ich vertraue mir.
- Ich vertraue meiner inneren Stimme.
- Ich höre auf meine Eingebung.
- Ich vertraue meinem inneren Wissen.
- Nur ich weiß, was richtig für mich ist.
- Ich trage die Verantwortung für mein Leben.

Errare humanum est. – Irren ist menschlich. *Rom*

Wer seinen Kopf mit den Worten anderer füllt, hat keinen Platz mehr für eigene. *Arabisch*

Ein Weiser fragt sich selbst nach den Ursachen seiner Irrtümer, ein Tor fragt andere. *China*

Tote Gelehrsamkeit bringt's im Leben nicht weit.

Wer viel fragt, geht viel irr.

Bücher fressen und nicht käuen ist ungesund. *Alle Deutschland*

Hör nicht, was die andern schrei'n,
wage stets, du selbst zu sein! — Ina Seidel

Alle Dinge, die man gegen sein Gefühl und gegen sein inneres Wissen tut, anderen zuliebe, sind nicht gut und müssen früher oder später teuer bezahlt werden. — Hermann Hesse

Sieh nicht, was andre tun;
der andern sind so viel,
du kommst nur in ein Spiel,
das nimmermehr wird ruhn.

Geh einfach Gottes Pfad,
laß nichts sonst Führer sein,
so gehst du recht und grad,
und gingst du ganz allein. — Christian Morgenstern

6 Cherry Plum
Kirschpflaume –
Prunus cerasifera

Die Kirschpflaume ist auf dem Balkan zu Hause. Sie ist ein kleiner Baum, nur zwischen vier und acht Meter hoch, der eine runde Krone hat, wenn er nicht – wie es oft geschieht – in Heckenform angepflanzt und zurechtgestutzt wird. Die leuchtendgrünen Blätter erscheinen erst nach den Blüten. Sie sind oval und gezackt und werden nur etwa zwei bis drei Zentimeter lang.
Als erster weißblühender Baum blüht die Kirschpflaume je nach Standort von Februar bis Anfang April. Die Blüten ha-

ben einen Durchmesser von etwa zwei Zentimetern und zahlreiche goldgelbe Staubgefäße, die in einem Büschel zwischen den fünf strahlendweißen runden Blütenblättern hervorstehen.
Jede Blüte ist mit ihrer stillen Schönheit ein Abbild der göttlichen Vollkommenheit. In der kargen winterlichen Landschaft wirkt der duftige Schimmer dieser ersten weißen Blüten wie ein Signal des wiederkehrenden Lebens, ein Versprechen von Frieden, Versöhnung und Vergebung.

Schlüsselsymptome: Verzweiflung – Angst, die Selbstbeherrschung zu verlieren oder den Verstand – Angst, unkontrolliert etwas Schreckliches zu tun
Tugenden: Selbstkontrolle – Gelassenheit und Ruhe, auch unter äußerem Druck und in Streßsituationen

Der Kirschpflaume als einem Pflaumengewächs schreibt man die gleichen Eigenschaften zu wie den Pflaumen allgemein. Sie gilt als abführend, reinigend und harntreibend.
Im positiven Zustand von *Cherry Plum* ist man gelassen und ausgeglichen und erlaubt auf diese Weise, daß alle Impulse aus dem Unterbewußtsein ins Bewußtsein aufsteigen können, wo man sie wahrnehmen kann, völlig ehrlich gegen sich selbst.
Im negativen Zustand unterdrückt man jeden Anstoß, jeden Kontakt mit den Seeleninhalten und verhindert so die eigene seelische und geistige Weiterentwicklung.
Da alle unterdrückten Impulse im verborgenen ins Ungeheure wachsen, nimmt auch eine so gespeicherte, unterdrückte Wut dergestalt zu, daß sie sich jederzeit in unkontrollierbaren Ausbrüchen von Jähzorn entladen kann.
Bach empfiehlt die Blüte »all denen, die fürchten, daß sie aufgrund starker innerer Anspannung den Verstand verlie-

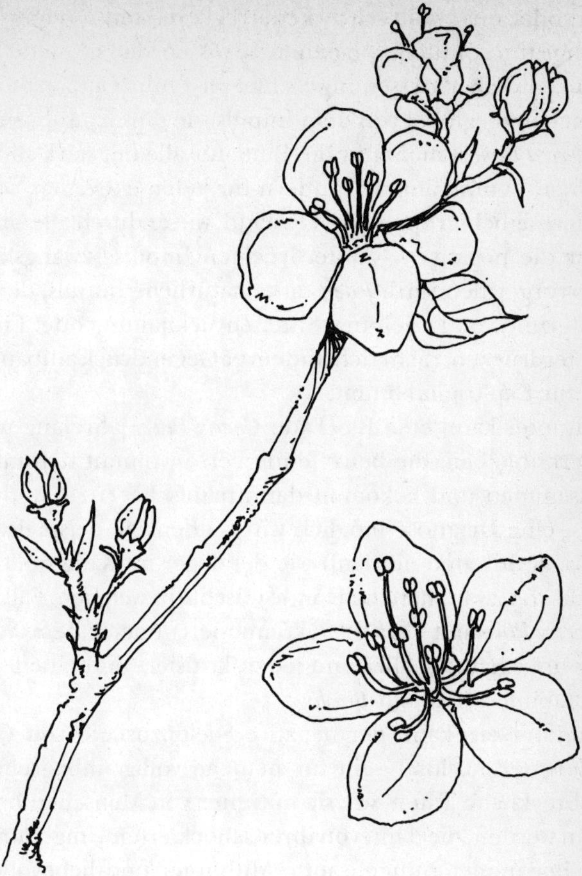

ren oder ungewollt schreckenerregende und fürchterliche Dinge tun könnten, von denen sie wissen, daß sie nicht recht sind, die aber dessenungeachtet in ihren Gedanken auftauchen, begleitet von dem Impuls, sie durchzuführen«.

Cherry Plum ist nicht nur die Blüte für alle mit stark cholerischem Temperament, sondern für jeden extremen, schier unerträglichen Spannungszustand, wie er durch alle – nicht nur die negativen – unterdrückten Impulse zwangsläufig hervorgerufen wird. *Jeder* starke natürliche Impuls, den wir aufgrund von Erziehung, Sitte, Zurückhaltung oder Furcht unterdrücken, rächt sich, indem er Gegendruck aufbaut, bis es zur Explosion kommt.

Mitunter kann eine Blockade *Cherry Plum* jahrelang unbemerkt bleiben; die betreffende Person nimmt sich immer zusammen und bekommt dann manische Züge, wodurch erst eine Diagnose möglich wird: indem sie beispielsweise ständig hin und her läuft wie der Tiger im Käfig oder sich dauernd zwanghaft die Hände wäscht (in welchem Fall man *Cherry Plum* mit *Crab Apple* kombiniert) oder indem sie völlig unbegründet alles und jeden kritisiert und tadelt (hier kombiniert man mit *Beech*).

Andererseits kann der negative Seelenzustand von *Cherry Plum* der Auslöser sein für manche völlig unbegreifliche schreckliche Taten, wie sie mitunter von Menschen begangen werden, die dann von ihrer schockierten Umgebung als bisher immer ruhige, sanfte Mitbürger und liebevolle Familienväter usw. geschildert werden.

Ein extremer *Cherry-Plum*-Zustand ist eine der tiefsten, gefährlichsten und zerstörerischsten Formen von Depression; wer daran leidet, kann tatsächlich die Kontrolle verlieren, er wird hysterisch und besessen von aggressiven oder selbstzerstörerischen Impulsen, die ihn bis zum Mord oder Selbstmord führen können.

Wer Grenzsituationen von Schrecken und Dauerstreß erlebt, wie sie zum Beispiel Soldaten an der Front, Geiseln oder Gefangene durchleiden, fällt leicht in eine Blockade *Cherry Plum.*

Die Blüte hilft auch denjenigen, die irgendwann einmal Drogen genommen haben, um aus problematischen oder unglücklichen Situationen zu fliehen; will man letztere mit Drogen zudecken, statt sie zu lösen, gerät man in einen extremen Spannungszustand – mitunter schon nach einmaliger Einnahme von LSD oder anderen psychedelischen Drogen. Erreicht man das notwendige Loslassen nicht bewußt mittels Tiefentspannung, kann *Cherry Plum* helfen, Ruhe und Kontrolle wiederzuerlangen.

Ebenso ist die Blüte angezeigt in Fällen von Epilepsie, Parkinsonscher Krankheit und Hirnstörungen. Um Neugeborenen mit einer möglichen leichten cerebralen Dysfunktion zu helfen, gibt man die Substanz in den ersten Lebensminuten auf die Fontanelle; dies ist insbesondere nach einer Zangengeburt sinnvoll.

Außerdem wendet man die Essenz bei Kindern mit sehr hohem Fieber an. *Cherry Plum* ist auch äußerst wirksam bei Bettnässern. Tagsüber werden sie von ihren Eltern oder Erziehern derart unter Druck gesetzt, kontrollieren sie sich selbst so stark, daß sie sich nachts, wenn das Wachbewußtsein schläft, in tiefer Entspannung erleichtern müssen: Sie geben schon geringem Blasendruck nach und nässen ein. Mit diesem Verhalten erreichen sie mehr als nur die nächtliche Erleichterung. Indirekt bestrafen sie ihre zu strengen Eltern, die nicht nur nachts die Bettwäsche wechseln müssen, sondern sich auch dem Problem gegenüber in zunehmendem Maße hilflos fühlen.

Cherry Plum wirkt sehr schnell, was in der Kombination des *Rescue Remedy* besonders wichtig ist.

Die Blockade *Cherry Plum* ist die Unfähigkeit, innerlich loslassen zu können. Ihren Ursprung finden wir in der Befürchtung, daß sonst unbewußte Inhalte ins Wachbewußtsein aufsteigen und Panik- oder Angstzustände hervorrufen könnten (siehe auch Kapitel »Die 12 Schienen nach Dietmar Krämer«).

Laut Scheffer gibt es andere, esoterische Erklärungen für einen *Cherry-Plum*-Zustand: Eine Seele, die in früheren Leben Schuld auf sich geladen hat durch den Mißbrauch spiritueller Kräfte, will damit nicht konfrontiert werden. Und eine hochentwickelte Seele kann so zart sein, daß sie die Begegnungen mit einer chaotischen, verlogenen und vergifteten Umwelt nicht erträgt. Die Konfrontation dieser hochsensiblen Seele mit der aktuellen irdischen Situation kann zu einer chronischen *Cherry-Plum*-Blockade führen, die sich in einem angespannten Zustand von Abwesenheit und Zerstreutheit äußert.

Das Hauptthema von *Cherry Plum* ist die Angst vor den dunklen und gewalttätigen Inhalten, die der Betreffende vage in sich wachsen fühlt. Er weiß nicht, daß im Verlaufe jeder spirituellen Entwicklung neben den positiven konstruktiven Kräften auch die entgegengesetzten dunklen und destruktiven aufsteigen. Durch den Versuch, sie zurückzuhalten, nehmen sie an Kraft zu. Nur wer sich erlaubt, *alles* zu erkennen und anzuerkennen, was in den tiefsten Tiefen seiner Seele ruht, wird die nötige Energie freisetzen, um innerlich zu wachsen und zu reifen und den Weg zu gehen, den sein höheres Selbst ihm zeigt.

Die Persönlichkeit im positiven *Cherry-Plum*-Zustand kann alle Inhalte ihres Unterbewußtseins positiv und konstruktiv nutzen, in ruhiger Gelassenheit und »ohne Schaden zu nehmen an ihrer Seele«. Sie kann ihre Mission erfüllen und dabei seelische und äußere Grenzsituationen durchleben, ohne daran zu zerbrechen. Sie kann spontan und offen ihre großen Kräfte sinnvoll einsetzen. Sie trägt in sich die Möglichkeit zu einer starken spirituellen Entwicklung.

Cherry Plum – Symptome in blockiertem Zustand:

- Angst, gewalttätig zu werden und schreckliche Dinge zu tun
- Angst, verrückt zu werden, die Kontrolle zu verlieren
- Mord- oder Selbstmordgefahr
- steht unter starkem seelischem Druck
- sieht keinen Ausweg aus einer Situation
- Angst vor einem Nervenzusammenbruch
- Angst, den Verstand zu verlieren
- isoliert auftretende, heftige gewalttätige Impulse
- Angst vor unkontrollierbaren Gefühlen, vor allem Verborgenen, Dunklen
- Angst vor unkontrollierbaren geistigen Kräften
- Jähzorn, Wutausbrüche (Kinder werfen sich schreiend auf die Erde)
- Eltern, die Angst haben, jeden Augenblick die Kontrolle zu verlieren, z. B. ihre Kinder zu schlagen
- fixe Ideen, Manien, Besessenheit
- äußerste Anspannung, die sich in zwanghaften Handlungen zeigt, z. B. unruhigem Hinundherlaufen wie der Tiger im Käfig, pausenlosem zwanghaftem Sprechen, obsessiver Selbstbeobachtung
- Unfähigkeit zur Entspannung, aus Angst, daß etwas Schreckliches passiert
- unterdrückte Kinder, die zu Bettnässern werden

Vorschläge zur unterstützenden Begleitung der Therapie:

- Entspannungsübungen, wie z. B. beim Yoga, Tai Chi, autogenen Training nach J. H. Schultz
- Meditationsübungen, am besten unter Führung
- sportliche Aktivitäten, die Spontaneität und Phantasie erfordern
- das Loslassen üben, Fallenlassen, Springen in Sport und Spiel
- eine Psychotherapie ist unverzichtbar in schweren Fällen

Positive Leitsätze:

- Ich atme Frieden und Gelassenheit.
- Ich vertraue voll meiner inneren Führung.
- Ich verfüge über all meine Energie.
- Meine Selbstbeherrschung ist natürlich und zwanglos.
- Ich erfülle treu meine Lebensaufgabe.
- Ich sehe alle Bilder meiner Seele an.

Er sagte ihnen aber ein Gleichnis davon,
daß man allezeit beten und nicht nachlassen solle. *Luk. 18,1*

Was sich nicht in Tränen löst, schafft sich in Seufzern Luft.

Ich wollte singen und fing an zu weinen.

Wen der Skorpion gestochen hat,
der fürchtet sich vorm Schatten. *Alle Spanien*

Worte und geschleuderte Steine kann man nicht zurückholen.

Wer lächelt, statt zu toben, ist immer der Stärkere. *Beide Japan*

Simple Vergnügungen. Sie sind die letzte Zuflucht der Komplizierten. *Oscar Wilde*

7 Chestnut Bud

Roßkastanienknospe –
Aesculus hippocastanum

Chestnut Bud wird aus der Blatt- und Blütenknospe der weißblühenden Roßkastanie, *White Chestnut,* hergestellt. Ihr Verbreitungsgebiet sind alle gemäßigten Zonen Europas und Amerikas. Der Baum wächst sehr schnell bis zu einer Höhe von etwa dreißig Metern und erreicht höchstens hundertfünfzig Lebensjahre. Die Knospen sitzen an der Spitze jedes der schnellwachsenden neuen Triebe und beherbergen unter mehreren klebrigen Hüllblättern nicht nur den Keim der Blütenkerze, sondern als inneren Schutz auch die großen handförmigen Blätter. Die Knospen sind daher auffallend dick und scheinen zusehends anzuschwellen, bis sie schließlich im April oder Mai aufspringen, explosionsartig, mit der ganzen Kraft des Frühlings, der Jugend, des Lebens selbst!
Die Kastanienknospen sind ein Symbol der Lebenskraft. Haben sie erst die Blüten und Blätter freigegeben, entfalten sich diese in kürzester Zeit, und es beginnt die Entwicklung, deren End- und Höhepunkt die reife Frucht ist: die Kastanie.

Schlüsselsymptome: Wiederholung von Fehlern – lernt nichts durch Erfahrung – Mangel an Beobachtung

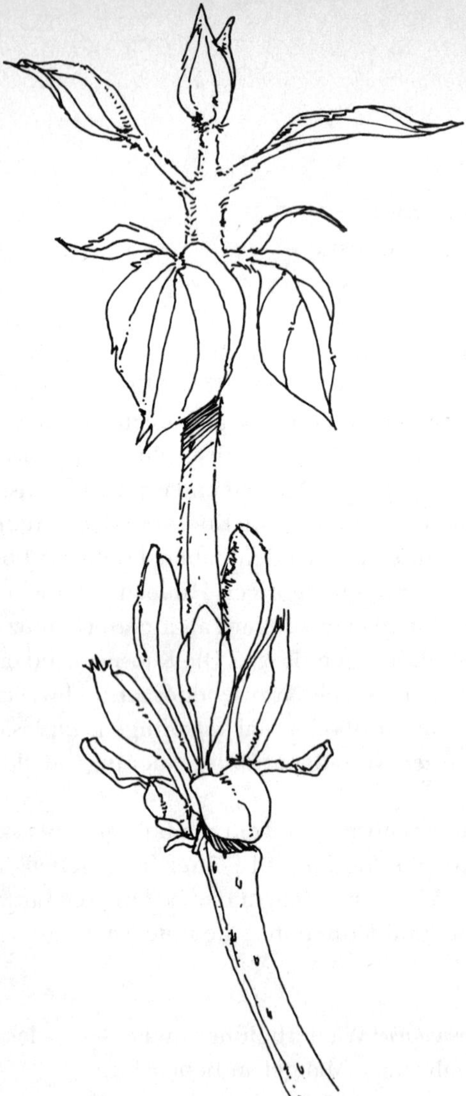

Tugenden: Fähigkeit, aus eigenen Erfahrungen und denjenigen anders zu lernen – gute (kühle) Beobachtungsgabe

Der deutsche sowie der latinisierte griechische Name weisen auf Pferde hin: Kastanien dienen diesen nicht nur mitunter als Futter; Türken und Zigeuner verabreichen sie ihren Reittieren auch als Medizin.

Im sechzehnten Jahrhundert kam die Kastanie aus Griechenland nach Zentraleuropa. Buchmann beschrieb 1861 ihre medizinische Anwendung, vor allem im Zusammenhang mit Gefäßerkrankungen wie Gefäßkrämpfen, Krampfadern, Hämorrhoiden, Venenentzündungen. Etwas später ersetzte die Rinde des Baums die teurere »Chinarinde«, das Chinin gegen die Malaria. Kastanienprodukte sind so wirksam bei rheumatischen Erkrankungen, daß schon ein paar Früchte, im Bett oder in der Kleidung getragen, gegen die starken Schmerzen helfen.

Die Bedeutung des Zentauren, des mythologischen Pferdemenschen, hilft uns, die Symbolik des Pferdes in den verschiedenen Kulturen zu verstehen. Er repräsentiert zwei Seiten: das dunkle, chthonische, das instinktbegabte Erdwesen, das mit dem gesunden »Pferde«verstand seinen Weg auch angesichts großer Hindernisse findet, das sich allerdings auch mitunter blockiert zeigt und dann das gleiche Verhalten in vergleichbarer Situation immer wiederholt. Andererseits ist der Zentaur das Sinnbild der Inspiration, des höheren Verstandes, der geistigen, spirituellen Suche des Schützen.

Die Charakteristika von *Chestnut Bud* haben zu tun mit der Fähigkeit und Bereitschaft, aus Irrtümern zu lernen, und mit der Verwirklichung von Plänen und Projekten im Hier und Jetzt.

Folglich ist die Blockade eine Zeitlang der »natürliche« Begleiter der meisten Kinder und Jugendlichen während der Wachstums- und Reifephase. Alle Charaktere *Chestnut Bud* konzentrieren sich mehr auf ihre Projekte, auf die Zukunft, als auf die Anforderungen der Gegenwart. Sie handeln daher, ohne sich die Zeit zu nehmen, zurückzublicken, nachzudenken und etwas aus den eigenen oder den Erfahrungen anderer zu lernen. Sie sind so damit beschäftigt, ihre Pläne zu verwirklichen und ihrem Ziel entgegenzueilen, daß sie sich nicht erlauben, ihre Fehler zu registrieren und aus ihren Niederlagen zu lernen. Folglich wiederholen sie ihre Irrtümer ungezählte Male, ohne je ihr Ziel zu erreichen.

Ihre Fehler können ganz banaler Natur sein. Sie verpassen zum Beispiel immer ihren Bus, verlieren wiederholt ihre Handschuhe, vergessen ihre Hausschlüssel, essen Dinge, die ihnen nicht bekommen. Die Schüler machen immer wieder die gleichen Fehler in Orthographie oder Mathematik. Wenn Außenstehende diese Tatsachen beobachten und ihnen gegenüber erwähnen, sind sie gewöhnlich erstaunt, zucken die Schultern, geben zwar zu, daß sie ständig die gleichen Fehler machen, können sich aber nicht erklären, weshalb.

Bach sagt dazu: »Während für viele eine einzige Erfahrung genügt, benötigen diese Personen mehr, manchmal häufigere, bis sie ihre Lektion beherrschen.« Es ist ihnen außerdem unmöglich, selbst wenn sie andere beobachten, deren Fehler für sich zu vermeiden.

Es gibt auch schwerwiegende Irrtümer, die der *Chestnut-Bud*-Typ nicht zu vermeiden lernt; wir kennen alle

– die Tochter des Alkoholikers, die sich immer wieder einen vom Alkohol oder in anderer Weise abhängigen Partner sucht und nicht verstehen kann, daß ihr schweres Le-

ben nur so lange ihr »Schicksal« ist, wie sie selbst es nicht zu ändern versucht;
- den Autofahrer, der immer wieder die gleiche Art von Verkehrsunfall verursacht;
- die Frau, die immer wieder auf verheiratete Männer »hereinfällt«.

Häufig haben diese Menschen mit ihren Eltern eine bestimmte Form des Zusammenlebens erlernt, die sie jetzt in jeder Beziehung wiederholen: mit Lehrern, Chefs, Partnern usw. Trotz des immer wiederkehrenden und wachsenden Leidensdrucks sind sie unfähig zu einer anderen Art von Beziehung; sie sind völlig auf diese konditioniert. Es ist wie ein Stück, das sich unendlich oft wiederholt, weil die Akteure keine neuen Schritte dazulernen.

All diese Personen scheinen nicht fähig, sich mittels eines Lernprozesses, einer Erfahrung zu entwickeln. Um Entwicklung möglich zu machen, wird das Leben uns so oft mit der gleichen Situation konfrontieren, bis wir sie endlich nutzen, ihre Lektion lernen und unseren Weg fortsetzen können.

Unser höheres Selbst kennt unseren vorgeschriebenen Weg. Es wird uns immer darauf zurückführen – wir müssen nur auf unsere innere Stimme, die Stimme der Intuition, horchen und ihr folgen.

Es sieht so aus, als ob der Typ *Chestnut Bud* seine Situation nicht erkennen *will*, daß er weder mit seinen Erfahrungen noch mit seinen Zielen arbeiten will, denn er handelt häufig gegen seine innere Stimme, obwohl er gleichzeitig ahnt, daß er einen schon bekannten Fehler wiederholt. Man könnte die Blockade *Chestnut Bud* »Schicksalsneurose« nennen, weil sie die totale Verweigerung angesichts des individuellen Schicksalsweges darstellt. Die Person kennt daher weder

Parameter für ihre Handlungen noch Mittel, ihre Zukunft auf der Gegenwart aufzubauen.

Mit Hilfe von *Chestnut Bud* können wir lernen, jeden Augenblick unseres Lebens mit der gleichen Frische, Neugier und Intensität zu leben, wie wir sie im Frühling spüren, wenn die Knospen platzen. Nur so, indem wir voll in der Gegenwart leben, aber gestützt auf die Erfahrungen der Vergangenheit, können wir unsere Zukunft vorbereiten.

Kinder und Jugendliche mit einer Blockade *Chestnut Bud* wirken immer etwas zerstreut, weil sie nicht das notwendige Interesse an der Gegenwart zeigen, ähnlich *Clematis* und *Honeysuckle.* Allerdings unterscheiden sie sich von diesen sonst deutlich, weil *Honeysuckle* sich an eine glückliche Vergangenheit klammert (oder eine traumatische leugnet!) und *Clematis* passiv von der Zukunft träumt und Luftschlösser baut. Dagegen plant und verfolgt *Chestnut Bud* Zukunftsprojekte, allerdings ohne sich auf die Erfahrungen der Vergangenheit zu stützen.

Mit Hilfe der letztgenannten Blüte macht der Schüler auf einmal gute Fortschritte; seine Leistungen verbessern sich zusehends. Es ist erstaunlich, wie wirksam es sein kann, wenn Eltern und Erzieher sich außerdem geduldig auf die besondere »Wirklichkeit« und das Tempo dieser Kinder einstellen, statt mit den sattsam bekannten Methoden von Druck und Forderungen zu operieren, die hier überhaupt nichts – wenn nicht eine Verschärfung der Situation – bewirken.

Den Eltern von *Chestnut-Bud*-Kindern ist die Einnahme von *Beech* und/oder *Impatiens* zu empfehlen! Sie erleichtert *allen* Beteiligten die Situation.

Chestnut Bud ist hilfreich bei Autismus und Down-Syndrom (Mongolismus), auch in vielen Fällen von Arteriosklerose. Es erhöht die Fähigkeit zu Beobachtung und Konzentration, in ähnlicher Form wie *Clematis.*

Es ist (in Verbindung mit *Clematis*) angezeigt bei wiederholt auftretenden Problemen der Sinnesorgane, denn Seh- oder Hörstörungen bis hin zu Blindheit oder Taubheit können dann entstehen, wenn jemand die Wirklichkeit oder seinen individuellen Weg nicht sehen oder akzeptieren will. Das gleiche gilt für Gehstörungen, inklusive Unfälle des Fortbewegungsapparats: Der Charakter *Chestnut Bud* will seinen Weg nicht gehen bzw. vor seinem Schicksal davonlaufen, aber dieses läßt ihn nicht entkommen.
Die Blüte ist ebenfalls angezeigt bei allen Krankheiten, die periodisch auftreten oder in Form von Anfällen, wie beispielsweise Migräne, Akne, Asthma, Krämpfe.
Es scheint, als ob man sich unter der Einnahme von *Chestnut Bud* mit mehr Objektivität sehen könnte, mit größerem Abstand ruhig und ohne Eile alles beobachten, was geschieht, und dabei lernen, seine Zukunftspläne auf die augenblickliche Realität abzustimmen.
Chestnut Bud im positiven Zustand zeigt große Fähigkeiten zum Lernen und Sich-Anpassen, beobachtet und registriert aufmerksam und objektiv alles, was geschieht, und ist in der Lage, aus allem, nicht nur den eigenen Irrtümern, Nutzen für die Zukunft zu ziehen.
So stellt jede eigene und fremde Erfahrung für ihn eine Bereicherung dar, die ihm erlaubt, das Leben täglich aufs neue zu »erleben« und zu genießen.

Chestnut Bud – Symptome in blockiertem Zustand:

- Wiederholung von Irrtümern
- Unfähigkeit, aus eigener oder fremder Erfahrung zu lernen
- Mangel an Beobachtung und Konzentration

- sieht nicht das Vergangene, als hätte er kein Gedächtnis
- Unfähigkeit zur Retrospektive
- Lernblockaden, langsame Entwicklung
- Lernschwierigkeiten, weil Erlebtes nicht verarbeitet wird
- fängt ständig neue Dinge an, ohne etwas zu Ende zu führen
- ständige Suche nach neuen Abenteuern, ohne Erfahrungen zu integrieren
- lebt nicht voll die Gegenwart, da er oder sie ständig mit dem Kopf beim nächsten Schritt ist
- »sucht« immer die gleichen Probleme, Unfälle, Auseinandersetzungen
- naiver und sorgloser Eindruck
- Beschäftigung mit tausend unwichtigen Dingen, nur um nichts Wesentliches tun oder vorbereiten zu müssen
- schiebt mit allen möglichen Tricks und Entschuldigungen Unangenehmes und Langweiliges vor sich her
- vergißt ständig Schlüssel, Schirm, Abschalten von Licht oder Gas, Bezahlen der Telefonrechnung usw.
- Arteriosklerose
- sporadisch auftretende Krankheiten
- anfallsweise auftretende Erkrankungen wie Asthma, Akne, Migräne, Krämpfe

Vorschläge zur unterstützenden Begleitung der Therapie:

- Hobbys, die »erden« helfen, wie z. B. Brotbacken, Töpfern, Gartenarbeit oder Topfpflanzenzucht
- sich jeden Abend die Tagesereignisse ins Gedächtnis rufen und analysieren; Erlerntes hervorheben, Änderungen anstreben

Positive Leitsätze:

- Ich sehe klar, was ist.
- Jede Erfahrung lehrt mich etwas.
- Schritt für Schritt komme ich voran.
- Ich lebe und lerne hier und heute.

Ein Baum, dessen Stamm du kaum umfassen kannst, fängt mit einem Samenkorn an.
Auch ein Weg von tausend Meilen beginnt mit einem Schritt.

Laotse

Das Leben darf nichts sein, was uns zustößt, während wir dabei sind, andere Pläne zu schmieden. *John Lennon*

Es gibt kein Problem, das nicht auch ein Geschenk für dich in Händen trüge. Du suchst Probleme, weil du ihre Geschenke brauchst. *Richard Bach*

Das beste ist die tiefe Stille, in der ich
gegen die Welt lebe und wachse und gewinne,
was sie mir mit Feuer und Schwert nicht nehmen können.

Johann Wolfgang von Goethe

Ein Mann kommt nicht mit dem Schnurrbart zur Welt. *Albanien*

Weise ist, wer von jedem Menschen lernt. *Jiddisch*

Niemand kommt fertig zur Welt. *Báltasar Gracián*

Einen Fehler begehen und sich nicht bessern bedeutet wirklich fehlen. *China*

Wer zu schnell läuft, findet die Antilope nicht. — *Bantu*

Kein schlimmrer Tauber als der, der nicht hören will. — *Spanien*

Es ist noch kein Meister vom Himmel gefallen.

Erfahrung ist ein langer Weg und eine teure Schule.

Durch Schaden wird man klug. — *Alle Deutschland*

Geboren werden ist einfach, aber ein Mensch zu werden ist schwer.
Philippinen

Er war sonst ein Mensch wie wir, nur mußte er stärker gedrückt werden, um zu schreien. Er mußte zweimal sehen, was er bemerken, zweimal hören, was er behalten sollte, und was andere nach einer Ohrfeige unterlassen, unterließ er erst nach der zweiten.
Georg Christoph Lichtenberg

Es kommt alles wieder, was nicht bis zum Ende gelitten und gelöst wird. — *Hermann Hesse*

8 Chicory
Wegwarte, Zichorie – Cichorium intibum

Die Wegwarte wächst als luftige Staude; mit ihren holzigen, verzweigten Stielen erreicht sie etwa einen Meter Höhe. Wir finden sie im Brachland auf sandigen, steinigen Böden, an hellen, besonnten Wegrändern, zwischen bestelltem Feld und auf den Waldlichtungen der kalten und gemäßigten Zonen in Europa und Amerika.

Die grünen Stiele und Blätter sind behaart; sie wächst – ähnlich dem Löwenzahn – aus einer Grundrosette, deren große gelappte Blätter auf der Unterseite borstig behaart sind. Die stiellosen oberen Blätter am Stengel sind klein, lanzettförmig und schwach gezähnt.
Die Pflanze fällt auf durch ihre strahlend blauen Blütensterne; auf feuchteren und weniger sauren Böden »verwässert« die leuchtende Farbe bis zu einem blassen Himmelblau oder Rosa. Sie wachsen büschelweise ohne Stengel aus den Blattachseln. Sie blühen den ganzen Sommer über, in England zwischen Juli und September. Jede Einzelblüte öffnet sich nur für die sonnigen Vormittagsstunden eines einzigen Tages, mittags verblüht sie.

Schlüsselsymptome: Manipulation und Herrschsucht – Forderung nach Zuwendung – Selbstmitleid
Tugenden: Selbstlose Liebe, die behütet und pflegt – hingebungsvolle Mütterlichkeit

Das leuchtende Blau der Wegwarte ist die Farbe der Hingabe, der spirituellen Liebe: Bach nennt es das Blau der Gottesmutter Maria.
Die Qualitäten von *Chicory* haben etwas zu tun mit der Erdmutter Demeter, der Göttin der Feldfrucht, und mit Pacha Mama, der lebenspendenden Erdgöttin der südamerikanischen Indianer. Sie finden Ausdruck in der großzügigsten Fürsorge und Pflege, in der hingebungsvollsten Liebe für jedes Wesen, das unsere Hilfe braucht, oder, wie Bach sagt, »in der Sehnsucht, unsere Arme auszubreiten und alles um uns zu segnen«.
Im positiven Zustand verkörpert *Chicory* die Mütterlichkeit in all ihrer selbstlosen Liebe. Es ist das Sinnbild der Selbstentäußerung, und der Hingabe.

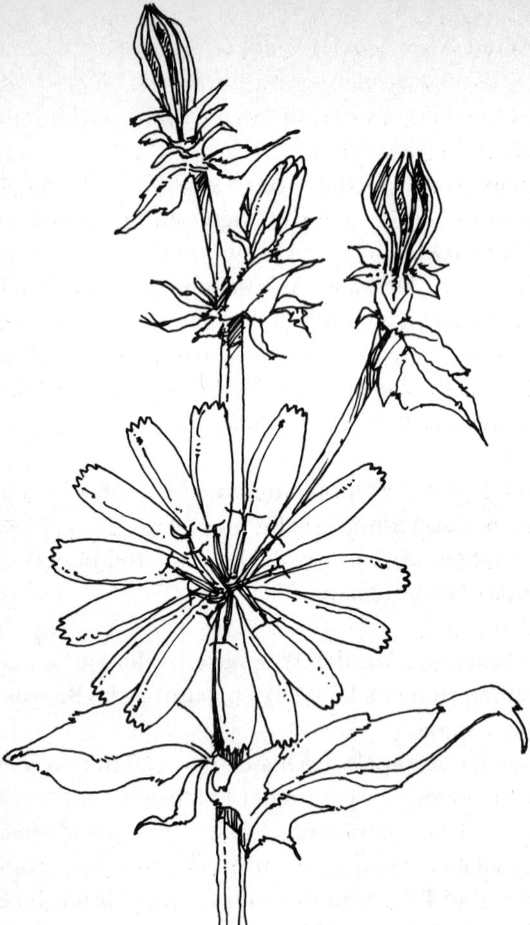

In blockiertem Zustand sind diese »weiblichen« Qualitäten auf groteske Weise pervertiert, mitunter in ihr Gegenteil verkehrt. Statt ihre Liebe und Hilfe selbstlos allen zu geben, die sie brauchen, trägt diese Person ständig ihr großes Bedürfnis, ihre egoistische Forderung nach Aufmerksamkeit zur Schau. Ein englischer Bach-Kenner spricht daher von der »bedürftigen Mutter« im Vergleich zum »bedürftigen Kleinkind«, von *Heather*.

Den Typen *Chicory* finden wir verkörpert in allen Altersstufen und beiden Geschlechtern. Immer buhlt er um Aufmerksamkeit, sucht er Mittelpunkt zu sein; selbst kleine Kinder arbeiten mit allen Tricks: Um ihr Ziel zu erreichen, können sie süß und zärtlich sein oder frech und fordernd, auch erpresserisch.

Die *bedürftige Mutter* kann auch beziehungssüchtig sein: die Person, die alles macht, sich aufopfert und Kontrolle ausübt, um nicht die Zuneigung derjenigen Person zu verlieren, von der sie abhängig ist.

Auch der deutsche Name Wegwarte hilft uns verstehen: Er nimmt Bezug auf die Legende, nach der die Zichorie eine verzauberte, in die Blume gebannte Prinzessin ist, deren Liebster mit dem Kreuzheer nach Jerusalem ziehen mußte und die jetzt bewegungslos am Wegrand steht und seine Rückkehr erwartet.

Weil der Hauptzug von *Chicory* die mütterliche Liebe ist, ist der klassische negative Typ die Supermutter, die sich für alle aufopfert. Sie gibt vor (und glaubt es!), daß sie alles nur zum Wohle ihrer Familie macht. So wird es schier unmöglich, sich ihren Forderungen und Manipulationen zu entziehen. Sie mischt sich in alles ein, dirigiert teils wie ein Feldwebel, teils mit Diplomatie die Geschicke ihrer Lieben, was bedeutet: ihrer Familie und aller Freunde und Nachbarn. Sie ist völlig überzeugt, alles nur aus Liebe und Hilfsbereitschaft zu tun (»Ich will ja nur dein Bestes!«). Solche Menschen sind unfähig, nicht nur zu erkennen, wie lästig ihre Hilfe ist, sondern auch, daß sie den normalen Reifeprozeß ihrer Partner und Kinder verhindern. Wer eine *Chicory*-Mutter (»overprotective mother«) hat und überbehütet aufwächst, bleibt in mancherlei Hinsicht zurück. Besonders schwierig wird es für ihn, eines Tages sich aus ihren alles umschlingenden Fangarmen zu befreien und aus dem Haus zu gehen, um sein eigenes Leben zu leben.

Heiratet eine Person trotz dieser Schwierigkeiten, mischt die Mutter sich nicht selten in die junge Ehe ein, selbstverständlich »nur, um zu helfen«. So verhindert sie auch die notwendige Entwicklung der Partnerschaft. Das Verhalten *Chicory* bremst auch die eigene Entwicklung, weil es jeden freien Energiefluß verhindert.

Hinter der Maske von Gutherzigkeit und Wohltätigkeit kann *Chicory* in seinem Hunger nach Liebe und Anerkennung egoistisch, besitzergreifend und manipulativ sein, bisweilen bis zur Erpressung.

Manchmal wächst die Blockade allmählich: *Chicory*-Eltern machen auf Außenstehende immer einen guten Eindruck; sie tun alles für ihre Kinder, lassen sie nie allein und führen überhaupt ein »vorbildliches« Familienleben. Sie fangen an, indem sie die kleinen Kinder behüten, fahren fort, indem sie die etwas größeren kontrollieren und ihre Macht einsetzen; das geht so weiter, bis sie nicht nur die ständig fühlbare Liebe ihrer Kinder fordern, sondern auch deren ewige Dankbarkeit. Sie erwarten von ihnen, auch wenn sie längst erwachsen sind, daß sie nie ihre »Pflichten« ihnen gegenüber vernachlässigen, sich an allen Festtagen bei ihnen einfinden und ihr ganzes Leben lang getreu den Grundsätzen des Elternhauses leben und handeln.

Es gibt auch Situationen, in denen jemand leicht in *Chicory*-Verhalten verfällt: Die junge Mutter verliert ihren Mann und versucht, die dadurch entstehende (innere) Leere auszufüllen. – Die im Beruf erfolgreiche Frau bleibt zu Hause, weil sie Mutter wird. Sie konzentriert all ihre Energie und Tüchtigkeit jetzt auf den Familienkreis und entwickelt sich zu dem erst in den letzten Jahren entstandenen Typ »Supermutter«, gebildet durch einschlägige Literatur, Medien und Mütterkreise, pausenlos für die Kinder unterwegs und beschäftigt, ohne sich oder den Kindern eine Verschnaufpause zu gönnen.

Manchmal entwickeln sich gleichsam symbiotische Eltern-Kind-Beziehungen mit gegenseitiger Abhängigkeit; auch, wenn die Kinder längst ihre eigenen Familien haben und weit weggezogen sind, fühlen sie die Verpflichtung und die Notwendigkeit, ihre Eltern zu sehen, wann immer diese danach verlangen. Diese Beziehung ist besonders häufig bei alleinstehenden Müttern mit nur einem Sohn, für den die Ablösung, das Durchtrennen der seelischen Nabelschnur aus eigener Kraft sehr schwierig, mitunter unmöglich ist. (Hier helfen der Mutter *Chicory* und *Heather* und dem Sohn *Walnut*!)

Das Familienbild wirkt so überzeugend auf alle, daß niemand es wagt, Mama zu verletzen. Alles gehorcht, damit sie nicht leidet und sich nicht »kränkt«, krank wird.

Aber es sind nicht nur die Mütter, es gibt auch Männer mit stark ausgeprägtem Charakter *Chicory* oder Junggesellen und -gesellinnen, die den gesamten Kollegenkreis tyrannisieren. Sie manipulieren jeden unter dem Vorwand, es »zu seinem Besten« zu tun!

Viele von ihnen kommen aus dysfunktionalen, problematischen Familien – häufig mit alkohol- oder drogenabhängigen Eltern – und haben sehr früh mit der *Chicory*-

Manier angefangen, die Situation im Haus zu kontrollieren. Sie hofften, dafür wenn nicht Liebe, dann doch wenigstens ein Mindestmaß an Zuwendung (das sich durchaus in Prügeln äußern kann!) und Dankbarkeit zu erhalten, nicht immer der Sündenbock zu sein und nicht zu sehr zu leiden.

Normalerweise suchen sie dann Beziehungen zu schwachen, abhängigen, häufig suchtkranken Partnern, die unfähig sind, für sie zu sorgen und echte Zuneigung zu fühlen und auszudrücken, die sie eventuell sogar mißhandeln.

In diesen Paaren erhalten die Partner – beides Kranke – ein stabiles Gleichgewicht aufrecht, das beiden den Ausbruch aus der Beziehung erschwert. Mit ihrem Verhalten, das selbstlos und hingebungsvoll erscheint, binden sie den anderen an sich, halten ihn in ihrem Einfluß- und Manipulationsbereich, und wenn jemand sich aus diesen Fesseln befreien will, sind sie gekränkt und klagen über Undankbarkeit. Immer glauben sie, den anderen doch noch ändern, ihn bessern zu können, und sich seine Zuneigung zu erhalten. Sie trachten danach, sich dem anderen unentbehrlich zu machen. Sie sind meistens die besten Schüler, sind Einserstudenten, die tüchtigsten Sekretärinnen, immer bemüht, keinen Anlaß zu Kritik zu geben und alles für den oder die anderen zu tun. Trotz ihrer großen Fähigkeiten und augenscheinlichen Stärke sind sie sehr verwundbar und leiden unter dem Mangel an Zuneigung und Liebe. Ihr großer Irrtum besteht darin, daß sie etwas Unmögliches zu verwirklichen suchen: ihr Leben mit Liebe und Zärtlichkeit zu füllen, aber indirekt, durch die Verpflichtung und Dankbarkeit derjenigen, die von ihnen abhängen. In Wirklichkeit ist das Abhängigkeitsverhältnis auch umgekehrt: *Chicory* braucht genauso die Abhängigkeit des Partners, der Kinder, anderer. Mit ihrer eigenen Bedürftigkeit und ihrem

Egoismus halten diese Menschen die anderen fest. Sie können »ihre Lieben« nicht freigeben, ihre Tricks und Intrigen, ihre Gefühle und Vorstellungen nicht lassen, weil sie es nicht ertragen, allein zu sein, denn dann würden sie sich ungeliebt fühlen.

Innerhalb einer Familie kann die Problematik zwischen *Chicory* und *Heather* schwanken; die beiden haben viele wechselseitige Bezüge.

Fast alle haben wir mehr oder weniger stark ausgeprägte Züge von *Chicory* – aber kaum einer kann es sich oder anderen eingestehen.

Selbstverständlich sind die negativen Eigenschaften nicht bei jedem so karikaturhaft übertrieben, wie es hier dargestellt wurde. Meist bewegt sich alles mehr unter der sichtbaren Oberfläche, ist subtiler, was es um so schwerer macht, sich diesen Einflüssen zu entziehen, ohne Schuldgefühle zu entwickeln. Auch leben nicht alle derart unbewußt, daß sie nie versuchten, gegen ihre eigene innere Haltung anzugehen. Wenn sie das Schädliche ihrer Situation erkannt haben, wenn sie lernen, daß jeder für sein Wachstum und seine Fehler selbst verantwortlich ist, daß ihre innere Leere nicht durch gekaufte oder erpreßte Liebe ausgefüllt werden kann, sind sie oft schon auf dem Wege, sich und ihr Verhalten zu ändern.

Aber es ist fast immer ein langwieriger und schmerzvoller Weg, voller Umwege und Rückschläge, der ohne Hilfe von außen kaum zu bewältigen ist.

Der Charakter *Chicory* erweckt oft den Anschein, »erblich« zu sein, wegen der gegeneitigen Abhängigkeit zwischen den Generationen und des Beispiels, das die Eltern ihren Kindern geben. Haben die Kinder keinen starken und selbständigen Charakter, leben sie in ständiger Abhängigkeit oder erkranken schwer, was wiederum ihre Abhängigkeit sichert.

Die typische Krankheit in Familien mit *Chicory*-Problematik ist Asthma, wegen der Atemnot, des Mangels an Luft; außerdem jede Form von Abhängigkeit, aufgrund des schwachen Charakters und um die Realität der Beziehungen zuzudecken, sie nicht sehen zu müssen. *Chicory* sucht sich auch Krankheiten, die viel Aufmerksamkeit und Pflege erfordern oder im Umfeld Mitleid oder Angst auslösen: »Du kannst jetzt nicht weggehen! Denk an Mutters Herz!« – »Wie kannst du so grausam von Auszug reden, wenn du weißt, daß Papa krank ist?!« – »Wenn du diesen Kerl heiratest, bringe ich mich um!« Die Zeiten, in denen sich eine Krankheit äußert, sind oft geprägt durch Verlustängste: Scheidung, die Kinder verlassen das Elternhaus, die Ehefrau will wieder arbeiten gehen, ein Kind will allein verreisen ...

Aber man erkrankt nicht nur, um zu erpressen. Das schon erwähnte Asthma kann auftreten sowohl beim Charakter *Chicory*, der jemandem »die Luft nimmt«, ihn »nicht atmen läßt«, als auch bei dem durch ihn Unterdrückten, dem die »Luft«, die Freiheit fehlt. *Chicory* hat aufgrund seiner Mutterproblematik auch mit den Sexualorganen zu tun, wo es zum Beispiel Zysten produzieren kann, weil der freie Energiefluß gestört ist. Es ist besitzergreifend, unersättlich und greift daher die Leber an – die als Ergebnis überzogener Forderungen, übertriebenen Essens und Trinkens usw. erkrankt; den Magen – wegen des überstarken Wunsches, geliebt, affektiv genährt zu werden; den Darm – Verstopfung zeigt an, daß man etwas egoistisch zurückbehalten will; vor allem aber die Fingergelenke – weil die Hände nicht loslassen wollen. Wenn das äußere Daumengelenk versteift, sprechen wir vom »Geizdaumen«!

Die Volksmedizin hat seit alters her die Wegwarte in Verbindung gebracht mit der Reinigung des Körpers: um den Magen auszuputzen, Galle, Leber und Milz zu reinigen und zu stärken, die Nieren zu spülen (die einen starken Bezug zur Partnerschaft haben!), um die Verdauung anzuregen oder den Appetit. Diese Aufzählung verwundert nicht, wenn wir wissen, daß die Zichorienwurzel bitter schmeckt: Fast alle Wurzeln, die Bitterstoffe enthalten, wurden und werden als Reinigungs- und Abführmittel eingesetzt.

Auch im Falle von Gelenksteifheit (von Gicht in den Händen!) helfen Reinigungsdiäten gegen Schmerzen. Überhaupt ist jeder von Unreinheiten und Giftstoffen freie Organismus gesünder und stärker!

Möglicherweise hat auch die Problematik des Diabetikers viel mit *Chicory* zu tun. Er hat nicht gelernt, Liebe zu empfangen und zu geben, ist unfähig, sich dem anderen zu öffnen, hinzugeben; dies in Verbindung mit der Notwendigkeit und dem Wunsch, Zuneigung zu erhalten, führt dazu, daß jemand seinen »Hunger« nach Liebe mit Süßigkeiten zu stillen versucht, aber den Zucker wieder ausscheidet, ohne ihn assimilieren zu können. Diabetes mellitus bedeutet »Zuckerharnruhr«, »Zuckerdurchfall«.

In vielen Fällen kommt es nicht zur Diabetes, sondern »nur« zur Zuckersucht!

Um zu verhindern, daß sich nach einem einschneidenden Verlust (Tod des Partners oder eines Kindes, Scheidung, Heirat eines Sohnes o. ä.) eine Krebserkrankung manifestiert, nimmt man ein bis zwei Jahre lang *Chicory* ein; zu Beginn empfiehlt sich je nach Situation die Kombination mit *Honeysuckle* und/oder *Star of Bethlehem.*

In der Menopause kombiniert man *Chicory* mit *Walnut.*

Wenn jemand vom Typ *Chicory* sehr von seinem Denkschema besessen ist, kann es bis zum Selbstmord kommen, wenn er nicht bekommt, was er will. Diesem Kranken ist seine Situation gewöhnlich völlig unbewußt, so daß er dringend Hilfe von außen braucht; ist er in Psychotherapie und/oder nimmt

Bachblüten, ist es äußerst wichtig, daß die Umgebung ihm Grenzen setzt, sein Spiel nicht mehr mitspielt. Es wird zur Krise kommen, aber gerade dadurch wird er die Möglichkeit haben, sich von seiner Abhängigkeit von anderen zu lösen und sich selbst und seine Mitte zu finden. Die beste Hilfe kann eine Gruppentherapie sein mit Personen, die das gleiche Problem haben (sehr hilfreich ist in diesem Zusammenhang die Lektüre von Robin Norwood: *Wenn Frauen zu sehr lieben*).

Alle Personen vom Typ *Chicory* haben eine große innere Kraft und tragen in sich die Möglichkeit zu starker positiver Mütterlichkeit, zu selbstloser Liebe. Wenn sie in der Lage und bereit sind, ihre Haltung zu ändern und diese innere Quelle mütterlicher Energie und Zuneigung zu finden, wenn sie lernen, sich selbst wirklich gern zu haben und nicht auf die Zuwendung anderer zu warten, können sie ihre Blockade lösen und selbstlos anderen oder der Menschheit mit ihren Fähigkeiten dienen.

Wegen ihrer Selbstlosigkeit können sie sich denen widmen, die ihre Hilfe brauchen, ohne Dankbarkeit und Lohn zu erwarten. Sie sind in der Lage, überall ein warmes, gemütliches Heim zu schaffen, wo man Geborgenheit, Herzlichkeit und Liebe finden kann. Sie erkennen die Bedürftigkeit anderer und sind unermüdlich in ihrem Einsatz von Liebe und Kraft und in ihrer Hingabe. Mit ihrer diskreten, herzlichen und ehrlichen Hilfsbereitschaft geben sie auch sich selbst so viel innere Sicherheit und Geborgenheit, daß sie immer aus dem vollen schöpfen und sich ganz den anderen hingeben können – ohne je einen Mangel an Zuneigung zu empfinden.

Das Sinnbild dieser Entwicklungsstufe ist, wie schon erwähnt, die Pacha Mama oder die Schutzmantelmadonna, die mit ihrem strahlend blauen Umhang alle Hilflosen, Bedürftigen und Schwachen schützt.

Menschen im blockierten *und* im positiv entwickelten *Chicory*-Zustand arbeiten gewöhnlich in Heil- oder Sozialberufen, wo sie sich »kümmern« und für andere, Hilfsbedürftige sorgen können.

Chicory – Symptome in blockiertem Zustand:

- die Person ist besitzergreifend und fordernd
- übertriebene Fürsorge, spielt die »Glucke«
- die Supermutter, die sich für die Familie aufopfert
- aufmerksam alles beobachtend, findet man immer etwas zu verbessern
- Einmischung, Taktik und Manipulation zur Sicherung des Einflusses
- agiert indirekt, im verborgenen
- will immer irgend etwas für irgend jemanden »zu seinem Besten« ändern
- erwartet Zuwendung von der ganzen Umgebung
- abhängig von der Abhängigkeit anderer: braucht es, gebraucht zu werden
- Selbstmitleid, wenn nicht alles nach Wunsch geht
- krankhaftes oder herrschsüchtiges Kontrollieren
- Erpressung mittels Liebesentzug oder Zuwendung
- Erpressung mittels Drohungen (Selbstmord, Weglaufen...)
- benutzt erdrückende, erstickende »Liebe«, übt keine direkte Macht aus
- kann weder vergessen noch vergeben
- hat Angst, zu verlieren: Angehörige, Freunde, materielle Güter
- Flucht in die Krankheit, um Mitleid zu erwecken und Einfluß zu nehmen

- Märtyrer oder Opfer, das sogar Tränen vergießt, wenn es sich nicht durchsetzen kann oder keine Dankbarkeit findet
- Eifersucht auf Freunde des Partners oder der Kinder
- sucht sich schwache, problematische, häufig süchtige oder neurotische Partner, die man dann »in Ordnung bringen« will
- Angst, den Geliebten, das Objekt der Abhängigkeit, zu verlieren
- Angst, im Alter allein zu bleiben
- manchmal: symbiotische Eltern-Kind-Beziehung
- possessive und anstrengende Kinder, die ständige Aufmerksamkeit fordern
- diktatorische Kinder, die mit Verweigerung erpressen (Schlaf, Essen ...)
- Kinder, die nicht allein spielen wollen
- Asthma bei Angehörigen oder der betreffenden Person selbst
- Fingergelenke schmerzen und sind steif, mit der Zeit so deformiert, daß man kaum mehr etwas greifen oder festhalten kann

Vorschläge zur unterstützenden Begleitung der Therapie:

Etwas *für sich selbst* machen! Zum Beispiel:
- sich Zeit nehmen für Atem- und Entspannungsübungen, Yoga, Tai Chi, autogenes Training, um Herz und Kreislauf zu harmonisieren
- sich Zeit nehmen für den Masseur oder ganz einfach für den Friseur
- und vor allem: ein Tätigkeitsfeld finden mit Aktivitäten, die das Leben erfüllen und bereichern, die »Seelennahrung« sind und innerlich unabhängig machen

Positive Leitsätze:

- Ich fühle mich reich und sicher.
- Ich mag mich.
- Ich kann freudig geben und empfangen.
- Ich lasse frei, wen ich liebe.
- Ich gebe, ohne zu fordern.
- Ich respektiere jedermanns Grenzen.
- Jeder ist für sich selbst verantwortlich.
- Jeder Mensch hat das Recht, sich zu irren.

Liebst du jemanden, laß ihn frei. Er kommt zu dir zurück. Kehrt er nicht zurück, ist er nie wirklich dein gewesen.

Hundert Männer können ein Lager bereiten, aber um ein Heim zu schaffen, braucht es eine Frau. *Beide China*

Ein Kind ohne Mutter ist wie eine Blume ohne Regen. *Indien*

Wer seine eigenen Angelegenheiten liegenläßt und sich um die der andern kümmert, hat wenig Verstand. *Italien*

Gut meinen bringt oft Weinen.

Geiz ist die größte Armut. *Beide Deutschland*

Wer alles haben will, dem entgeht alles.

Wer sich in Dinge einmischt, die ihn nichts angehen, hört Dinge, die ihm nicht gefallen. *beide arabisch*

Respektiere ein Kind, und es wird dich respektieren. *Sambia*

Sechzehn Jahre lang ein Sohn, dann ein Freund. Indien

Für einen schlechten Sohn ist die Mutter verantwortlich, für einen schlechten Enkel die Großmutter. Vietnam

Was ihr greift, greift fest – mit leichter Hand, willig zum Loslassen in der Stunde des Abschieds. Deutschland, anonym

Dankbarkeit ist eine Pflicht, die erfüllt werden sollte, die aber keiner das Recht hat zu erwarten. Jean-Jacques Rousseau

Das müssen wir auch lernen, liebe Schwester, andere ihr Kreuz tragen zu sehen und es ihnen nicht abnehmen zu können. Es ist schwerer, als das eigene zu tragen, aber wir kommen auch daran nicht vorbei. Edith Stein

9 Clematis

Gemeine Waldrebe – Clematis vitalba

Der lateinische Namensteil *vitalba* bedeutet »weiße Kletterpflanze« und rührt vermutlich von den charakteristischen weißen, wollig-flauschig-fiederigen Fäden an den Samenkörnern der Pflanze her – wie der im Volksmund übliche Name »Greisenbart«. Der Stamm der Kletterpflanze erreicht auch nach vielen Jahren kaum einen Durchmesser von zwei, drei Zentimetern, kann sich allerdings bis zu dreißig Metern in der Länge an stützenden Bäumen, Mauern oder anderem entlangwinden. Die spitz zulaufenden gefiederten Blätter sind dunkelgrün und bis zu zwanzig Zentimeter lang. Die verschlungenen langen Blattstiele geben der rankenlosen Pflanze ihren Halt. Die blütenblattlosen,

cremigweißen Blüten erscheinen zu mehreren in Trugdolden, zwischen Juli und September. Sie haben einen Durchmesser von höchstens zwei Zentimetern; die vier leicht samtigen Kelchblätter rollen sich zum Stiel hin auf und geben so die zahlreichen weißen Staubgefäße frei, die wie ein büschelig-runder Pinsel wirken und den »umwölkten« Eindruck der blühenden Pflanze verursachen.
Als Kletterpflanze braucht die Waldrebe zum Wachsen den soliden Unterbau eines Baumes, eines Gemäuers oder einer starken Hecke, die sie mit den Jahren völlig bedecken kann. Im Blütenschmuck wirkt sie dann schon luftig-fiederig, aber erst recht vom Herbst an: Mit den langfädigen weißgrauen Samen bedeckt sie fast den ganzen Winter hindurch ihre Stützpflanze mit einer wolkigen Decke, die die Konturen auflöst. Gewiegt vom Wind, hat die Pflanze nichts Physisch-Reales mehr, scheint eine Wolke, ein Traum, ein Zauber zu sein. Ein Wesen, das in seine Träume eingesponnen lebt.

Schlüsselsymptome: Träume als Flucht – Aufmerksamkeit und Interesse an der Gegenwart fehlen – Unbewußtheit
Tugenden: Wirklichkeitssinn und Interesse an der Gegenwart – künstlerische, schöpferische Inspiration, aber erdverbunden

Seit dem Altertum wird die Waldrebe – deren unverdünnter Saft ätzend wirkt – in der Volksmedizin, später in der Homöopathie bei vielen Erkrankungen der Haut und des lymphatischen Systems angewandt.
Clematis hat mit der Beziehung zur Realität zu tun.
Das Blütenmittel *Clematis* holt die Träumer aus ihren Wolken auf die Erde zurück, es holt sie aus ihrer Phantasiewelt und hilft ihnen, die Füße fest auf den Boden der Tatsachen zu setzen. Es verhilft zu Festigkeit und Beständigkeit.

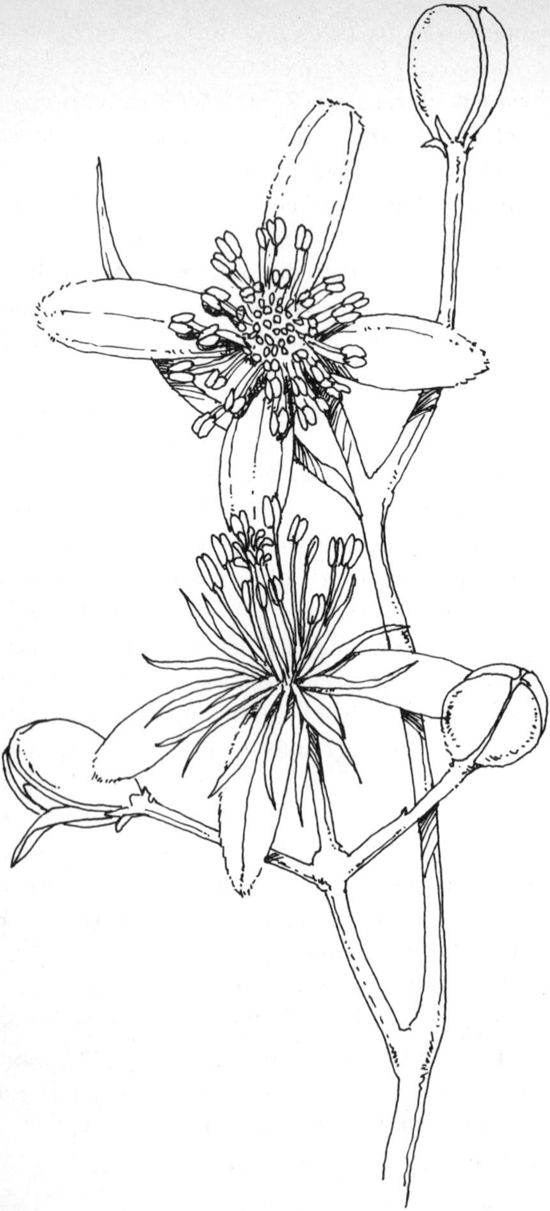

Der negative *Clematis*-Zustand ist ein extrem passiver, introvertierter, ein Yin-Zustand.*

Bach beschreibt diese Charaktere als »Träumende, die nie völlig wach sind und kein großes Interesse am Leben haben. Ruhige Menschen, die nicht wirklich froh sind in ihrer gegenwärtigen Situation und daher mehr in der Zukunft als in der Gegenwart leben.«

Statt das Leben anzupacken, selbst Hand anzulegen und eine bessere Zukunft aufzubauen, er-warten sie, passiv und träumend, daß sich eines Tages ihre Ideale, ihre Träume in Wirklichkeit verwandeln.

Sie bewegen sich langsam, wie schlafwandelnd, und sind äußerst empfindlich gegen alle starken Sinneseindrücke. Indem sie die physische Realität fliehen, verfügen sie auch oft über wenig physische Energie: Der Kreislauf ist träge, sie sind blaß, haben kalte Hände und Füße.

Da sie der täglichen Wirklichkeit keinen Wert beimessen, sind sie unkonzentriert, haben ein schlechtes Gedächtnis, scheinen ständig in ihren Phantasien gefangen. Weil ihnen die »rauhe«, oft grausame Wirklichkeit nicht gefällt, brauchen viele *Clematis* eine Brille. Da sie nichts hören wollen, neigen sie auch zu Gehörstörungen. All ihre Konzentration ist nach innen gekehrt; daher sind sie recht ungeschickt, zerbrechen leicht etwas, übersehen auf der Straße auch gute Freunde, erleiden häufig Unfälle. Sie schlafen viel mehr als andere, erstens, um der unerfreulichen Wirklichkeit zu entkommen, und zweitens, weil ihnen einfach die Konzentration und die Willenskraft fehlen, sich z. B. einen Film

* Yin und Yang sind die komplementären Kräfte, die nach der chinesischen Philosophie das gesamte Universum bilden. Yin verkörpert das passive, weibliche, sanfte, empfängliche Prinzip; Yang das aktive, männliche, harte, durchdringende. Sind die beiden Kräfte im Gleichgewicht, herrscht Harmonie.

bis zum Ende anzusehen oder einen Vortrag anzuhören. *Clematis* ist die chronische Geistesabwesenheit. Mangels Interesse an der Gegenwart gibt es weder Ängste noch Aggressionen; es scheint so, als würde sie nichts berühren.

Clematis ist ein typisches Blütenmittel für die Entwicklungsjahre. Die Schwelle zum Erwachsensein ist die stärkste Krise in jedem Leben; daher sind die Dreizehn- bis Sechzehnjährigen sehr gefangen in ihrer eigenen Welt mit ihren Phantasien (vorzugsweise Träume um Sex und Macht). Aus Angst vor all dem Neuen und vor der größeren Verantwortung der Erwachsenen fliehen sie die Realität, indem sie Zuflucht suchen in ihrer Traumwelt von einer phantastischen Zukunft.

Clematis hilft auch bei Schulschwierigkeiten: Der Schüler, dem zu Hause nicht genügend Aufmerksamkeit zuteil wird, kann diese in der Schule nicht aufbringen. Die Blüte ist in der Examensformel (siehe S. 418–421) enthalten, um Schüler, Studierende oder wen auch immer aus ihren Luftschlössern herunter in die Realität zu holen, um ihre Konzentration und Aufmerksamkeit zu stärken.

Ein *Clematis*-Patient kämpft nicht ums Gesundwerden, ihm fehlt jeglicher Antrieb zu Heilung und Selbsterhaltung, im Gegenteil, er ersehnt häufig den Tod als Rettung aus diesem unerwünschten Erdendasein, diesem Jammertal. Die Todessehnsucht der deutschen Romantiker, deren Traumwelten das hohe Mittelalter oder das Jenseits waren, und die hohe Selbstmordrate der Heranwachsenden in unserer heutigen Welt mit ihrer geringen Zukunftserwartung kann man vor diesem Hintergrund sehen. Bach nannte den negativen *Clematis*-Zustand »eine höfliche Form des Selbstmords«.

Menschen mit positiver *Clematis*-Energie haben sehr viel

schöpferische Phantasie und bereichern das Leben mit ihrer großen Sensibilität, der Kraft ihrer Inspiration und der Schönheit ihrer Werke. Häufig arbeiten sie als Heiler, auch als Künstler, die ihre Träume Wirklichkeit werden lassen können, beispielsweise schreibend, komponierend, Filme oder Mode machend.

Clematis hat viel mit Neptun zu tun, dem Planeten mit der Nebelhülle, der die Realität verschleiert. *Clematis*-Kinder, die in ihr Spiel und ihre Gedankenwelt total eingesponnen scheinen, produzieren häufig Endomorphine, zur Abschirmung gegen die schmerzvolle rauhe Wirklichkeit. Dieser temporäre Rückzug ohne Lärm und Ankündigung ist uns von den fischebetonten Menschen bekannt; Neptun ist der Regent des Zeichens Fische. Zur Komplettierung der Bezüge zum Tierkreis fehlt Krebs (Neptun ist in diesem Zeichen erhöht), dessen Rücksichtnahme, fehlende Aggressivität und sensibles Eingehen auf den anderen den *Clematis*-Charakter trotz all seiner problematischen Seiten zu einem im Umgang geschätzten Zeitgenossen machen.

Die schöpferische Inspiration und die Fähigkeit, sie praktisch anzuwenden, künstlerisch Gestalt werden zu lassen, ist vielleicht der am meisten hervortretende Zug der positiven *Clematis*-Energie.

Können diese Menschen ihr schöpferisches Potential nicht entfalten, in die Realität umsetzen, ist es wahrscheinlich, daß sie aus dem seelischen und energetischen Gleichgewicht geraten und in den negativen Blütenzustand fallen: Ungenutzte schöpferische Kraft stockt, blockiert den Energiefluß und wirkt negativ auf sie wie alle Blockaden.

Viele *Clematis* ersehnen eine bessere Welt, ideal, ohne Hunger, ohne Krieg, ohne Probleme; leider sind sie unfähig zu erkennen, daß eine Zukunft ohne reale Grundlage nicht existiert, daß jede Zukunft sich an der Gegenwart orientieren und auf ihr aufbauen muß und daß jeder von uns heute die Macht und damit die Pflicht hat, seinen Fähigkeiten entsprechend am Aufbau einer besseren Welt mitzuwirken.

Wer immer nur wartet und Luftschlösser baut, drückt sich vor der Verantwortung, die jeder von uns hat, und schadet sich selbst und allen anderen. Wir werden in diese materielle Welt hineingeboren, um in ihr zu wirken, mit irdischen Werken. Dazu brauchen wir unseren physischen Leib, um mit ihm alle Prüfungen zu bestehen und dabei unser geistiges Leben zu bereichern, unsere Spiritualität zu entwickeln. Gäbe es dafür eine andere Möglichkeit, würden wir untätig oder in anderen nichtkörperlichen Welten bleiben, ohne die Fähigkeit, angestrebte Ziele verwirklichen zu können.

Unter der Einnahme von *Clematis* kann die Persönlichkeit sich ihrer Aufgabe im Hier und Jetzt bewußter werden und lernen, die großen Zusammenhänge zwischen der physischen und der spirituellen Welt und ihren tieferen Sinn zu erkennen. Sie kann ihre Ideale und Phantasien in die Praxis umsetzen und damit die Welt für alle sichtbar verschönern und ihr eigenes spirituelles Leben bereichern.

Ist die Blockade charakterlich, sollte das Blütenmittel über einen längeren Zeitraum hinweg eingenommen werden. *Clematis* ist aber ebenfalls in vorübergehenden Blockierungszuständen angezeigt, während einer lang andauernden Krankheit, nach einem Unfall oder wenn das Bewußtsein durch starke Gefühle zu sehr in Anspruch genommen ist, wie zum Beispiel durch Trauer, Liebe, Freude, das Erwachsenwerden. Scheffer verweist in diesem Zusammenhang auf die positiven Erfahrungen mit Ehepaaren, die ohne organische Ursachen kinderlos blieben, aber nach der Einnahme einer Blüten-Kombination mit *Clematis* ein Kind empfangen konnten.

Ebenfalls von Scheffer kommt der Hinweis, daß die Blüte vermutlich die körpereigene Infektabwehr von *Clematis*-Typen stärken hilft (was wir uns sozusagen als eine Erweckung der – erdnahen – Lebensgeister vorstellen können!).

Manchmal kann der Fall aus den Wolken mittels *Clematis* so grausam für den Patienten sein, daß wir – je nach Veranlagung – die gleichzeitige Einnahme von *Gentian* oder *Mustard* empfehlen, um eine tiefe Depression zu vermeiden (siehe auch Kapitel »Die Konsultation beim Therapeuten«).

Clematis kann die Seele wieder in den Körper »zurückführen«, darum sollte es in jeder Situation angewendet werden, wo die Tendenz besteht, das Bewußtsein zu verlieren, auch bei schon eingetretener Bewußtlosigkeit und sogar bei Koma. Darum ist diese Blüte auch von essentieller Wichtigkeit als Bestandteil des *Rescue Remedy*: Es hilft bei der Wiedererlangung des Bewußtseins und der Wieder-Integration der dreigliedrigen Persönlichkeit, was Grundbedingung für den Beginn der Selbstheilung ist und schon manches Mal ein Leben retten half.

Antriebsschwäche kann auch das Hauptmerkmal anderer Blütenzustände sein, aber diese unterscheiden sich von *Clematis* durch die auslösende Ursache, zum Beispiel Depression, Hoffnungslosigkeit oder Erschöpfung. Von den Blockaden, die durch mangelndes Interesse an der Gegenwart gekennzeichnet sind, unterscheiden wir:

- *Clematis* hat Phantasien, Vorstellungen, ist ein großer Träumer: sinnt in die Zukunft.
- *Chestnut Bud* hat viele Pläne, denkt immer an etwas Neues. Der Sinn ist mit dem nächsten Schritt beschäftigt.

- *Honeysuckle* hat Sehnsucht nach der guten alten Zeit oder einer verlorenen Person: Der Sinn weilt in der Vergangenheit.
- *White Chestnut* ist fortgesetzter innerer Dialog, »Sprung in der Platte«, die nicht weiterläuft: Der Sinn ist besessen von schweifenden Gedanken.

Clematis – Symptome in blockiertem Zustand:

- Idealismus ohne Bezug zur Wirklichkeit
- Schläfrigkeit den Tag über, auch echte Schlafsucht, man schläft an jedem beliebigen Ort zu jeder Zeit ein
- Ohnmacht, Koma, Bewußtlosigkeit
- Schläfrigkeit als Mittel, die Wirklichkeit zu fliehen
- Illusionen, Träume von einer besseren Zukunft
- stiller Träumer, der in anderen Zeiten und Welten lebt
- keine Unterscheidungsfähigkeit zwischen Illusion und Wirklichkeit
- Zerstreutheit, geistige Abwesenheit
- sieht durch andere hindurch, ohne sie zu erkennen
- Gleichgültigkeit angesichts guter wie schlechter Nachrichten
- fast Fehlen von Angst oder Aggressionen: kein Gegenwartsbezug
- Flucht in Phantasiewelt bei auftretenden Schwierigkeiten
- Schwierigkeit, eine Arbeit voranzutreiben
- Blutarmut, Blässe, Antriebsschwäche
- Benommenheit, wie narkotisiert
- verschleierter Blick in die Ferne
- Neigung zu kalten Händen und Füßen
- schlechtes Gedächtnis, fehlende Aufmerksamkeit, kein Interesse

- ständiges Vergessen von Terminen, Daten, Pflichten
- Tendenz zu Seh- und Hörproblemen, weil Blick und Gehör nach innen gerichtet sind
- verirrt sich oft unterwegs
- Kinder vergessen im Spiel Tag und Stunde, Schule oder Heimweg
- schwacher Selbsterhaltungstrieb und Antrieb zur Selbstheilung
- gibt leicht auf in Schwierigkeiten, kämpft nicht
- häufig: nicht gelebte Kreativität; Künstler oder Kreative in Berufen mit langweiliger Arbeit oder viel Routine

Clematis hilft
- Jugendlichen in ihrer schwierigsten Phase, wenn sie sich am liebsten in Traumwelten flüchten
- Schülern mit häuslichen Problemen, Fehlen von Aufmerksamkeit und Konzentration
- bei Drogen- und Alkoholabhängigkeit aus Realitätsflucht, in Verbindung mit *Agrimony*
- bei Autismus, in Verbindung mit *Chestnut Bud*

Vorschläge zur unterstützenden Begleitung der Therapie:

- häufiges Ausgehen tagsüber, kurze Sonnenbäder
- täglicher längerer Spaziergang, um Erdkontakt herzustellen
- Tai Chi oder Yoga praktizieren, um den Ätherleib zu stärken
- die Erde bearbeiten, mit Ton formen oder Brotteig kneten, um mit der Materie in Berührung zu sein
- schöpferische Hobbys betreiben, wie z. B. töpfern, malen, weben, in Stein hauen

Positive Leitsätze:

- Ich verwandle meine Träume und Ideale in Wirklichkeit.
- Ich setze meine Ideen in die Praxis um.
- Meine Bestimmung und Pflicht liegen im Hier und Jetzt.
- Meine Aufgabe ist die Gegenwart.
- Ich lege Hand ans Werk.
- Heute ist ein guter Tag zum Anfangen!

Carpe diem! – Nutze den Tag! Rom

Niemals wird dir ein Wunsch gegeben, ohne daß dir auch die Kraft verliehen wurde, ihn zu verwirklichen. Es mag allerdings sein, daß du dich dafür anstrengen mußt. Richard Bach

Gelehrte Menschen gibt es viele, schöpferische jedoch sehr wenige. Mongolei

Die Zeit vergeht, und ehe man sich's versieht, ist für die Blumen, die man im Herbst nicht gepflanzt hat, die Zeit gekommen, nicht zu blühen. Anonym

Glaube mir, es ist nicht weise zu sagen: Ich werde leben. – Morgen ist's spät; heut mußt du leben, lebe heute! Marcus Valerius Martialis

Wer viel schläft, lernt wenig.

Stein auf Stein, das kommt bis an die Wolken.

Wenn du das Schaf willst, lauf ihm nach! Alle Spanien

Erlege den Elch, solange du jung bist, wenn du im Alter auf seinem Fell liegen willst. Finnland

Zähle deine Küken nicht, bevor sie geschlüpft sind. Nordamerika

Ein kluger Mensch wartet nicht auf das Glück. Ungarn

Ein Heute ist mehr denn zehn Morgen.

Wer Pfannkuchen will, muß Eier aufschlagen.

Wer den Kern essen will, muß die Nuß knacken.

Jeder ist seines Glückes Schmied.

Träume sind Schäume. Alle Deutschland

10 Crab Apple
Holzapfel –
Malus pumila (silvestris)

Der Holzapfel braucht viel Licht und Raum; daher finden wir ihn in ganz Nordeuropa an Wegrändern, in Waldlichtungen und in Hecken.
Er ist ein kleiner Baum, bis zu zehn Meter hoch, mit einer runden (apfelförmigen!) Krone. Die ovalen, dunkelgrünen Blätter sind fein gezahnt und etwa vier bis fünf Zentimeter lang.
Er blüht im Mai, etwas früher als die veredelten Apfelsorten, und duftet zart und wundervoll. Die Blütenknospen sind rosafarben, die geöffnete Blüte ist innen weiß mit rosa Schattierungen und an der Außenseite kräftig rosa. Die fünf herzförmigen Blütenblätter bilden einen Kreis von etwa zweieinhalb Zentimetern Durchmesser.
Die kleinen Holzäpfelchen, von drei bis vier Zentimetern

Durchmesser, sind von goldgelber Farbe. Will man die Blütenessenz herstellen, darf man den Baum nicht verwechseln mit einem verwilderten Kulturapfel, dessen Früchte gelbrot gefärbt sind.

Schlüsselsymptome: Gefühl von geistiger und körperlicher Unreinheit – große Schamhaftigkeit – Perfektionismus bis zur Besessenheit
Tugenden: Fähigkeit zur Reinigung – Großzügigkeit, Liberalität – Fähigkeit, innere und universelle Ordnung in Beziehung zu setzen.

Die Äpfel haben seit Urzeiten ihren Platz in den Märchen und Mythen der Völker. Darin spenden sie ewige Jugend, Gesundheit, Fruchtbarkeit und damit natürlich Schönheit und erotische Anziehung. Man schreibt ihnen sogar Kräfte zu, die unsterblich machen. Die goldenen Äpfel der Hesperiden waren die Früchte der Unsterblichkeit.
Schneiden wir einen Apfel quer durch, bilden die Samenkammern ein Pentagramm: Der Fünfstern als Symbol für den Menschen in Harmonie steht für leibliche und seelische Gesundheit.
Der Apfelbaum war einer der sieben heiligen Bäume der keltischen Druiden. Die goldenen Äpfel der Gesundheit und Unsterblichkeit sind in allen indogermanischen Kulturen die Geschenke der Göttin an den Helden.
Der Apfel, den Paris einst Aphrodite-Venus überreichte, löste den Trojanischen Krieg aus. Die Frucht ist dieser Göttin zugeordnet, das beweisen Tausende von Rezepten für magische Liebestränke. Der Reichsapfel symbolisiert die kosmische Ordnung, die sichtbar wird in der staatlichen, kaiserlichen Ordnung.
Stellen wir seine Zeichnung auf den Kopf, erhalten wir das Symbol der Venus!

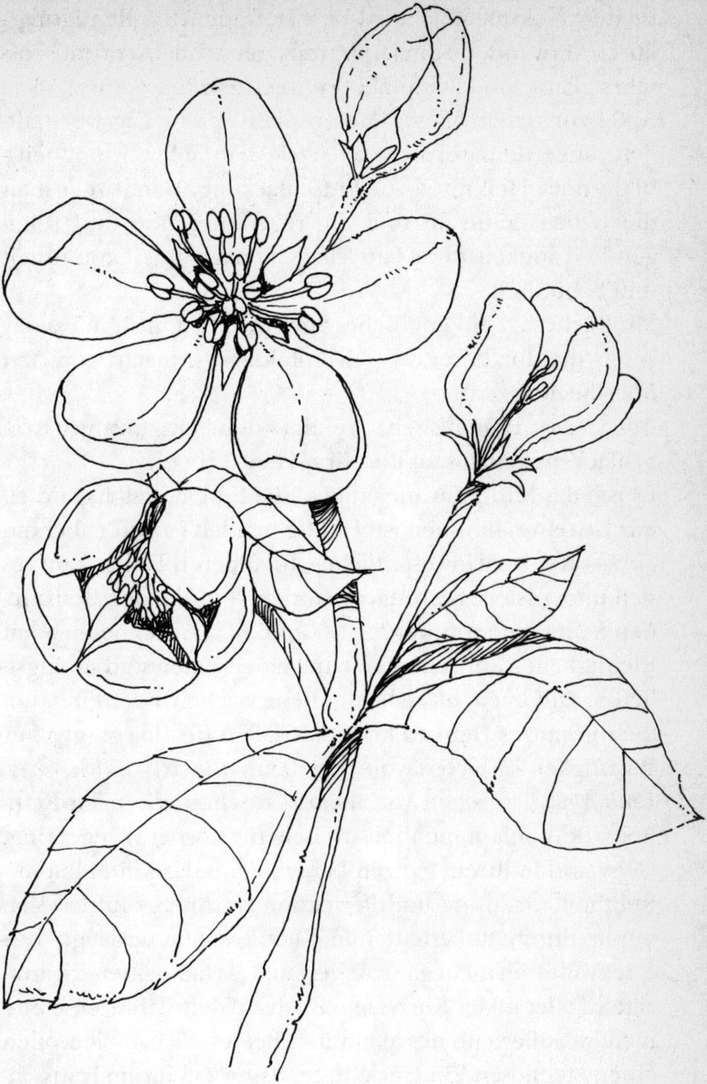

In der Volksmedizin wird der Holzapfel für Reinigungskuren verwendet, zum Abführen. Der große Arzt und Forscher Paracelsus empfahl im sechzehnten Jahrhundert Äpfel zur regelmäßigen Fastenspeise, einen Tag wöchentlich; außerdem verordnete er sie bei vielen Krankheitsbildern als Heilmittel zur Entschlackung. Damit regt man die Lebenskräfte an und die regenerierende und reinigende Tätigkeit der Haut. Sie schenken uns Gesundheit und Schönheit.

Mit Recht sagt ein englisches Sprichwort: »One apple a day keeps the doctor away« (ein Apfel täglich macht den Arzt überflüssig).

Auch die Blütenessenz reinigt den Organismus von Schlacken, Giftstoffen und Krankheitskeimen.

Es ist »das Mittel für diejenigen, die fühlen, daß irgend etwas Unreines in ihnen ist. Häufig handelt es sich dabei um etwas offenbar Unwesentliches. In anderen Fällen kann es sich um ernstere Störungen handeln, die von den Betroffenen kaum bemerkt werden, weil sie sich ausschließlich auf Kleinigkeiten konzentrieren. In beiden Fällen sind sie ängstlich darauf bedacht, sich von dieser Sache zu befreien, um die ihr ganzes Denken kreist, so daß es für sie von größter Wichtigkeit ist, sich davon zu heilen.« (Bach)

Crab Apple brauchen vor allem Menschen, die nach Reinheit und Vollkommenheit streben, für Körper, Umgebung, Geist und in ihrem ganzen Leben, denn das Mittel hat mit Reinheit, Ordnung und Perfektion zu tun. Sie fühlen sich schon durch unbedeutende Kleinigkeiten belästigt, beispielsweise ein nicht ganz aufgeräumtes Haus, einen schmutzigen Teller in der Küche, ein Buch auf dem Tisch, eine Blume, die außerhalb des akkuraten Beetes wächst! Sie wollen einen tadellosen Eindruck hinterlassen von ihrem Haus, ihrer Familie und sich selbst. Sie setzen ihren Kindern, selbst

den kleinsten, damit zu, eine für jene völlig unnatürliche Ordnung einzuhalten, selbst bei ihrem Spielzeug.
Sie bringen es fertig, während der Mahlzeit aufzuspringen, um eine Schublade richtig zu schließen oder ein Bild geradezuhängen! Aus jedem beliebigen Grund laufen sie zum Arzt: wegen eines Pickels, eines Wehwehchens, eines Niesers oder weil sie einen Tag lang keinen Stuhlgang hatten.
Das Problem dieser Persönlichkeit ist der fehlende Blick für das Ganze, das Wesentliche, daher verliert sie sich im Detail, besessen von den Kleinigkeiten, die in ihrem beschränkten Blickwinkel wichtig zu sein scheinen. Das starke Verlangen, sich rein zu halten, kann zu einer panischen Angst vor ansteckenden Krankheiten führen, vor Insekten und vor möglicherweise verdorbenen Lebensmitteln.
Zu Recht haben alle *Crab Apple* diese starken Ängste: Sie scheinen so empfindlich zu sein, daß sie sehr anfällig sind und mit Leichtigkeit Unreinheiten, Keime oder negative Energien aus der Umgebung anziehen. Wenn sie sich »beschmutzt« fühlen und nicht wissen, wie sie sich auf geistige Weise reinigen können, reinigen sie sich körperlich. Manche waschen sich ständig die Hände oder duschen häufig und ausgiebig. Angesichts der kleinsten Unreinheit reagieren sie mit Durchfall, der die natürlichste Form der inneren Reinigung ist.
Die meisten empfinden Ekel vor allem Körperlichen, Instinktiven. Sie vermeiden körperlichen Kontakt: Eine sexuelle Handlung, manchmal schon ein Kuß, erweckt in ihnen Scham und Widerwillen. Weil sie besessen sind von ihrer Reinheitsidee, sind sie häufig unfähig, eine gesunde Beziehung zur Natur oder zu ihrem eigenen Körper herzustellen. Hier, in der daraus resultierenden, nicht natürlich gelebten Sexualität, zeigt sich das andere, das dunkle Antlitz der Venus.

Ich erinnere mich mit Entsetzen an den Fall einer jungen Mutter mit eben diesem Problem, die ihren eigenen Ekel auf ihr Neugeborenes projizierte und behauptete, der Säugling verweigere die Brust, weil ihm schon der Kontakt mit der mütterlichen Haut Widerwillen verursache. Diese Vorstellung brachte sie dazu, das Kind mittels eines aufgesetzten Gummischnullers zu stillen, um den Abstand herzustellen, den in Wirklichkeit sie selbst brauchte. – Nachdem sie auf mein Insistieren hin den Schnullervorsatz wegließ, entwickelte sich der unzufriedene, unterernährte Säugling zu einem zufriedenen und »normalen«.

Wenn es der *Crab-Apple*-Persönlichkeit gelingt, die kosmische Ordnung in allen Dingen zu erkennen und einen weiteren Blickwinkel zu entwickeln, sieht sie alles mit mehr Abstand und Gelassenheit, und die Dinge können für sie wieder ihren adäquaten Stellenwert einnehmen.

Im positiven Zustand von *Crab Apple* weiß die Person, daß die aus der natürlichen Ordnung geratene Umwelt lediglich der Spiegel unserer eigenen inneren Unordnung ist und daß wir selbst die Möglichkeit in uns tragen, Harmonie und Schönheit in die Außenwelt zu bringen, auf dem Weg über innere Veränderungen.

Crab Apple ist das »Antibiotikum« im Bachschen System, die Reinigungsblüte, die auf der mentalen, der emotionalen und der körperlichen Ebene wirkt. Sie reinigt Leib und Seele, daher empfiehlt sich nicht nur ihre Einnahme, sondern auch ihre äußerliche Anwendung in Form von Kompressen, Umschlägen und Bädern (sieben Tropfen aus der Stockbottle im Vollbad).

Der besondere Wert von *Crab Apple* liegt auf der Hand, nicht nur wegen seiner direkten Wirkung im körperlichen Bereich – die es z.B. mit *Scleranthus* gemein hat –, sondern wegen seiner universellen Einsatzmöglichkeiten; es ist leicht mit anderen Blüten kombinierbar.

Die Blüte schützt und reinigt die Leber bei Unwohlsein durch übermäßiges Essen, Trinken oder Rauchen oder nach der Einnahme von starken allopathischen Medikamenten wie Antibiotika, Schmerz- oder Beruhigungsmitteln.

In diesen Fällen, wie auch bei starken Erkältungen, Entzündungen und Infekten jeder Art, empfiehlt sich die Einnahme von zwei Tropfen aus der Stockbottle in einem Glas Wasser, schlückchenweise getrunken über einen Zeitraum von zwanzig bis dreißig Minuten.

In der kalten Jahreszeit beugt *Crab Apple* Erkältungen und grippalen Infekten vor; es hilft jede Art von Infekten schneller heilen. Empfehlenswert ist eine Art Stoßtherapie im akuten Zustand: 4 Tropfen alle 10 Minuten, dann die Abstände langsam und kontinuierlich verlängern, bis man auf einen »normalen« Rhythmus von 5 Einnahmen täglich kommt, die Einzeldosis immer zu 4 Tropfen.

Crab Apple wirkt entzündungshemmend, sei es bei Konjunktivitis (Bindehautentzündung), Verletzungen oder Schleimhautreizungen. Sehr nützlich ist hier die Anwendung von Kamillenaufguß mit einigen Tropfen der Blütensubstanz in Form von Umschlägen oder Bädern.

Bei Pilzinfektionen und Blasenentzündung kombiniert man die Waschungen oder Sitzbäder mit der Einnahme von *Crab Apple* und *Impatiens* gegen Juckreiz und Brennen.

Crab Apple ist unverzichtbar in der Behandlung von Allergien und jeder Form von Unreinheit der Haut, die unser größtes und empfindlichstes Reinigungsorgan ist. Daher ist die Blüte in Kombination mit *Rescue Remedy* Bestandteil der Bach-Creme.

Auf der mentalen Ebene ist *Crab Apple* genauso wirksam, beispielsweise, um die Angst vor Ansteckung oder übertriebenes Schamgefühl abzubauen, oder in der Behandlung von Neurosen durch Schuld- oder Schamgefühl (sichtbar zum Beispiel durch zwanghaftes Händewaschen oder exzessives Duschen).

Die Persönlichkeit *Crab Apple* kann in ausgeglichenem Zustand die Unvollkommenheit als Teil der menschlichen Natur akzeptieren. Ebenso die Natur mit allem, was dazugehört: das instinktive, materielle und unvollkommene Element und den göttlichen Funken, ihre Spiritualität. Sie hat einen liberalen und universellen Geist, der sich nicht kleinlich in Details verliert. Bei höherem Entwicklungsstand ist sie fähig, die Blockaden anderer aufzulösen und die dadurch freiwerdende Energie umzuwandeln.

Crab Apple – Symptome in blockiertem Zustand:

- Abszesse, Erkältungen, jede Art von Infekt
- Ekzem, Heuschnupfen, Bronchitis, Asthma und andere allergische Reaktionen
- Vergiftungen durch Lebensmittel, Getränke, Drogen, Nikotin
- Leberattacken
- Personen, die sich leicht innerlich oder äußerlich unrein fühlen
- Gläubige, die sich sündig fühlen
- Neurose durch Schuldgefühle
- ständiges zwanghaftes Waschen oder Baden
- muß Stuhlgang haben, um innerlich »rein« zu sein
- Ekel vor sich selbst aufgrund von Ekzemen, Pickeln, Körpergeruch
- sich häßlich fühlen, wie es häufig vorkommt zu Beginn der Pubertät

- Scham über einen realen oder eingebildeten Schönheitsfehler
- auch ein nicht kommentierter sichtbarer »Defekt« kann die Einnahme von *Crab Apple* erforderlich machen
- man ist besessen vom Thema seiner Verdauung und bespricht es nicht nur mit dem Arzt, sondern läßt es in jedes Gespräch einfließen
- Probleme mit den Manifestationen unserer leiblichen Natur, z. B. Küssen, Stillen, Sex, Säuglinge trockenlegen
- totale Abneigung, Ekel, Furcht und sogar Panik vor Insekten, Krankheiten, Lebensmitteln vom Vortag, schmutzigen Toiletten usw.
- Ekel und Angst vor schmutzigen, kranken oder lediglich sichtbar armen Personen
- Empfindlichkeit gegen Unordnung im öffentlichen und privaten Bereich
- Notwendigkeit, alles immer blitzend und blinkend zu haben
- die »perfekte« Hausfrau, extrem sauber und ordentlich
- man verliert sich leicht in lächerlichen Details, statt die Dinge in ihrer Gesamtheit zu sehen
- vor dem Essen im Restaurant oder bei anderen wischt man Glas und Besteck mit der Serviette ab
- Eltern ekeln sich vor ihren »schmutzigen« Babys und Kleinkindern
- Eltern verbieten ihren kleinen Kindern, sie anzufassen
- Schwangere sind bemüht, ihren Bauch zu verstecken
- Mütter stillen so bald als möglich ab oder unterlassen das Stillen von Anfang an

Vorschläge zur unterstützenden Begleitung der Therapie:

- Tai Chi, Yoga, Meditation
- Übungen, die die Chakras, das Drüsen- und das Nervensystem ins Gleichgewicht bringen
- eine gesunde, leichte Diät beachten (vorzugsweise vegetarisch)
- Konsum von Stimulantien jeder Art vermeiden
- für ausreichenden Schlaf sorgen (die Leber regeneriert sich während des Schlafes, zwischen Mitternacht und drei Uhr früh)
- Fastenkuren in jedem Frühjahr oder von Zeit zu Zeit, zur Entschlackung und Erleichterung von Körper und Geist

Positive Leitsätze:

- Mein Wesen ist rein.
- Jeder Mensch ist das Ebenbild Gottes.
- Im Einzelnen sehe ich das Ganze.
- Dunkle Eindrücke streifen mich nur.
- Ich bin einzigartig und glücklich.
- Schlacken und Unreines atme ich aus und nehme Klarheit auf.
- Ordnung ist okay, aber Spontaneität ist Leben.

Die Sauna ist die Apotheke der Armen. *Finnland*

Ein wenig am Morgen ist zu wenig;
ein wenig am Mittag ist genug;
ein wenig am Abend ist viel. *Spanien*

Auch Menschen mit reinen Händen haben schmutzige Gedanken.
Jiddisch

Du kannst dem Leoparden die Flecken nicht wegputzen. *Kenia*

Ein Teppich lag auf der Straße; viele gingen darüber hin. Am Abend war er grau und schmutzig wie der Weg. Und ich sprach zu meiner Seele: Dies ist dein Gleichnis, o Seele, wenn du den Markt und seine Ereignisse über dich ergehen läßt. *Fu Kiang*

11 Elm
Ulme –
Ulmus procera

Die Ulme ist ein starker Baum, der gut fünfhundert Jahre alt werden kann. Wenn er frei steht, ist er von majestätischem Wuchs und erreicht leicht fünfundzwanzig Meter Höhe. Manchmal wächst er auch in Hecken und Gebüschen.
Heute ist es oft schwierig, ältere Exemplare zu finden, da die von Zeit zu Zeit stärker auftretende Holländische Ulmenkrankheit viele Bäume zerstört hat.
Die winzigen Blüten wachsen in sehr kleinen Dolden dicht an den Zweigen; sie sind grün mit rotem Rand und braunen Staubgefäßen. Sie erscheinen Ende Februar oder im März, danach entwickeln sich rasch die kleinen geflügelten Früchte, die der Wind mit sich führt, noch ehe die behaarten und gezahnten Blätter austreiben.

Schlüsselsymptome: Plötzlich auftretendes Gefühl der Unfähigkeit – erdrückt sein von Verantwortungsgefühl

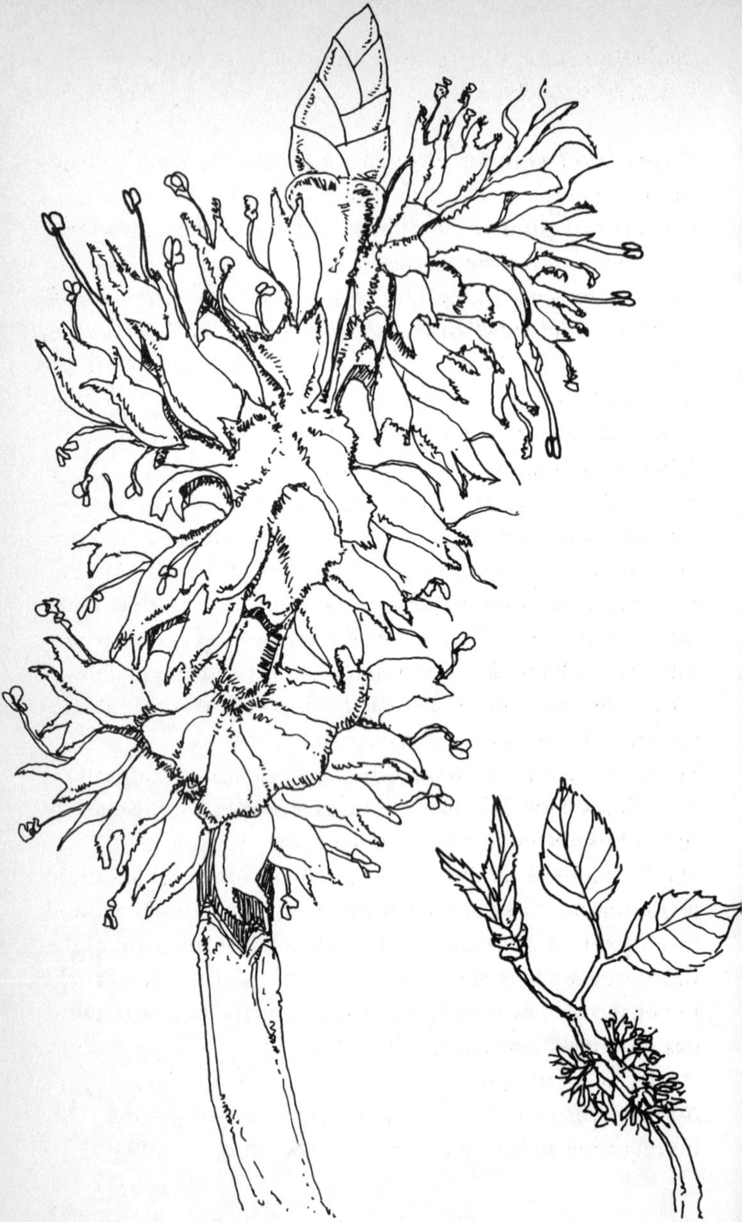

Tugenden: Starkes Verantwortungsgefühl – Selbstvertrauen – innere Sicherheit

Wegen ihrer Kraft und ihres Wuchses läßt die Ulme sich mit der Eiche, *Oak*, vergleichen, aber bei der Ulme ist die Kraft gepaart mit einer starken Sensibilität, die sichtbar wird in den feinen und zarten Ästen.

Ihr Wuchs, die Windbestäubung, der Schleim ihrer Rinde und die geflügelten Samen deuten auf eine Verbindung zum »luftigsten« der Götter, zu Merkur (griechisch Hermes), dem mythologischen Wegbegleiter der Toten in die Unterwelt und Gott der Heiler. Im alten Griechenland galt die Ulme als Friedhofs- und Trauerbaum. Und wie es sich für einen Baum gehört, der dem Merkur zuzuordnen ist, schreibt man ihm vom Altertum bis heute verschiedene Heil- und Zauberkräfte zu und die Macht, vor Teufel, Hexen und Verwünschung zu schützen.

Gegen Lungenkrebs (die Lunge ist dem Merkur zugeordnet!) verordnete Rudolf Steiner ein Heilmittel aus *Viscum album*, der parasitären Mistelpflanze, die zu diesem Zweck auf einer Ulme gewachsen sein muß.

Schon in der Antike bereitete man aus Rinde und Wurzel der Ulme Arzneien für eine Vielzahl von Krankheiten, unter anderen Rheuma, Gicht, Ekzeme und Tumore.

Die Persönlichkeit *Elm* ist wie die Ulme sehr stark; aber ihre psychische Zartheit bringt ihr manchmal plötzlich Zweifel an ihren Kräften und ihrer Ausdauer. Bach verordnet die Blüte »für jene, die gute Arbeit leisten, der Berufung ihres Lebens folgen und hoffen, etwas Wichtiges zu vollbringen, das möglichst zum Wohle der Menschheit sei. Es gibt Zeiten, da sie niedergeschlagen sind und das Gefühl haben, die Aufgabe, die sie sich aufbürdeten, sei zu schwer und ihre Erfüllung übersteige die menschliche Kraft.«

Der Charakter *Elm* zeichnet sich durch sein übergroßes Verantwortungsgefühl aus. Er kann sehr fähig sein, außergewöhnlich begabt und sucht in der Regel eine Tätigkeit, die er als Berufung ansieht, um damit der Menschheit zu dienen. Er kann aufgrund seiner Selbstsicherheit ein großer Führer werden. Gewöhnlich stellt er hohe Anforderungen an sich selbst, ähnlich dem Typ *Vervain.*

Wenn seine Abwehrkräfte einmal erschöpft sind und gleichzeitig erhöhte Anforderungen auf ihn zukommen – etwa eine veränderte Situation, die mehr Verantwortung und Arbeit bringt –, kann es zu einer Blockade *Elm* kommen. Plötzlich glaubt die Person, nicht mehr ihren Verpflichtungen nachkommen zu können, alles scheint ihre Kräfte zu übersteigen. Der auslösende Faktor kann auch ganz schlicht der Druck sein, den sie sich ständig selber macht durch den hohen Anspruch an sich selbst.

Dieses Gefühl der Unfähigkeit ist dem Zustand *Larch* sehr ähnlich, aber die Blockade *Elm* tritt temporär auf und ist charakterisiert durch den plötzlich auftretenden Verlust sämtlicher psychischer und mitunter auch physischer Energie, während *Larch* eigentlich immer an sich und seinen Fähigkeiten zweifelt.

Die Blockaden *Olive* und *Hornbeam* werden durch Erschöpfung ausgelöst, *Elm* immer durch erhöhte Anforderungen.

Das typische Beispiel für *Elm* ist der ausreichend trainierte und selbstsichere Sportler, der vor dem Wettkampf plötzlich alle Kraft und jedes Selbstvertrauen verliert; der gut vorbereitete Student, der beim Eintritt in den Prüfungssaal einen totalen Blackout erlebt; die Super-Hausfrau, die immer gelassen und sicher alle Probleme in ihrem großen Haushalt meistert und sich auf einmal nicht in der Lage fühlt, die Vorbereitungen zu treffen für ein Familienfest, das nur wenig aus dem Rahmen des für sie Üblichen fällt.

All diese Äußerungen sind gewöhnlich von körperlichen Symptomen begleitet wie Herzrasen, Ohnmachten, Kreislaufstörungen, Weinkrämpfen, Schluckbeschwerden (»Kloß im Hals«) bis hin zum Nervenzusammenbruch.
Aber die »Helden« verzweifeln gewöhnlich nur vorübergehend. Diese Verzerrung ihres Blickwinkels hält nicht an, und wenn ihre Schwäche vorüber ist, sind sie wieder sie selbst.
Man kann die Blockade *Elm* als eine Warnung ansehen, nicht die persönlichen Grenzen zu überschreiten – weder die physischen noch die psychischen –, denn jeder von uns, und mögen seine Ideale noch so hochgesteckt und selbstlos sein, ist auch und in erster Linie für sich selbst verantwortlich.
Die Blüte gibt den Starken Kraft in Zeiten der Schwäche. Sie verhilft dazu, die momentanen Schwierigkeiten und die eigenen Fähigkeiten realistisch einzuschätzen. Sie stärkt die Selbstsicherheit und die Überzeugung, daß im gegebenen Augenblick die notwendige Hilfe eintreffen wird.
»Das Leben fordert von uns keine unvorstellbaren Opfer. Es verlangt von uns, unsere Lebensreise mit Freude im Herzen zu machen und ein Segen für unsere Mitmenschen zu sein, so daß wir die Welt nach unserem Besuch auf ihr gerade ein bißchen besser zurücklassen, in dem Maße, wie wir unsere Aufgabe gelöst haben.« (Bach)

Elm – Symptome in blockiertem Zustand:

- plötzlich auftretendes, vorübergehendes Gefühl von Müdigkeit und Erschöpfung bei Menschen, die gewöhnlich genug Energie und Selbstsicherheit haben (Studenten, Lehrer, Hausfrauen, Menschen in leitender Stellung ...)
- plötzlicher Zweifel an den eigenen Fähigkeiten, wegen übertriebenen Verantwortungsgefühls

- seelische Erschöpfung, bis zu Halluzinationen, aufgrund angespannter geistiger oder intellektueller Arbeit
- Folgen von ermüdendem Dauerstreß
- Zweifel, ob die Kräfte ausreichen, alles Angefangene oder Vorgenommene gut zu Ende zu führen
- Gefühl, daß die Verantwortung oder die Pflicht zu sehr zunehmen und einen zu ersticken drohen
- man lädt sich zuviel drückende Verantwortung auf, kann nicht mehr
- die gleiche Situation wie oben, aber man glaubt sich so wichtig, daß man seinen Platz nicht zu verlassen wagt
- reaktive Depression, weil man sich von Pflichten erdrückt fühlt
- Schüler und Studenten, die einen völligen Blackout vor Prüfungen oder Tests haben, obwohl sie gut vorbereitet waren und sich sicher fühlten
- man fühlt sich vorübergehend so müde, daß man nicht weiß, wo man mit der Arbeit anfangen soll
- der selbstsichere und gut trainierte Spieler oder Sportler bekommt unmittelbar vor dem Wettkampf Angst und ist wie gelähmt, wenn er seinen Gegner sieht
- eine für einen bestimmten Posten gut geeignete Person verstummt plötzlich im Einstellungsgespräch (siehe Kapitel »Examensformel«)

Als Nebeneffekte können auftreten:

- Kopfschmerzen, Konzentrationsstörungen bis zum totalen Blackout
- Kreislaufbeschwerden, Herzrasen
- Nervosität, Schluckbeschwerden
- Magenpförtnerkrampf mit schwallartigem Erbrechen

- Ohnmachtsanfälle
- Nervenzusammenbruch
- reaktive Depression

Vorschläge zur unterstützenden Begleitung der Therapie:

- in Zeiten erhöhter Arbeitsanforderungen Ruhepausen einlegen
- Personen mit einem großem Verantwortungsbereich brauchen zum Ausgleich ein Hobby, das ihnen Freude und Genuß verschafft
- sich klarmachen, daß man in erster Linie Verantwortung sich selbst und seiner Gesundheit gegenüber hat
- sich klarmachen, daß niemandem geholfen ist, wenn man übertreibt und dann völlig ausfällt

Positive Leitsätze:

- Ich überwinde Schwierigkeiten mit Lust und Freude.
- Ich bewältige, was ich mir vorgenommen habe.
- Ich erhalte die notwendige Hilfe.
- Ich bin fähig, ... zu machen.
- Ich habe die Situation im Griff.
- Jeder hat nur soviel Verantwortung, wie er tragen kann.
- Ich werde immer Kraft genug haben, meine Aufgabe zu erfüllen.

Ein Baum, dessen Stamm du kaum umfassen kannst, fängt mit einem Samenkorn an;
auch ein Weg von tausend Meilen beginnt mit einem Schritt.

Laotse

Ich glaube, daß Gott uns in jeder Notlage soviel Widerstandskraft geben will, wie wir brauchen. Aber er gibt sie nicht im voraus, damit wir uns nicht auf uns selbst verlassen. In solchem Glauben müßte alle Angst vor der Zukunft überwunden sein. Dietrich Bonhoeffer

Ein guter Mensch ist zuverlässiger als eine Brücke. Rußland

Meist fallen die Menschen nicht, weil sie zu schwach sind, sondern, weil sie sich für zu stark halten. Jiddisch

Frisch gewagt ist halb gewonnen.

Wer Gott vertraut, hat wohl gebaut.

Hilf dir selbst, so hilft dir Gott.

Wo ein Wille ist, ist auch ein Weg.

Guter Rat kommt über Nacht.

Kommt Zeit – kommt Rat. Alle Deutschland

12 Gentian
Herbst- oder Bitterer Enzian –
Gentiana amarella

Der »Original«-Enzian von Edward Bach wächst auf den trockenen Weiden und kalkhaltigen Hügeln der Grafschaft Kent.
Die Pflanze ist zweijährig. Im ersten Jahr bildet sie nur eine niedrige Blattrosette im kurzen, trockenen Gras aus; erst im zweiten Sommer wächst der kurze Stiel etwa zehn bis zwan-

zig Zentimeter hoch, umschlossen von den lanzettförmigen Blättern. Ende August bis Oktober wachsen die kleinen fünfblättrigen trompetenförmigen Blüten üppig aus den Blattachseln, sie sind hell, von rötlichem Violett, der Farbe des Todes und der Auferstehung, der siebten Farbe des Regenbogens, der Farbe des Kronenchakras, das für unsere Spiritualität und Weisheit zuständig ist.
Der Herbstenzian ist in Gefahr, ausgerottet zu werden, da er äußerst empfindlich auf die Luftverschmutzung und chemische Schädlingsbekämpfungsmittel reagiert.

Schlüsselsymptome: Depression als Antwort auf Ereignisse – Selbstzweifel – Unsicherheit
Tugenden: Vertrauen in eine höhere Ordnung oder auf Gott – Festigkeit auch in widrigen Situationen

Gentian ist das Blütenmittel gegen die exogene, reaktive Depression: »Für jene, die sich leicht entmutigen lassen. Sie machten vielleicht schon gute Fortschritte in ihrer Krankheit oder den Angelegenheiten des täglichen Lebens, aber bereits die geringste Verzögerung oder das kleinste Hindernis läßt sie zweifeln und macht sie mutlos.« (Bach)
Die Persönlichkeit *Gentian*, die sich immer leicht niederdrücken läßt und als Folge negativer Ereignisse immer mit dem Schlimmsten rechnet, zeigt deutlich, daß sie nicht genügend Abstand hat, um ihre Situation zu beurteilen und die Existenz eines höheren Ordnungsprinzips zu erkennen.
Wenn man sich zu dem blühenden Enzian auf einen Hügel setzt, hat man eine herrliche Weitsicht über die offenen Täler von Kent.
Das gleiche können wir erleben, wenn wir *Gentian* einnehmen: Wir erkennen, daß vieles, das uns deprimiert, zweit-

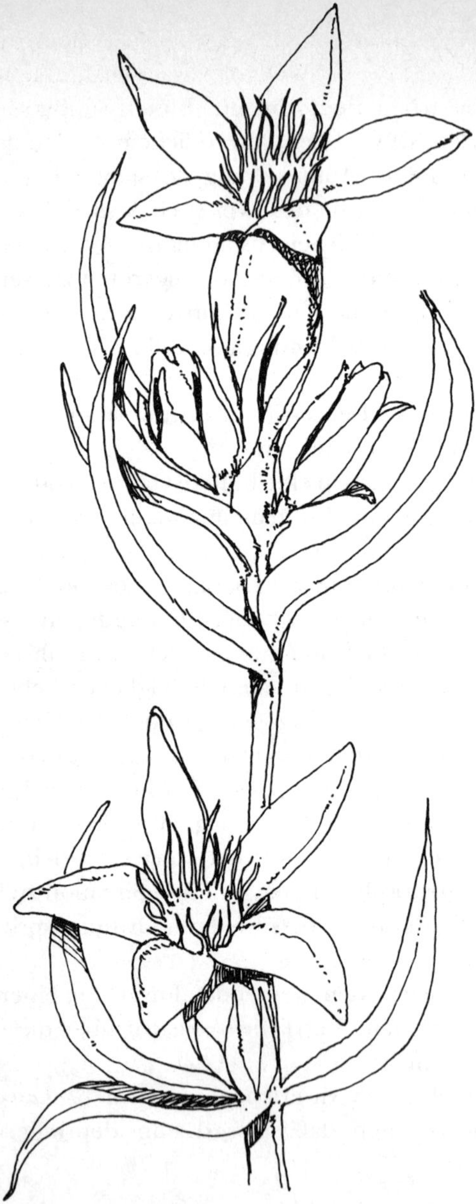

rangig ist, für unser Leben bedeutungslos. Könnten wir einen weiteren Blickwinkel »erlernen«, würden wir sehen, daß vieles Störende und Hinderliche nur von unserer beschränkten Weltsicht herrührt.
In den Alpen verbindet man den Enzian mit Gott, mit der Spiritualität und mit dem Glauben. Nilkanta, seine Bezeichnung in Hindi, ist einer der Namen des Gottes Schiwa. *Gentian* hilft uns, eine höhere Ordnung zu erkennen und daran zu glauben.
Die Persönlichkeit im negativen, saturnischen Zustand kann nicht glauben, kann sich nicht als Teil des Ganzen sehen und lebt andauernd mit dem Zweifel.
Zweifel und Pessimismus können Leib und Seele vergiften. In einigen Sprachen ist die Galle, vor allem die schwarze Galle, Synonym für schlechte Laune, Bitterkeit, Depression. Es gibt viele Redensarten, die diese Analogie betonen (zum Beispiel »mir läuft die Galle über«, »Gift und Galle speien«, auch: »dem ist eine Laus über die Leber gelaufen«). In Europa, Asien und Nordamerika benutzt man die Enzianwurzel, um von »giftigen Säften«, wie schwarzer Galle oder Eiter, zu befreien, Fieber zu senken, den Darm zu reinigen, Melancholie und Liebeskummer zu verscheuchen und so wieder zu frischem Mut und neuer Energie zu kommen.
In der Blockade *Gentian* führt jedes Hindernis direkt in die Depression und Hoffnungslosigkeit. Es sieht so aus, als ob die Betreffenden sich auf der ständigen Suche nach dem Negativen befänden, nur um ihren Pessimismus und Zweifel zu rechtfertigen. Sie lassen sich niederdrücken durch kleinste Rückschläge im familiären oder beruflichen Umfeld. Ihr Verhalten ist äußerst selbstzerstörerisch. Sie kämpfen nicht, weil sie nicht auf den Sieg hoffen. Diese negative und hoffnungslose Einstellung führt dazu, daß sie nie das geringste riskieren und so jeden möglichen Erfolg selbst verhindern.

Auch die vorübergehende Blockade kann sich als großes Hindernis erweisen, z. B. wenn Sie im Falle einer Krankheit vorzeitig aufgeben.
Natürlich zweifelt *Gentian* auch an der Wirksamkeit der Blütenmittel, trotz sichtbarer Erfolge. Manchmal bricht er die Behandlung ab, als wolle er beweisen, wie recht er mit seiner pessimistischen Einstellung hat. In seltenen Fällen verhindert eine starke Blockade tatsächlich eine Zeitlang die Heilung; zu einem späteren Zeitpunkt und bei veränderten Umständen hat die Behandlung dann oft Erfolg.
Das Blütenmittel ist sehr hilfreich bei einer reaktiven Depression, die durch ein besonderes Ereignis ausgelöst wurde: einen Verlust, eine unerwünschte Veränderung, Versagen in der Schule, Stagnation in einer Therapie, nach Unglück oder anderen Mißgeschicken. Auch hormonelle Umstellungen oder die Einnahme von Hormonpräparaten oder anderen Medikamenten können eine reaktive Depression auslösen.
Während großer Veränderungen, die mit Depression durchlitten werden, wie Verlust des Partners oder der Beschäftigung, Umzug, Pensionierung, Wechseljahre, empfiehlt sich die Kombination mit *Walnut*.
Der negative Zustand *Gentian* ist eine Blockade auf geistiger Ebene: Der Kopf bleibt gefangen in seiner Skepsis und seinen Zweifeln. Er kann sich nicht davon befreien und stellt immer alles in Frage, auch wenn er im Grunde seiner Seele um den Glauben ringt, um eine Ideologie oder eine Weltanschauung.
Jeder Mensch kann einmal Schiffbruch erleiden und schwere Zeiten durchmachen. Je nach Veranlagung wird ihn das anspornen und ihm neue Kräfte zufließen lassen oder ihn entmutigen und für die nächste Niederlage prädisponieren. Der Typ *Gentian* versteht nicht, daß die Ursachen für sein

Unglück die eigene Unsicherheit und negative Erwartungshaltung sind. Häufig gerät er in die viel passivere Blockade *Willow* (siehe Kapitel »Die 12 Schienen nach Dietmar Krämer«).

Die Blüte *Gentian* hilft uns, unsere Zweifel und unsere Beschränktheit in Verständnis und Glauben umzuwandeln.

Die kleine Enzianpflanze blüht spät, wenn schon der Herbst anfängt und die Sonne keine Kraft mehr hat; sie zeigt uns mit ihren winzigen, aber üppigen und kräftigen Blüten, die in spirituellem Violett erstrahlen, daß es nie zu spät ist, sich anzustrengen, um etwas Wichtiges zu erreichen. Das Begreifen des positiven Zustandes läßt uns verstehen, daß Wachstum nur möglich ist aufgrund der Summe all unserer Erfahrung.

Von oben gesehen, aus der Höhe, wo der Enzian blüht, scheinen die kleinen Fehlschläge nicht mehr wichtig zu sein; da hat man Mut genug, sich anzustrengen, um weiterzumachen, und man glaubt an ein Gelingen. Das ist der Grund, weshalb *Gentian* Bestandteil der Examensmischung ist.

Hat jemand die Blockade überwunden, so lebt er im Glauben und in der Sicherheit, daß es für jedes Problem eine Lösung gibt. Er hat auch in schwierigsten Situationen absolutes Vertrauen und ist in der Lage, diesen Glauben anderen zu vermitteln.

Es ist ihm begreiflich, daß es kein Versagen geben kann, wenn man sich mit Leib und Seele einbringt, ohne sich um ein mögliches positives oder negatives Ergebnis zu kümmern. Er führt uns vor, wie man in Zeiten innerer Krisen in der Gewißheit leben kann, daß Konflikte und Schwierigkeiten Bestandteil des Lebens sind, daß sie uns helfen, zu wachsen und unsere Persönlichkeit zu entwickeln, und daß diese »dunklen« Momente unserem Erdenweg erst sein Leben geben: Innerhalb einer höheren Ordnung werden durch sie

erst die lichteren Seiten, die leichten und glücklichen, deutlich hervorgehoben und sichtbar gemacht.
Die positive Persönlichkeit *Gentian* ist in der Lage, ihr Leben mit einem Teppich zu vergleichen, einer Komposition von hellen und dunklen Farben, die nur im Zusammenspiel, in der Gegenüberstellung, all ihre Schönheit entfalten können.

Gentian – Symptome in blockiertem Zustand:

- exogene, reaktive Depression
- Depression nach Fehlschlägen, Niederlagen
- Fehlen von Vertrauen in die eigenen Fähigkeiten
- Zweifel und negative Erwartungshaltung
- nach Fehlschlägen fängt man etwas Neues an, läßt es aber bald wieder
- man gibt sich leicht geschlagen, schon beim geringsten Hindernis
- Zweifel, Ungewißheit, Skepsis bei jeder Gelegenheit
- Unsicherheit, weil Glaube und Vertrauen fehlen
- läßt leicht den Mut sinken oder ist enttäuscht
- fühlt sich als Märtyrer und Opfer, beklagt sein Geschick
- »genießt« seine Fehlschläge als Beweis für die Richtigkeit der pessimistischen Haltung
- Glaubenszweifel, Zweifel an der Existenz Gottes, einer höheren Ordnung

Das Blütenmittel Gentian

- stärkt die Persönlichkeit, ihren Willen
- ist ein rechtes Glaubenselixier

- gibt Kraft während der Rekonvaleszenz
- hilft, wo die Psychotherapie versagt
- hilft bei Schulversagen
- macht begreifbar, daß es kein Versagen gibt, wenn man nur »lebt«

Vorschläge zur unterstützenden Begleitung der Therapie:

- an den Lebensläufen erfolgreicher Personen erkennen, wie diese ihre Hindernisse überwanden
- in gleicher Weise die Erfolge im eigenen Leben anerkennen
- Barockmusik hören – vorwiegend von Johann Pachelbel, Antonio Vivaldi und Johann Sebastian Bach

Positive Leitsätze:

- Jedes Hindernis ist nur ein Schritt auf meinem Weg.
- Ich glaube und vertraue.
- Jedes Ereignis hat einen Sinn.
- Es ist nie zu spät.
- Ich werde siegen.
- Ich bin erfolgreich.

Wer singt, verscheucht seine Sorgen. *Spanien*

Das Glück tritt gern in ein Haus, wo man lacht. *Japan*

Hinfallen ist keine Schande, aber Liegenbleiben!

Wenn Gott will, grünt auch ein Besenstiel.

Gott läßt sinken, aber nicht ertrinken.

Hilf dir selbst, so hilft dir Gott!

Es gibt nichts Ärgeres, als die Zeit mit Gejammer zu verlieren.

Jeder ist seines Glückes Schmied.

Jammere nicht, daß der Rosenstrauch Dornen trägt, sondern freue dich, daß der Dornstrauch Rosen trägt. *Alle Deutschland*

Der Optimist hat nicht weniger oft Unrecht als der Pessimist, aber er lebt froher! *Charlie Rivel*

Die wahren Lebenskünstler vergleichen sich grundsätzlich nur mit Leuten, denen es schlechter geht als ihnen. *André Maurois*

Aus irdischen Fäden von Freude und Leid webet die Seele ihr himmlisches Kleid. *Anonym*

13 Gorse
Stechginster –
Ulex europaeus

Unter den Ginstern ist der von Bach ausgewählte *Ulex europaeus* der höchste und kräftigste mit der leuchtendsten Farbe. Er ist ein immergrüner Strauch, robust, verzweigt, stachlig, der bis zu zwei Meter hoch wachsen kann.
Wenn der Stechginster auch das ganze Jahr über blüht, zeigt er die größte Pracht seiner üppigen goldgelben Blüten von Ende März bis Ende Mai.

Wie bei allen *papalionaceae*, Schmetterlingsblütlern, sind Blüten und Samen reich an Stickstoff, der laut Rudolf Steiner die zur Beseelung der Materie, zum »Materialisieren« des Astralkörpers notwendige Substanz ist. Die starke Astralität zeigt sich nicht nur in den eiweißreichen Samen, sondern besonders auch in der komplizierten spiegelsymmetrischen Form der Blüten, die Schmetterlingen gleichen.
Die Pflanze gedeiht in gemäßigtem Klima in ganz Europa, vorzugsweise auf trockenen oder sumpfigen Sandböden, wo sie weite Landstriche mit dem goldenen Glanz ihrer Blüten beherrscht.

Schlüsselsymptome: Hoffnungslosigkeit
Tugenden: Hoffnung – Sicherheit, Schwierigkeiten zu überwinden

Gorse ist die Blüte für die tiefe Hoffnungslosigkeit; »diese Menschen haben den Glauben aufgegeben, daß ihnen noch geholfen werden kann« (Bach).
Oft leiden sie an chronischen Krankheiten und haben schon viele Therapien hinter sich, ohne Besserung erfahren zu haben, oder sie leben in scheinbar ausweglosen Situationen, ohne den Glauben, daß sich noch einmal eine Wendung zum Positiven vollziehen könnte.
Ich beziehe mich auf den Glauben im Sinne der Anthroposophen, für die die Leber der Sitz des Ätherleibes ist, wo sich die zu Heilung und Erneuerung notwendigen Kräfte befinden. Wir sehen es deutlich im Französischen, an den Worten für Leber und Glauben, foie und foi. Auch im Deutschen deutet die Etymologie des Wortes auf eine Verbindung der Leber mit den Vitalkräften: Leber und Leben!
Es gab zu allen Zeiten und es existieren bis in unsere Ge-

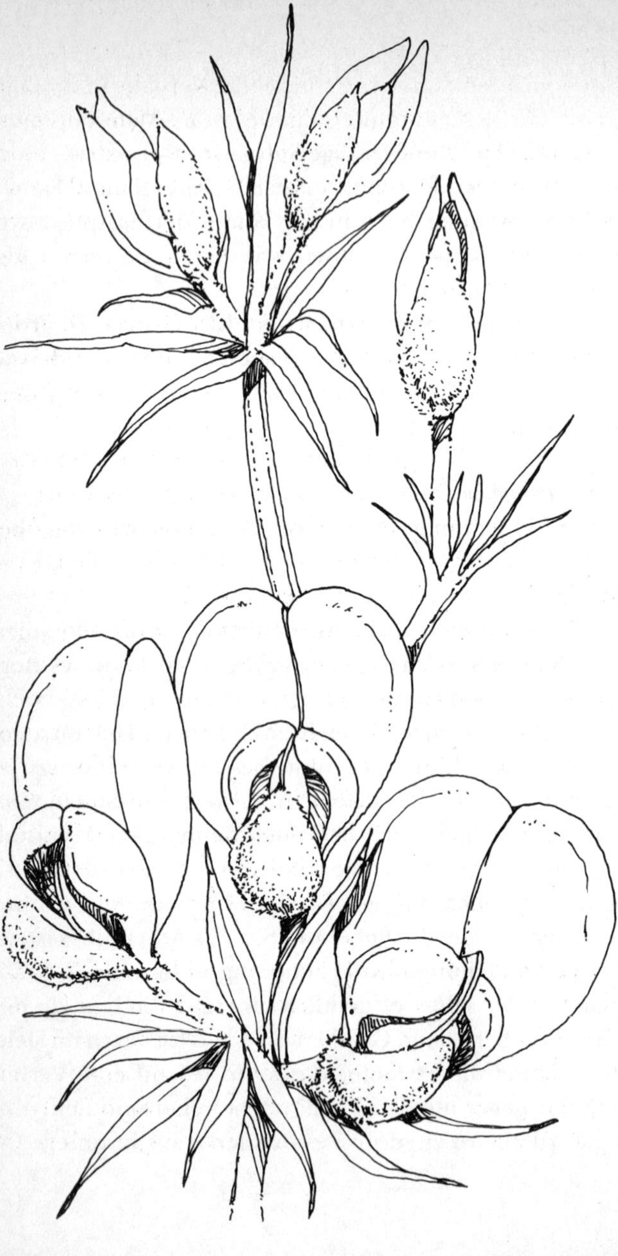

genwart Wallfahrtsorte zur (Wieder-)Erlangung der Gesundheit. In Lourdes hat man viele Untersuchungen angestellt und dokumentiert ständig zahlreiche Fälle von Spontanheilung. Lassen wir jede religiöse Interpretation außer acht, können wir feststellen, daß in all diesen Fällen die durch den Glauben geweckten Kräfte der Selbstheilung wirksam sind. »Gehe hin, dein Glaube hat dir geholfen«, sagte schon Jesus zum Gichtbrüchigen.
Im blockierten *Gorse*-Zustand fehlt dieser Glaube. Diese Patienten sind sehr schwierig zu behandeln, denn sie sind verzweifelt und mutlos und glauben nicht mehr an die Möglichkeit, daß sich ihre Verfassung bessern könnte.
Die chronische Resignation, der Negativzustand von *Gorse*, ist eine totale Blockade, die eine Besserung vollständig verhindert. Da sie innerlich an ihrer Krankheit festhält (oder an ihrer verzweifelten Situation), ist letztendlich die Person selbst die Ursache für ihre Unheilbarkeit.
Entsprechend der nicht vorhandenen Hoffnung, der falschen Haltung des Kranken prägen sich in zunehmendem Maße die »falsche Programmierung« dem Ätherleib und die Krankheit dem physischen Leib ein. Außerdem wehrt der Kranke sich gegen sein höheres Selbst, gegen seinen inneren Heiler, und wehrt sich somit gegen die Entwicklung seiner Persönlichkeit und also gegen seine Heilung. Manchmal scheint es, als erwarte er das Scheitern einer Behandlung, um damit den Beweis für die Begründung seiner Verzweiflung zu haben.
Der Irrtum der Persönlichkeit mit einer Blockade *Gorse* besteht in ihrer infantilen Haltung, die sie immer Hilfe von außen erwarten läßt. Sie will keine Anstrengung unternehmen, weder um ihren Gesundheitszustand zu bessern noch ihre Lebenssituation, sie wartet auf ein Wunder, einen Wink des Schicksals, ohne sich klarzumachen, daß jede Heilung,

jede Entwicklung ein Prozeß sind, der in ihrer Seele seinen Anfang nehmen muß.
Sie kann ihr Leiden nicht annehmen. Sie bleibt blind gegenüber ihrem Schicksal, ihrem Karma, und sie wehrt sich gegen jede schmerzhafte Phase ihrer Entwicklung, weil sie keinen Sinn darin sehen kann. Statt ihr Lernprogramm anzunehmen, ist sie leicht entmutigt, resigniert, verzweifelt. Sie scheint nicht mehr zu leben. Ihr Äußeres weckt unser Mitleid: Sie ist von blaßgelbem Teint, mit glanzlosen, tiefliegenden Augen, hat das Aussehen eines Menschen, der schon lange das Tageslicht entbehren mußte.
In dieser Situation kann *Gorse* den Lebenswillen zurückgeben, die Hoffnung, indem es die Blockade zerbricht, die die Selbstheilung verhindert. So wie der Ginster in der goldenen Pracht seiner Blüten die farblose Winterlandschaft schmückt, gibt *Gorse* den Augen des Kranken wieder Glanz. So wie die leuchtende Blüte die Sonne ersetzt in den kurzen Tagen der Wintersonnenwende, so schenkt *Gorse* den Hoffnungslosen, die sich verloren fühlen, wieder Sonne und Glauben.
Der Ginster symbolisiert mit seinen Blüten die Kraft der Sonne; er lehrt uns die Kraft der Hoffnung und des neuen starken Lebens im Frühling. Daß seine Blüte der Kälte und dem Schnee trotzen kann, zeigt uns seine unzerstörbare Stärke. Im Schutz seiner stachligen Zweige finden Kleintiere und junge zarte Pflanzen Sicherheit. Es ist dies die Sicherheit und das absolute Vertrauen, die uns das Blütenmittel wiedergeben kann.
Ist jemand dazu in der Lage, einen Sinn zu erkennen im Auf und Ab seines Schicksals, in seinen Freuden und Leiden, wird er nicht nur Heilung finden, sondern auch ein reiches, sinnvolles Leben führen können.
Im positiven Zustand von *Gorse* kann man seine Lebenssi-

tuation annehmen, was die unverzichtbare Voraussetzung für eine Veränderung ist. Man weiß, daß immer die Hoffnung auf einen guten Ausgang besteht, und diese Hoffnung ist der erste Schritt auf dem Weg zu jeder Heilung! *Gorse* hilft uns, diesen ersten Schritt zu tun.

Menschen mit *Gorse*-Blockaden haben oft in ihrer Kindheit selbst an einer chronischen Krankheit gelitten oder eine solche bei einem Familienmitglied erlebt. Das Blütenmittel ist vor allem bei chronischen Krankheiten angezeigt sowie bei jeder Stockung des Heilungsprozesses. Es gibt Kraft und Rückhalt im Augenblick der Diagnose einer schweren Krankheit. Die Hoffnungslosigkeit von *Gorse* (»man kann gar nichts mehr tun«) stützt sich meist auf die Tatsache, daß man schon unzählige Mittel und Methoden ohne den leisesten Erfolg ausprobiert hat. Sie zeigt sich wie eine unterschwellige Depression, die nur im körperlichen Geschehen sichtbar wird. Die Kombination mit *Gentian* erzielt gute Ergebnisse.

Bei Männern mit Potenzstörungen hilft, je nach Ursache der Schwierigkeiten, *Gorse* in Verbindung mit *Elm* oder *Larch* oder *Mimulus*.

Die Blockade *Gorse* hat gewisse Ähnlichkeiten mit der von *Gentian* oder *Wild Rose*, aber man kann sie gut unterscheiden:

- *Gentian* zweifelt an einer positiven Entwicklung, verliert den Mut.
- *Gorse* erwartet Hilfe von außen, hoffnungslos.
- *Wild Rose* ist die totale Hoffnungslosigkeit, erwartet gar nichts mehr.

Diese drei Negativzustände – und einige andere mehr – können wir in diesen Jahren der umwälzenden Veränderungen als kollektive Zustände erleben. Nachrichten von fortschreitender Umweltzerstörung, internationalen Wirt-

schaftskrisen mit globaler Arbeitslosigkeit und vom weiten Weg zum Frieden in der Welt überfluten uns täglich, ohne daß viel Raum bleibt für das positive Gefühl der Hoffnung. Die Medien, sowohl die Presse als auch Rundfunk und Fernsehen, beeindrucken uns vor allem mit erschütternden Bildern und negativen Beispielen; sie zeigen uns Menschen, die leiden, die ihre Situation nicht positiv verändern können. Wir hören vom Scheitern von Friedensverhandlungen und dem Anstieg der Opfer von Hunger und Seuchen. Bedauerlicherweise werden positive Ereignisse und Entwicklungen kaum berichtet. Die Sensationsgier ist so groß, daß sie den positiven menschlichen Aspekt zugunsten des melodramatischen verwirft. Mit ihrer Anhäufung von schwarzen Chroniken und negativen Informationen beeindrucken und beeinflussen diese schlechten Nachrichten alle, auch Personen mit positiver Einstellung und Handlungsweise. Wieviel mehr beeinflussen sie also Menschen mit Tendenz zur Depression oder Resignation oder Jugendliche, die viel sensibler und ungeschützter sind in bezug auf permanente Beeinflussung.
Wenn jemand Züge von *Gentian* hat und sich in einer nicht sehr vielversprechenden Situation befindet, können ihn die Hoffnungslosigkeit der Umgebung und die wiederholte Aufnahme von schlechten Nachrichten in eine Blockade *Gorse* treiben oder wiederholte Enttäuschungen in einen Negativzustand *Willow* (siehe Kapitel »Die 12 Schienen nach Dietmar Krämer«).
Die ständige Bombardierung mit negativen Informationen kann uns mitunter die Lust am Leben rauben. Wenn wir berücksichtigen, daß die oben angeführten Blockaden Kollektivzustände sein können, sehen wir, daß außer der persönlichen, individuellen Arbeit eine »Kollektiv-Behandlung« not tut. Wir müssen jede Gelegenheit nutzen, um

positive Zeichen zu setzen und damit der pessimistischen Grundhaltung dieser Jahre entgegenzutreten.
Die Krise, die wir augenblicklich durchleben, ist nicht eine Umweltkrise, eine Wirtschaftskrise, eine Krise der Politik oder des Weltfriedens, der Religion oder der Medizin: Nein, es ist eine globale Krise aller Lebensbereiche gleichzeitig!
Krisenzeit ist Zeit der Veränderung. Eine so umfassende Krise schließt alle Möglichkeiten bedeutender Veränderungen ein. Wir können sie zum Positiven, zum Besseren nutzen. Daran müssen wir uns erinnern, um wieder die Hoffnung zu wecken und unser Verantwortungsgefühl. In diesem wichtigen Moment dürfen wir das Feld nicht den Politikern, Wirtschaftsexperten und Institutionen überlassen. Unsere Pflicht ist es jetzt, zu handeln und zu widerstehen, jeder an seinem Platz, mit seinen Mitteln und nach seinen Möglichkeiten und Fähigkeiten. Wir dürfen uns nicht entmutigen lassen im Angesicht der Machtverteilung und der ungünstigen Situation. Die Verantwortung liegt jetzt bei uns allen. Jeder einzelne kann und muß seinen Teil dazu beitragen, die Krise zu nutzen und die Situation und die Bedingungen zu verbessern, und sei es nur, daß er in seinem kleinen Rahmen weniger zur Zerstörung unseres Planeten beiträgt, daß er seinen guten Willen äußert und seine positive Einstellung, seine Hoffnung und seine Lust zu leben. All dies zählt und wird sich in irgendeiner Weise manifestieren, indem es den Aufbau einer besseren, weniger materialistischen Welt unterstützt.

Gorse – Symptome in blockiertem Zustand:

- Resignation, Hoffnungslosigkeit
- Annahme selbst von nicht-annehmbaren Bedingungen
- Fehlen von Kraft für einen neuen Anfang

- häufig, wenn chronische Krankheiten diagnostiziert werden
- Depression, die sich in körperlichen Beschwerden äußert
- erwartet Hilfe von außen, ein Wunder
- kann sich keine Veränderung der Situation vorstellen
- ist von seinen Schwierigkeiten erschöpft und deprimiert
- hat fahlgelbe Haut und eingesunkene, glanzlose, tote Augen
- Potenzstörungen
- akzeptiert eine Behandlung, ohne Hoffnung zu haben, nur auf Druck der Angehörigen
- glaubt, daß er verloren ist, ein hoffnungsloser Fall
- glaubt, daß er der einzige ist, der so leidet
- fühlt sich hoffnungslos gefangen, in einer Sackgasse
- »Es gibt nichts, was man noch tun kann.«
- hat auf viele Arten versucht, sich zu bessern, ohne Erfolg
- weniger kritische *Gorse*-Zustände erkennt man oft nur daran, daß der Heilungsprozeß nicht vorangeht

Vorschläge zur unterstützenden Begleitung der Therapie:

- Sonne tanken; bei Tageslicht spazierengehen
- in wärmere Gegenden reisen, wo es blauen Himmel und Sonne gibt
- Weltanschauungen studieren, die die Lehre vom Karma beinhalten
- sich mit religiösen Themen auseinandersetzen
- Strömungen unterstützen, die einen Wechsel zum Positiven begünstigen

Positive Leitsätze:

- Morgen scheint wieder die Sonne.
- Mein Glaube und mein Mut wachsen.
- Hoffnung ist Heilung.
- Ich nehme teil.
- Alles fließt – alles ändert sich.

Wenn du willst, findest du jeden Tag einen guten Grund, um zu leben. *Anonym*

Auf Regen folgt Sonnenschein. *Deutschland*

Jeder möchte die Welt verbessern, und jeder könnte es auch, wenn er nur bei sich selbst anfangen wollte. *Heinrich Waggerl*

Auch der abgeschlagene Ast wächst wieder.
Auch der hingeschwundene Mond wird wieder voll.
Kluge, die solches erwägen,
härmen sich bei Widerwärtigkeiten nicht ab. *Bhartohari*

Genieße die Freude, die dir zuteil ward,
ertrage den Schmerz, der dir zuteil ward,
habe Geduld und sieh, was die Zeit bringt,
wie der Landmann mit der Frucht tut. *Mahabharata*

Der Glaube gibt uns weder die Illusion, wir könnten von Leid und Schmerzen ausgenommen werden, noch läßt er uns annehmen, das Leben sei ein Schauspiel ohne dramatische Augenblicke und Verwicklungen. Vielmehr wappnet er uns mit der inneren Ausgeglichenheit, die wir brauchen, um den unvermeidlichen Spannungen, Lasten und Ängsten entgegenzuwirken. *Martin Luther King*

14 Heather
Besenheide, Heidekraut –
Calluna vulgaris

Das Heidekraut beherrscht mit seinem bodendeckenden Gestrüpp Hügel und Heideflächen der letzten unberührten Landstriche Nordeuropas, vorwiegend austrocknende Moore oder sandiges Ödland. Bach fand die Pflanzen für sein Blütenmittel auf den Hügeln von Schottland und Wales.
Es sind immergrüne holzige Büsche, etwa kniehoch. Während ihrer fünfundzwanzig bis dreißig Lebensjahre breiten sie sich ungehemmt aus, bis sie die Zone beherrschen. Sie übersäuern den Boden derart, daß andere Pflanzen dort nicht mehr gedeihen können.
Die zierlichen Blätter wachsen in zwei gegenüberliegenden Linien eng an den Stengeln hoch. Die winzigen vierblättrigen Blüten (Durchmesser kaum vier Millimeter) formen dichte Traubenähren von bis zu fünfzehn Zentimetern Länge. Im August oder September bilden sie ausgedehnte rosa und lilafarbene Teppiche, mitunter mit weißen Flecken von Schneeheide.
Wenn der Wind die Blütchen bewegt, wirkt die Heide wie eine aufgeregt und gestikulierend schwatzende Menge winziger Wesen.

Schlüsselsymptome: Egozentrisch – geschwätzig, ohne Interesse am Zuhören – erträgt es nicht, allein zu sein
Tugenden: Kommunikationsfreudig und gefällig – vermittelt Information

Calluna heißt reinigen, fegen; es erinnert an den örtlich gebrauchten Namen Besenheide. Früher fertigte man aus dem

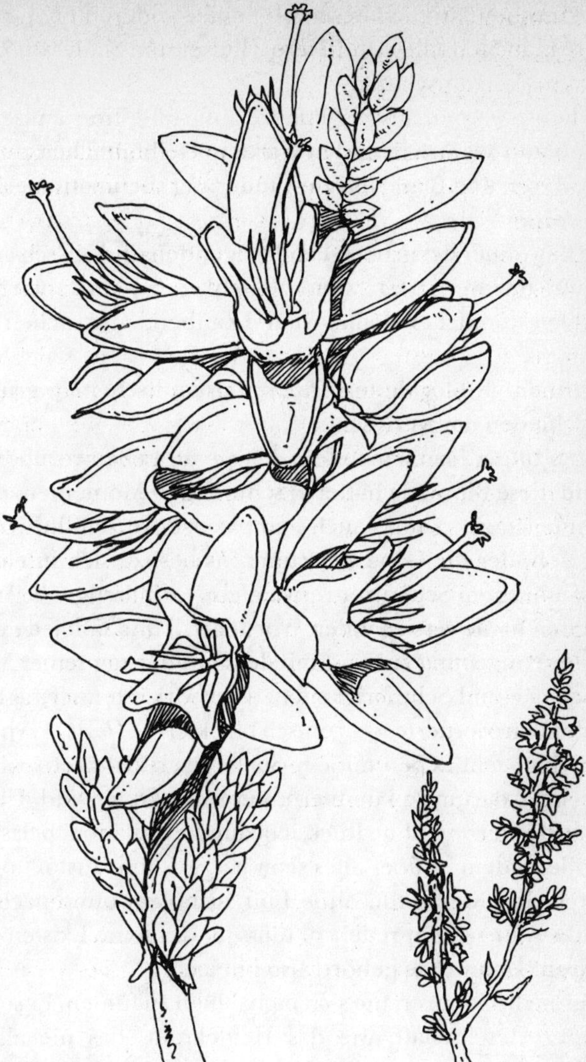

getrockneten Strauch Besen. Auf einer anderen Ebene reinigte man Menschen und Tiere, Häuser und Ställe von Zauber und Verwünschung.
Bis heute werden aus der Pflanze aufgrund ihrer antiseptischen und adstringierenden Wirkung Heilmittel hergestellt für Nieren und Blase und zur Linderung rheumatischer Beschwerden.
Die Bewohner der großen Heidegegenden sind ein schweigsamer, introvertierter Menschenschlag. Sie verstehen viel von volkstümlicher Heilkunst und Zauberei und suchen die Einsamkeit.
Personen im blockierten *Heather*-Zustand scheinen grundverschieden davon zu sein.
Selten findet man jemanden, der nie im Leben vorübergehend diese Blockade hatte: In schwierigen Momenten, problembeladen, kann auch ein sonst verständnisvoller Mensch, der die Gabe des Zuhörens besitzt, sich in einen ausgemachten Schwätzer verwandeln. Er belästigt alle Welt mit einem nie versiegenden Wortschwall und fällt jedem in seiner Umgebung zur Last mit der Schilderung seiner Mißgeschicke und Schwierigkeiten. Aber wirklich unerträglich ist der extrovertierte, »chronisch blockierte« *Heather*-Typ: Er verbringt sein Leben mit der Suche nach Zuhörern, ohne sich groß darum zu kümmern, wer seine Opfer sind. Überall und jederzeit, ohne Rücksicht auf die Situation, belästigt er alle, indem er über alles schwätzt, was ihm zustößt oder durch den Kopf geht, ohne Luft zu holen, ohne nachzudenken. Er scheint reden zu müssen, um seine Existenz zu spüren: »Ich werde gehört, also bin ich.«
Er braucht Zuhörer, um sich nicht allein zu fühlen. Er sucht immer Gesellschaft, wie das Heidekraut, das nie allein wächst, das sich vermehrt, bis es ausgedehnte Heideflächen bildet. Ein scheinbarer Widerspruch: Die Pflanze erträgt die

Einsamkeit der ödesten Landstriche, ist stark, selbstbewußt und selbstgenügsam, aber sie vermeidet das Zusammenleben mit anderen Pflanzen. Wie der negative *Heather*-Typ praktisch mit niemandem zusammenleben kann, weil ihm alle Welt aus dem Weg geht.

Wenn wir die Lektion dieser Blüte verstehen, können wir lernen, als innerlich unabhängige, selbstgenügsame und verständnisvolle Personen zu leben, fähig, unsere Gesprächspartner durch die Übermittlung von Botschaften und Informationen jeder Art zu fesseln.

Bach suchte und fand das Mittel »für jene, die ständig Gesellschaft brauchen und suchen, weil sie es für notwendig halten, ihre eigenen Angelegenheiten mit anderen zu besprechen, ganz gleich, mit wem es auch sei. Sie sind sehr unglücklich, wenn sie einmal längere oder kürzere Zeit allein sein müssen.« Sie interessieren sich in keiner Weise für die Probleme der anderen. Sie brauchen lediglich ihr Publikum.

Häufig rücken sie ihrem Zuhörer beim Sprechen immer näher auf den Leib, und damit er ihnen nicht entwischen kann, packen sie ihn am Arm oder Ärmel. So gibt es keine Chance, dem Wortschwall dieser Egozentriker zu entfliehen, die so sehr die Aufmerksamkeit und Zuwendung ihrer Umgebung brauchen. Die bevorzugten Opfer von *Heather* sind die *Centaury*.

Der Charakter wird auch beschrieben als das bedürftige Kind, und tatsächlich hat *Heather* sehr viel mit *Chicory*, der bedürftigen Mutter, zu tun. Auch *Heather* hat ein emotionales Defizit, und er versucht es auszugleichen, indem er dieses innere Vakuum durch die ihm von anderen geschenkte Aufmerksamkeit ausfüllt. Es scheint, als rühre die Ichbezogenheit der *Heather* daher, daß sie in ihrer frühesten Kindheit nicht die Geborgenheit und Nestwärme hatten, die alle Kinder brauchen, um körperlich und seelisch gesund heranzuwachsen. Niemand nahm sich ihrer ausreichend an; folglich mußten sie sich »ihrer selbst annehmen« und sich die Zuwendung anderer suchen.

Um das zu erreichen, setzen sie alle verfügbaren Mittel ein. Die *Chicory* geben, um die Menschen ihrer Umgebung an sich zu binden und so selbst etwas zu erhalten (Zuwendung, Dankbarkeit...). Die *Heather* dagegen reklamieren und halten fest, um sich geliebt zu fühlen. Aus diesem Grund verursacht ihnen die Einsamkeit eine unerträgliche Beklemmung. Sie können es nicht ertragen, wenn keiner da ist, der ihnen Aufmerksamkeit schenkt. Infolgedessen reißen sie jede Unterhaltung an sich, bestimmen die Themen, vertrauen ihr Schicksal jedem Unbekannten in der Straßenbahn an und ihre Krankengeschichte dem vollen Wartezimmer ihres Arztes. Der alleinige Gegenstand ihrer Unterhaltung und Sorge sind sie selbst. Haben sie keinen Zuhörer, rufen sie jemanden an und schicken ihre Monologe per Telefon, wobei fast jeder Satz mit »ich« anfängt. Jedes Wort von anderer Seite bietet ihnen einen Vorwand, die Unterhaltung an sich zu reißen und eine Geschichte aus ihrem Leben zu erzählen. Können sie an einer Unterhaltung nicht teilnehmen, stören sie sie, um wieder die Aufmerksamkeit auf sich zu lenken.

Sie sagen mehr, als sie wissen, widersprechen sich ständig selbst, weil sie weder anderen noch sich selbst zuhören. Wie es bei Kindern üblich ist, die ihre Abenteuer erzählen, übertreiben die *Heather* oft maßlos. Selbst als Erwachsene machen sie aus jeder Mücke einen Elefanten, zeigen sich überaus besorgt um sich selbst, ihre Gesundheit und alles, was sie angeht.

Die Umgebung leidet bis zur seelischen und körperlichen Erschöpfung, aber meistens sieht sie nicht, daß dieser »lästige Mensch« emotional unterernährt, psychisch krank, in einem seelischen Bereich Kleinkind geblieben ist. Erschreckt durch dessen Zudringlichkeit, zieht sich jeder mit der Zeit von ihm zurück. So verhindert er selbst es, die Liebe und Zuneigung zu erfahren, die er so verzweifelt sucht. Er äußert seinen Mangel an Zuwendung nie, sondern zeigt sich selbstgenügsam und stark, aber anstatt Liebe zu geben, sucht und fordert er sie wie ein Kind. So kann er seine innere Leere nicht ausfüllen und bleibt von anderen abhängig. Wenn er endlich begreift, daß es genügt, statt auf sich selbst und seine Bedürfnisse konzentriert zu sein, sich für das Ganze zu interessieren, sich an andere zu wenden mit Fragen und Zuhören, wird die Welt ihm alle Aufmerksamkeit und Zuwendung zurückgeben, die er austeilt. Es ist ein kosmisches Gesetz, daß wir immer viel mehr Liebe und Kraft wiederbekommen, als wir aussenden. Man braucht nur zu geben, statt zu fordern.

Bei manchen zeigt sich eine Blockade *Heather* nicht extrovertiert, sondern introvertiert. Statt zu quasseln, sind sie eher schweigsam, aber ihr egozentrisches Denken und Handeln bewirkt, daß sie gleichsam Energie aus ihrer Umgebung absaugen. Ihr Zustand verhindert den freien Fluß der Energie, sie nehmen auf, ohne abzugeben; sie erschöpfen ihre Umgebung.

Wie weiter oben erwähnt, kann jeder Mensch in einer Krise eine vorübergehende *Heather*-Blockade erleben. Das gilt z. B. für Menschen, die sich plötzlich etwas Neuem und Wichtigem gegenübersehen und es jedem mitteilen wollen. Auslöser kann die erste Liebe sein, eine aufrüttelnde künstlerische Erfahrung, die erste Berührung mit einer geistigen Strömung oder etwas anderes.

Auffällig ist die Neigung von Therapeuten, Psychologen, Astrologen, Lehrern, Ärzten usw. zu *Heather*. Da sie alle die

Gabe des verständnisvollen Zuhörenkönnens brauchen – die möglicherweise eine der Tugenden von *Heather* ist –, verwandeln sie sich, wenn sie unausgeglichen oder durch zuviel therapeutische Arbeit erschöpft sind, in Redner, die ihre Zuhörerschaft suchen. Daher ist für Psychologen und Therapeuten ihre eigene therapeutische Kontrollgruppe so wichtig, um wieder ins seelische, ins emotionale Gleichgewicht zu kommen. Tagaus, tagein widmen sie sich ihren Patienten, hören aufmerksam zu, belasten sich mit vielem, was sie hören, und wissen oft nicht, wie sie sich schützen können. Ein »energetisches Regencape« ist nicht sinnvoll: Die therapeutische Arbeit fordert Öffnung und den freien Fluß der Energien. (Ich kann nur die Einnahme von *Centaury* und *Walnut* empfehlen, die aufgrund des spirituellen Charakters der Blütenmittel eine Erschöpfung verhindert, ohne die Verbindung zum Patienten zu unterbrechen.)

Will oder kann ein Therapeut sich nicht im Gespräch mit Partner, Freunden, Familie erleichtern, dient ihm seine Kontrollgruppe als Überdruckventil, um wieder ins Gleichgewicht zu kommen.

Hier scheint es mir angebracht, die ritualisierte Form der Beichte in der katholischen Kirche zu erwähnen. Mit ihren Formeln, vor allem, wenn sie noch lateinisch gesprochen werden, erlaubt sie dem Priester eine größere Distanz, als man sie mit einer nicht ritualisierten oder schematisierten Beichtform, Typ »offenes Gespräch«, erreichen kann. Der Beichtstuhl mit seinem Vorhang oder Gitter ist ein weiterer Schutz für den Beichtvater und nicht nur für den Beichtenden, wie man gewöhnlich annimmt.

Da *Heather* im negativen Zustand weder hören will noch kann, »schließen« sich seine Ohren, und er kann allmählich das Gehör verlieren, bis hin zur Taubheit.

Wer nicht hören will, will auch nichts lernen. Daher empfiehlt sich für die charakterliche Blockade die Kombination mit *Chestnut Bud;* bei der vorübergehenden verordnet man *Heather* allein.

Laut Bach besänftigt das Blütenmittel auch die Ängste von Personen, die in übertriebener Sorge um Lächerlichkeiten sind, die gewöhnlich alle mit ihnen selbst zu tun haben.

Wenn wir die astrologischen Entsprechungen suchen, stellen wir fest, daß die meisten *Heather*-Persönlichkeiten einen starken Merkur oder die Sonne und/oder andere Planeten in den Zwillingen haben, dem Zeichen, das von Merkur regiert wird.

Der kleinste und schnellste Planet trägt den Namen des flinken und wortgewandten Götterboten, des Schutzherrn der Redner, Händler und Reisenden, Merkur, den auch die Diebe und Lügner verehrten. Sein Lebensprinzip ist die Kommunikation. Er ist verantwortlich für unseren Geist und den Wunsch, Ideen und Kenntnisse zu erlangen und an andere weiterzugeben. »Auch wenn er den Einstieg zum Verständnis darstellt, ist dieses nie tiefer; er lädt dazu ein, zu denken, aber nicht nachzudenken, er steht für den Drang, Wissen zu erwerben, aber ohne das Wissen anzuwenden. Die Verständigung hat gewöhnlich das Vorrecht vor der Beziehung. (...) Der Zwillinge-Geborene ist kommunikationsfreudig, (...) sehr unruhig, rational, mehr intellektuell als gefühlsbetont, er liebt es, sich zu unterhalten oder gar zu diskutieren. (...) Es ist für ihn eine Notwendigkeit, sich mündlich oder schriftlich zu äußern, schon deshalb ist er bemüht, auch stets gut informiert zu sein.« (Dumón)

Die Persönlichkeit *Heather* verspürt den Drang, zu übermitteln und sich zu verständigen; sie braucht ihr Publikum. Ist sie im seelischen Gleichgewicht, ist sie nicht nur fröhlich und wortgewandt, sondern vermittelt ständig irgendwelche Informationen und Daten an die Personen in ihrer Umgebung.

Den *Heather* gefällt es, mittels Worten zu geben. Sie sind ausgezeichnete Geschichtenerzähler, sehr fähige Journalisten und können ihre Zuhörer fesseln. Wenn sie auf die Botschaften ihres höheren Selbst achten, sind sie echte Übermittler, völlig durchdrungen von den Dingen, über die sie sprechen.
Sie sind sympathisch und meistens sehr gebildet oder zumindest informiert. Freunde und Bekannte suchen sie auf wegen jeder Art von Informationen, Fragen, Daten. Eine ausgeglichene und entwickelte *Heather*-Persönlichkeit kann sehr gut zuhören, verständnisvoll diskutieren und ist ein gesuchter und interessanter Gesprächspartner. Sie kann sich voll und ganz einer Person oder Sache widmen. Da sie mehr Interesse am anderen hat als an sich selbst, strahlt sie Sicherheit und Kraft aus – wenn auch gepaart mit Neugier!

Heather – Symptome in blockiertem Zustand:

- Egozentrik; kein Interesse am anderen
- der Versuch, ständig Aufmerksamkeit zu erregen
- Selbstmitleid und Egoismus
- große Sorge um die eigene Person
- spricht ständig über sich, seine Angelegenheiten, Probleme, Erfahrungen
- Übertreibungssucht, macht aus jeder Mücke einen Elefanten
- kann und will nicht zuhören, hat keine Antenne für andere
- erträgt es nicht, einmal zu schweigen
- erträgt das Alleinsein nicht, kann krank werden, um andere zwangsweise an sich zu binden (siehe Kapitel *Chicory*!)

- führt das Wort bei Zusammenkünften
- will immer im Mittelpunkt sein
- nähert sich seinem Gesprächspartner physisch, krallt ihn sich, drängt ihn in eine Ecke ab, aus der es kein Entkommen gibt
- eingesponnen in seine Welt, interessiert er sich nur für sich selbst
- täuscht Stärke vor, so hat niemand Mitleid mit ihm
- ist einfach lästig, läßt sich nicht abschütteln, kostet Energie
- kann andere nicht begreifen, weil sie ihn nicht interessieren
- kommt häufig aus einer »kühlen« Familie, wo Aufmerksamkeit und Nestwärme fehlten
- Kinder, die sofort ungezogen sind, wenn sie nicht die ungeteilte Aufmerksamkeit ihrer Eltern oder einer anderen Person bekommen.
- Kinder, die die Gespräche von Erwachsenen durch Singen, Schreien, Lärm oder »wichtige« Fragen stören
- Kinder, die ihre telefonierenden Eltern laut stören
- Kinder, die auf einmal wieder einnässen und einkoten

Vorschläge zur unterstützenden Begleitung der Therapie:

- die Kunst des Zuhörens üben: fragen! Antworten abwarten!
- sich für allgemeine Probleme interessieren: Umweltschutz, Nachbarschaftshilfe, Obdachlose u. ä.
- freiwilliger Helfer sein in einem Waisenhaus u. ä.
- die Aura des anderen respektieren, ihn nicht invadieren
- Eltern von *Heather*-Kindern müssen sich fragen, ob sie ihren Kindern genügend Nestwärme und Aufmerksam-

keit schenken, und sich gegebenenfalls regelmäßig Freiräume schaffen, wo sie nur für das Kind da sind

Positive Leitsätze:

- Es kommt, was nötig ist.
- Ich gebe, und mir wird gegeben.
- Ich bin mir selbst genug.
- Durch mich fließt kosmische Energie.
- Ich bin geborgen in unendlicher Liebe.

Denke nie, daß du mehr gibst, als du bekommst: gib!

Wer viel weiß, spricht wenig. *Beide China*

Wer seine Sache erzählt, verschweigt auch meine nicht.

Wo der Fluß am tiefsten, ist der Lärm am geringsten.

Wer gut zuhört, gibt gut Antwort.

Ein geschwätziger Mensch tröstet sich leicht. *Alle Spanien*

Wer viel redet, weiß viel oder lügt viel. *Schweden*

Die Worte des Schwätzers haben keine Henkel zum Anfassen.
Japan

Ein guter Redner ist nicht soviel wert wie ein guter Zuhörer.
China

Ein großes Herz wird mit wenig voll.

Wenn man die Kinder nicht eher lieben sollte, als sie es verdienen, sie müßten verderben. — Beide Deutschland

Man braucht zwei Jahre, um sprechen zu lernen, und fünfzig, um schweigen zu lernen. — Ernest Hemingway

Liebe ist das einzige, das wächst, wenn wir es verschwenden. — Ricarda Huch

15 Holly
Stechpalme, Stecheiche – Ilex aquifolium

Von den etwa vierhundert bekannten, meist tropischen und subtropischen *aquifoliaceae* (Stechpalmengewächsen) ist der von Bach verwendete *Ilex aquifolium* der am meisten verbreitete und bekannteste. Diesen immergrünen Strauch oder kleinen Baum (bis zu zehn Metern Höhe) finden wir in ganz Europa, ausgenommen Skandinavien, bis nach Kleinasien hinein und in Nordafrika. Wir erkennen die Stecheiche leicht an ihren dunkelglänzenden, lederartigen Blättern, deren Rand gewellt ist und – vor allem im unteren Teil des Baums – sehr stachlig.

Die Pflanzen sind zweihäusig; die kleinen vierblättrigen Blüten duften sehr intensiv. Die männlichen sind weiß mit rosigem Schimmer und fallen auf durch die weit hervorstehenden Staubgefäße; die weiblichen dagegen sind reinweiß, haben rudimentäre Staubblätter und einen großen grünen Stempel. Sie blühen im Mai und Juni, in dichten Büscheln. Im Herbst, bis in den Winter hinein, leuchten die korallenroten, glänzenden Beerenfrüchte aus dem dunklen Laub.

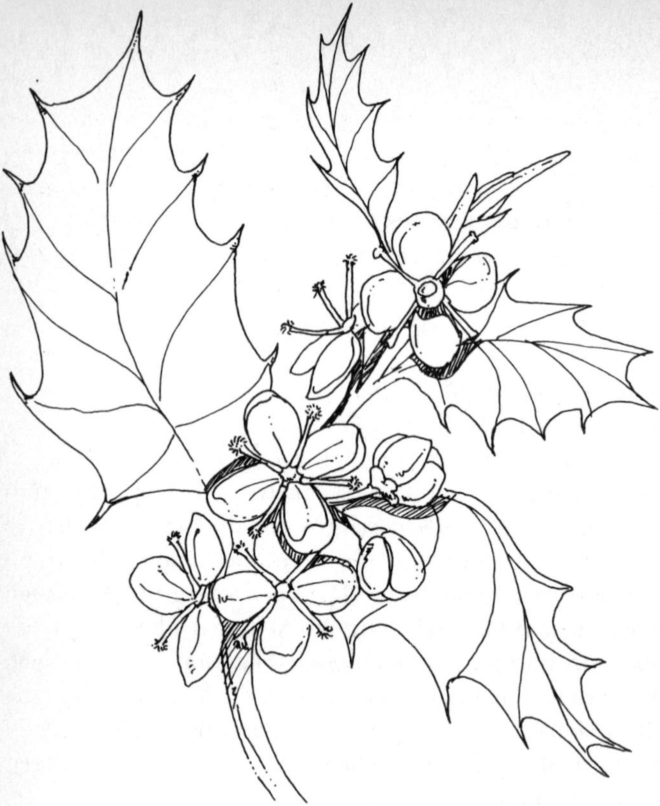

Schlüsselsymptome: Haß – Neid – Eifersucht – Mißtrauen
Tugenden: Bedingungslose und universelle Liebe – Vertrauen und Großzügigkeit

Der Baum schützt sich mit den stachligen Blättern der unteren Region gegen Tiere. In einem subtileren Sinn verkörpert er die Fähigkeit zur Verteidigung gegen das Böse und spielt daher seit Urzeiten eine wichtige Rolle bei Feiern und Riten. Die Römer benutzten ihn zu den Saturnalien; die keltischen Druiden für ihren Zaubertrank; in der christlichen Kirche gilt er vor allem als Symbol der Unsterblichkeit, wegen seiner immergrünen Blätter.
Bis heute schmücken die grünen Zweige mit den leuchtendroten Beeren an Weihnachten und Silvester die Häuser im Einflußbereich der angelsächsischen Kultur; man hängt sie auf zur Verteidigung gegen böse und feindselige Einflüsse. Im Volksglauben leitet ein Stechpalmenzweig sogar Blitze um.
Die stärksten Waffen, die ein Wesen zu seiner Verteidigung haben kann, sind Liebe und Vertrauen. *Holly* öffnet uns das Herz und stellt die Verbindung her zu unserem höheren Selbst. Es stärkt unsere Fähigkeit, bedingungslos zu lieben und zu vertrauen, indem es alle negativen Gefühle in uns ausrottet, sie annulliert und ersetzt. Es erfüllt und überflutet uns mit der heilenden Kraft der Liebe. Diese verändert und beschützt uns. Sie verbindet uns mit dem Schöpfer und der ganzen Schöpfung. Die wahre Religion ist Liebe, »religio«-Rückbindung-Wieder-Vereinigung des Geschöpfes mit dem Schöpfer. Diese Liebe ist die größte Kraftquelle, auch während des Heilprozesses. Sie ist das Bewußtsein der großen Einheit, der ewigen Wahrheit.
Die Persönlichkeit *Holly* hat die große Fähigkeit zur bedingungslosen Liebe, der Liebe zu allen und zu allem. Sie fühlt

sich brüderlich verbunden mit allem, was lebt. Ist diese Liebe vorhanden im positiven, entwickelten Zustand von *Holly*, beschützt und stärkt sie und macht unverwundbar.
Kann die Person diese unermeßliche Energiequelle der Liebe noch nicht erreichen oder ist sie durch den Druck starker unangenehmer Ereignisse aus dem seelischen Gleichgewicht geraten, äußert sich besagte Energie in entgegengesetzten Gefühlen: Ablehnung, Trennung. Da die Liebe eine ungeheure Macht darstellt, manifestiert sich auch ihr Gegenpol in starken Gefühlen: Haß, Neid, Eifersucht, Rache, Mißtrauen haben Platz in den Herzen der Mehrheit von uns, sei es, daß sie ein ganzes Leben durch ihren negativen Charakter bestimmen, sei es als vorübergehender Zustand, der uns eine Zeitlang durcheinanderbringt.
Wir alle haben Verlangen danach, geliebt zu werden. Wird unsere Sehnsucht enttäuscht, fühlen wir uns abgewiesen, getrennt, ausgeschlossen. Die Tragik besteht darin, daß die meisten, statt sich dem Energiestrom und der Liebe zu öffnen, sich dagegen wappnen, indem sie negativen Gefühlen Raum lassen. Diese drücken eine existentielle Notwendigkeit aus; sie weisen uns intensiv auf das hin, was wir uns wünschen, was wir brauchen.
Die Eifersucht ist das klassische Beispiel für die falsche Äußerung des Wunsches, geliebt zu werden. Der Eifersüchtige steht isoliert außerhalb der Einheit; endlich findet er ein Wesen, an das er seine Wünsche richtet, gefoltert von der Angst, es zu verlieren. Die eifersüchtige Liebe ist eine Art emotionale Habsucht. Statt Liebe zu geben und dadurch fließen zu lassen, sucht der Betreffende die Liebe des anderen zu besitzen, er versteht einfach nicht die Beschaffenheit dieses Gefühls. Geizig, eifersüchtig hält er fest, was nur im freien Fluß der Energien überlebt, was man nicht einsperren kann wie etwas Materielles. Die Liebe braucht zum

Leben die Freiheit aller Gefühle, die Freiheit, die sich auf das Vertrauen stützt.

Natürlich existiert nicht nur diese krankhafte Eifersucht, als Ausdruck einer charakterlichen Disposition. Fast alle kennen wir Eifersucht als vorübergehendes Gefühl, wenn eine geliebte Person uns Veranlassung dazu gibt, uns ihrer Liebe nicht sicher zu fühlen.

Bach verordnet das Blütenmittel »für die verschiedenen Formen von ärgerlicher Unruhe. Im Innern leiden diese Menschen häufig sehr, und dies oft, wenn es für ihr Unglücklichsein keinen echten Grund gibt.«

Ihre Gefühle können offen zutage treten oder in einer unbewußteren Schicht steckenbleiben, was schwere körperliche Leiden zur Folge haben kann. Die Volksweisheit drückt es bildhaft aus: Neid oder Eifersucht nagen am Herzen; heruntergeschluckter Groll frißt den Magen auf (mittels eines Geschwürs!). Der Geizhals hat ein hartes, steinernes Herz.

Wenn wir im Spiegel unserer negativen Gefühle unsere große Not erkennen können, sind wir in der Lage, auf eine Veränderung hinzuarbeiten. Das Auftreten dieser Gefühle bei einem Menschen zeigt uns, daß sein Herz nicht eingetrocknet ist, sondern noch lebt; daß er gefühlsmäßig nicht tot ist, sondern noch fähig, zu leiden und zu fühlen; daß seine Liebesfähigkeit vorhanden ist und entwickelt werden kann.

Haß läßt sich nicht durch Haß besiegen, Neid und Habsucht werden nicht durch Güter gestillt, Rache nicht durch Blutvergießen und Eifersucht nicht durch Treuebeweise: Das einzige Mittel gegen die negativen Gefühle ist die Liebe selbst. Wenn wir Liebe und Vertrauen wachsen lassen können, wenn wir unser Herz mit bedingungsloser Liebe füllen, erst dann werden die negativen Gefühle keinen Raum mehr in uns haben und nicht überleben.

Um eine Blockade *Holly* zu diagnostizieren, dürfen wir uns aber nicht auf die starken archetypischen Gefühle und Konflikte beschränken – als gäbe es nur Rache im Sinne von Antigone, Eifersucht im Sinne von Othello oder Geiz im Sinne von Donald Ducks reichem Onkel Dagobert. Nein, da gibt es zum Beispiel viel weniger sichtbare Formen von Habsucht oder von Neid: Da schaut einer heimlich hin, ob ein anderer auf dem geistigen Weg mehr oder weniger weit vorangekommen ist als er; oder der Erforscher einer Krankheit und ihrer Ursachen hütet eifersüchtig seine Ergebnisse und hat dabei mehr den ehrgeizigen Kollegen im Sinn als den leidenden Kranken. Der Wohlhabende gibt dem Bedürftigen nichts, weil er glaubt, jener habe seine Armut selbst »verschuldet«, und erklärt, daß er sich nicht berufen fühlt, die himmlische Gerechtigkeit zu korrigieren. Sie alle leben mit einem Mangel an Liebe. Sie sind von den Quellen getrennt, isoliert, unglücklich, aber sie sind so egoistisch, nehmen sich derart wichtig, daß sie sich nicht als Teil des großen Ganzen, der Einheit betrachten können.

Wo keine Liebe ist, ist Isolierung. Liebe vereint. Und Liebe versteht.

Bach sagt: »*Holly* schützt uns vor allem, was nicht Liebe ist. *Holly* öffnet das Herz und verbindet uns mit der göttlichen Liebe.«

Die transformierte, entwickelte *Holly*-Persönlichkeit versteht sich als Teil der großen Einheit, freut sich neidlos über die Erfolge anderer und gönnt jedem sein Glück, auch wenn sie selbst gerade nicht ihre glücklichste Zeit erlebt. Sie strahlt Liebe und Harmonie aus.

Die positive Seite von *Holly* ist verkörpert in jenem Idealwesen, das alle Lebewesen unter dem Himmel liebt, das all seinen Mitmenschen mit Verständnis und Nachsicht begegnet, sie mit ihren Fehlern liebt, das auch Bosheit verzeiht. Es ist fähig, hinter allem Negativen den göttlichen Funken zu erkennen, der in jedem Wesen lebt, wie es der schlichte Satz von Dostojewski ausdrückt: »Einen Menschen lieben heißt ihn so sehen, wie Gott ihn gemeint hat.«

Eine hochentwickelte positive *Holly*-Persönlichkeit ist ein Idealbild, das praktisch nicht unter uns existiert, dem wir aber alle zu gleichen suchen sollten.

Manchmal ist es schwer, *Holly* zu diagnostizieren, besonders in den kalten Ländern, wo man seine Gefühle und Gemütsbewegungen kaum zeigt. Der Behandler braucht viel Takt und Feingefühl, um die maskierte Blockade aufzudecken. Es ist auch überraschend, wie viele Menschen *Holly* brauchen, die auf einem spirituellen Weg sind.

Bei tödlich verlaufenden Krankheiten kann *Holly* in Verbindung mit *Walnut* eine Öffnung bewirken, die es dem Kranken erleichtert, mit innerem Frieden die letzte Schwelle zu überschreiten.

Bekommt ein Einzelkind ein Geschwisterchen und reagiert mit Eifersucht, ist *Holly* sehr hilfreich, ersetzt aber nicht die weiterhin umfassende Liebe und Zuwendung der Eltern. *Holly* hilft auch Hunden, die eifersüchtig werden, wenn im Haus ein anderes Tier aufgenommen wird oder ein Kind zur Welt kommt.

Wir setzen *Holly* auch, ebenso wie *Wild Oat*, als eine Art Katalysator ein, wenn wir nicht erkennen können, welches Blütenmittel jemand braucht, weil z. B. zu viele Blockaden im Gespräch auftauchen. Wir verschreiben dann *Holly* Personen vom Typ Yang, die aktiv wirken, mit schnellen Gesten, festen Muskeln; ruhigere, passive Personen vom Typ Yin bekommen *Wild Oat*. Die Mittel bewirken einen schnellen Prozeß der Klärung und Befreiung, und schon nach wenigen Tagen kann man mit größerer Sicherheit und Klarheit eine Diagnose stellen.

Interessant ist eine häufige Begleiterscheinung der Blüteneinnahme in den ersten Tagen, vor allem bei der Einnahme von *Holly*. Der Patient erleichtert und »reinigt« sich bei jeder Gelegenheit schluchzend und mit offenbar grundlosen Tränen. Zurückgestaute Gefühle können jetzt leichter bearbeitet werden.

Wegen seines cholerischen Temperaments hat *Holly* typische Erkrankungen, vor allem aggressiver oder gewalttätiger Art: plötzlich auftretendes hohes Fieber, Allergien, hauptsächlich brennende rote Ekzeme, Juckreiz und Gallenkoliken. Auch Husten als Ausdruck von Ablehnung ist typisch, ebenso alle fieberhaften Entzündungen, weil sie uneingestandene Konflikte anzeigen, die sich körperlich ausdrücken.

Die Unterscheidung zwischen *Chicory* und *Holly* ist nicht so schwer: *Chicory* hat etwas mit der egoistischen Liebe zu tun, der persönlichen, mit ihren Besitzansprüchen und ihren Manipulationen und Forderungen. *Holly* steht indes für das höhere Prinzip der bedingungslosen Liebe auf nichtpersönlicher Ebene; ohne sichtbaren Grund verursacht es größeres Leiden.

In unserer heutigen Zeit scheint die Botschaft dieser Blüte wichtiger denn je: In aller Welt, inmitten eines nie gesehenen Materialismus, wächst das Interesse an geistigen Wegen und das Bewußtsein von der Wichtigkeit des Friedens. Dennoch sind wir umgeben von wirtschaftlichen und kriegerischen Konflikten. Anstatt gemeinsam mit allen Völkern solidarisch Lösungen zu suchen für die alle angehenden Probleme, den Hunger, das Wirtschaftsgefälle, die Umweltverschmutzung usw., verfolgt die Menschheit weiterhin nur materielle Ziele, es geht um den Besitz von Geld und Macht. Gewalttätige Gruppen versuchen das durchzusetzen, was sie für ihre Rechte oder ihre Pflicht halten. Die in Kontroversen und Zwietracht Verwickelten sind oft fanatische Kämpfer, deren einziges Gefühl der Haß ist, mit dem sie ihre Gegner verfolgen. Erschreckend ist die bis heute geübte Praxis des antiken Gesetzes »Auge um Auge, Zahn um Zahn«.

Konflikte werden nicht durch Haß und Gewalttaten beigelegt. Rache gebiert immer neue Rache. Es ist dies der Teufelskreis der Gewalt, den wir seit Tausenden von Jahren kennen.

Auf wirtschaftlichem Sektor sind die Bräuche nicht weniger aggressiv. Um nur ihre Produkte zu verkaufen, setzen viele Gesellschaften die Gesundheit ihrer Käufer aufs Spiel, fördern die Abhängigkeit ihrer Konsumenten und kümmern sich nicht um die Zerstörung der natürlichen Ressourcen, die unabdingbar sind für den Fortbestand der Menschheit. Auch die Werbestrategien werden immer aggressiver; es ist nur logisch, daß die Fachausdrücke sich aus dem militärischen Wortschatz herleiten.

All dies scheint den Triumph des Egoismus und Materialismus zu beweisen. Selbst die Religionen, die sich jeweils als die einzig »richtige« durchsetzen wollen, kümmern sich nicht mehr um spirituelle, sondern nur noch um rein materielle Inhalte.

Das globale Bild zeigt einen Mangel an Liebe. Nächstenliebe, Verständnis, Mitleid sind legitime Töchter der selbstlosen Liebe. Wenn es uns gelingt, diese drei wachsen zu lassen, wird mit ihnen die Liebe zunehmen, und das ist unsere einzige und letzte Chance. Es gibt keine andere Hoffnung für die Zukunft unserer Enkel auf diesem geschundenen und vergewaltigten Planeten.

Und daß sich keiner betrüge und glaube, er könne nichts erreichen. Keiner halte sich für besser als einen Terroristen oder Betrüger, nur weil er offensichtlich nicht gewalttätig

ist oder sichtbaren Schaden anrichtet. Es gibt nur wenige unter uns, die weder Neid noch Eifersucht oder Mißtrauen empfinden. Alle können wir unseren Teil Liebe wachsen lassen: durch Verständnis, Vertrauen und tiefes Mitgefühl für unsere Nächsten. Wenn wir nicht ihre Bedürfnisse sehen, wenn wir ihre Hilferufe nicht hören, machen wir uns schon schuldig. Mein Nächster kann der Nachbar sein oder jemand, der in irgendeinem fernen Erdteil lebt!
Die weltweiten Veränderungen haben ihre Wurzeln in unserem Gewissen und in unserem Herzen, auf der Grundlage unserer eigenen Veränderung!

Holly – Symptome in blockiertem Zustand:

- negative Gefühle wie Haß, Neid, Eifersucht, Zorn, Rache, Mißtrauen
- hartes, steinernes Herz
- Unglücklichsein, Frustration ohne erkennbare Ursache
- Schadenfreude
- ständiger Verdacht, daß jemand etwas Schlechtes tut, betrügt usw.
- man ist leicht gekränkt, verärgert
- häufige Mißverständnisse, Bedauern und Klagen über andere
- tiefer Groll
- ständiges Mißtrauen, Verdächtigungen
- übertriebene, krankhafte Eifersucht
- Wutanfälle aus geringem Anlaß
- Kinder, die zum Jähzorn neigen, bis zu körperlicher Aggression
- man kann weder sich selbst noch anderen vergeben
- man geht im Geschäftsleben über Leichen

- man weist eine Mitverantwortung an kollektiven Schandtaten weit von sich
- behauptet, man könne selbst nichts Positives tun

Vorschläge zur unterstützenden Begleitung der Therapie:

- Übungen zur Stärkung und Harmonisierung des Herzens (eventuell durch Tai Chi, Yoga, Meditation, autogenes Training usw.)
- in Gruppen mit anderen an einem Projekt arbeiten
- etwas für Schwächere tun, z. B. für kranke oder verlassene Kinder
- versuchen, die Sorgen und Nöte anderer wirklich zu verstehen
- sich verlieben!

Positive Leitsätze:

- Ich liebe und werde geliebt.
- Ich öffne mein Herz.
- Ich bin Liebe.
- Ich bin Teil des Ganzen.
- Ich bin vereint mit dem Ganzen.

Mißtrauen ist eine schlechte Rüstung,
die mehr hindern kann als schirmen. *Lord Byron*

Nun aber bleibet Glaube, Hoffnung, Liebe, diese drei;
aber die Liebe ist die größte unter ihnen. *1. Kor. 13,13*

Liebe ist das einzige, das wächst, wenn wir es verschwenden.

Ricarda Huch

Frieden kannst du nur haben, wenn du ihn gibst.

Marie von Ebner-Eschenbach

Die Gleichgültigkeit ist eine Lähmung der Seele, ein vorzeitiger Tod.

Anton Tschechow

Wir alle sind nur soweit Menschen geworden, als wir Gelegenheit hatten, Menschen zu lieben. *Boris Pasternak*

Mit Zorn und Haß reißt man alles nieder, mit Geduld und Liebe aber baut man aus nichts einen Tempel. *Vietnam*

Die Henne der Nachbarin legt immer mehr Eier als meine.

Galizien

Laßt die Sonne nicht untergehen über eurem Zorn. *Paulus*

Aus guten Gedanken entstehen gute Taten
und aus bösen Gedanken böse Taten.
Haß läßt nie den Haß abnehmen,
aber die Liebe läßt den Haß schwinden. *Gautama Buddha*

16 Honeysuckle

Geißblatt, Jelängerjelieber –
Lonicera caprifolium

Das Geißblatt ist eine Kletterpflanze, die in ganz Europa und in der Zone der südamerikanischen Anden vorkommt. Sie kann bis zu zwei Meter hoch wachsen, aber indem sie sich

an niedrigen Bäumen am Waldrand, an Pfeilern und Toren hochrankt, erreicht sie bis zu sechs Meter Länge.
Die spitz zulaufenden Blätter sind gegenständig angeordnet. Zwischen Juni und September erscheinen die Blüten an den Enden der Zweige.
Die schönen, merkwürdigen Blüten sind sternförmig gruppiert, wie in zarten Krönchen. Als erste öffnen sich die an der Peripherie gelegenen schlanken Trompeten; indem sie aufspringen, schnellen fünf lange und elegante Staubblätter hervor; erst wenn diese erschöpft sind, erscheint der Stempel. Die Blütenröhren sind hellkarminrot, ihr Inneres wie die Staubgefäße cremigweiß; nur die Pollen und damit die kleinen Staubbeutel sind gelb.

Schlüsselsymptome: Nostalgie – fortdauerndes Leben in der Vergangenheit
Tugenden: Leben im Hier und Jetzt – indem man mit der Vergangenheit arbeitet, kann man die Veränderungen im Leben annehmen

Das Jelängerjelieber ist schon durch seine Erscheinung eine durch und durch romantische Pflanze, mehr noch, weil sich seine Blüten in den warmen Sommernächten öffnen und einen betäubenden Duft verströmen.
In der Romantik hat man in Europa, vor allem in Deutschland, verschwiegene Pavillons errichtet, die vollständig mit Geißblatt überwuchert waren. Dort fanden sich die jungen Menschen ein, benommen vom schweren Duft, eingehüllt im Gesumme der angelockten Insekten, und seufzten nach ihrer Liebe, die fern, vergangen oder verloren war. Es war eine nostalgische Welt, fern der greifbaren Wirklichkeit ihrer Gegenwart.
Die gelblichweiße Blüte der Wildform des Geißblatts (*Lo-*

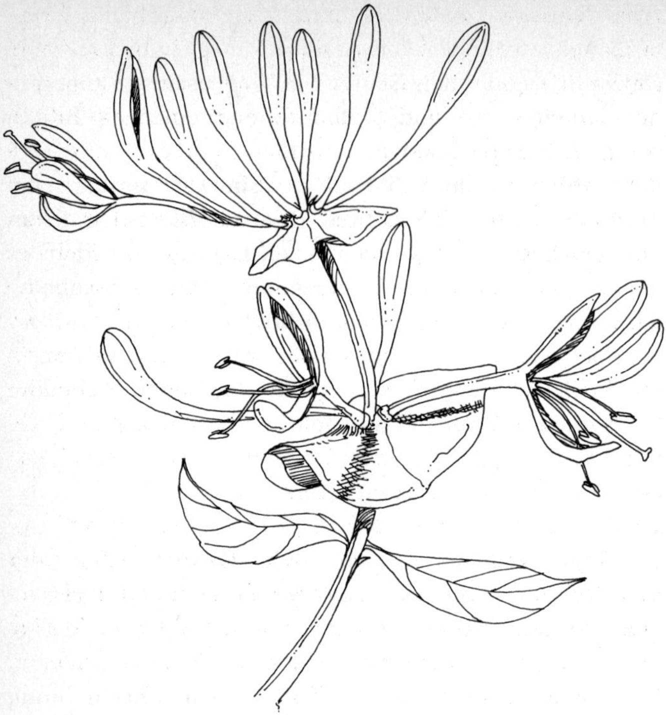

nicera periclymenum) leuchtet nachts wie ein goldenes Feenkrönchen. Aber Bach entschied sich für die mehr südeuropäische Form mit den rötlichen Blütentuben. Heute findet man sie nicht nur angepflanzt in den Gärten und Parks von ganz Europa, sondern verwildert in Hecken und Wäldern auch in England, wo Bach seine Blüten suchte. Die Arten unterscheiden sich nicht nur durch die Blütenfarbe, sondern auch durch ihre obersten Blätter, die im Fall der *Lonicera caprifolium* keinen Stiel haben, sondern paarweise am Zweig zusammengewachsen sind. Es scheint, als habe Bach, der sonst immer die Wildformen bevorzugte, der roten Blüte mehr die Stärke zugetraut, sich für ein Leben im Greifbaren zu entscheiden und nicht in der Astralwelt (in der Bedeutung der Welt der Emotionen) und mehr für die Gegenwart als für die Vergangenheit.
Bach empfahl *Honeysuckle* jenen, »die in Gedanken viel in der Vergangenheit weilen, einer sehr glücklichen Zeit, oder den Erinnerungen an einen verlorenen Freund nachhängen oder alten Wunschträumen, die sich nicht erfüllt haben. Sie können nicht glauben, außer dem vergangenen noch einmal ein Glück zu erleben.«
So wie die Blütenessenz helfen kann, die Seele von den schmerzhaften Erinnerungen eines verlorenen Glücks zu »reinigen«, so wurden in früheren Zeiten Aufgüsse aus den leicht giftigen Blättern und der Rinde hergestellt, als Abführmittel, zur Blutreinigung, getreu dem Grundsatz *»similia similibus curantur«* (Gleiches wird durch Gleiches geheilt). Die orangeroten Beeren verursachen Brechreiz, Schlaf und Lichtscheu (Photophobie).
In der Tradition der keltischen Kräuterkunde und in China kochte man einen Absud aus den Blüten gegen Leberbeschwerden und Infektionen der Atemwege.
Die wissenschaftliche Bezeichnung *lonicera* kommt von dem

großen schwedischen Botaniker Carl von Linné, der damit den deutschen Arzt aus dem sechzehnten Jahrhundert ehrte, Adam Lonitzer, der Geißblatt-Aufgüsse empfahl zur Reinigung der Nieren, der Milz und der Leber.
Das Beiwort *caprifolium* (Geißblatt) wird verständlich, wenn man weiß, daß Ziegen alles fressen, selbst Unverdauliches und leicht Giftiges, wie das Laub dieser Kletterpflanze.
Der englische Name Honeysuckle bezieht sich auf den honigsüßen Blütennektar. Wenn jemand sich zu sehr von seinen Erinnerungen tragen läßt, wird er süchtig nach der süßen Droge Sehnsucht und kann es nicht mehr lassen, diesen Honig zu schlürfen. Ähnliches drückt der deutsche Name aus: Jelängerjelieber.
Man hat früher einen Wurzelauszug der Pflanze zum Blaufärben verwendet. Blau ist die Farbe der Sehnsucht, der Traurigkeit (im Englischen heißt es: to feel blue, was ausdrückt, daß jemand sehr traurig, melancholisch ist). Die Romantiker flohen aus ihrer Gegenwart, dem neunzehnten Jahrhundert, in die Vergangenheit, vorzugsweise in die Zeit der Gotik, die letzte große mittelalterliche Epoche, die sie idealisierten und glorifizierten. Die romantischen Dichter suchten das Unerreichbare, symbolisiert in der »Blauen Blume« (Novalis, 1802, im Roman *Heinrich von Ofterdingen).*
Wenn jemand nicht aufhören kann, mit dem süßen Schmerz der Nostalgie an glückliche, wenn auch vergangene Tage zu denken, werden diese Erinnerungen allmählich seine Seele vergiften, mit dem süßen Gift der nicht gelebten Liebe; er wird ein Gefangener der Vergangenheit, wie eingeschlossen in einen der Pavillons, die von der Pflanze überwuchert wurden, benebelt von süßem Blütenduft und dem Gesumme der nächtlichen, nektartrunkenen Insekten. Derart triefend vor Nostalgie, hat die Seele keinen Platz für Zukunftshoffnung, nicht einmal dazu, die Realität der Gegen-

wart aufzunehmen. »Mit geschlossenen Händen kannst du nichts greifen.«
Dieses Gefangenhalten, diese Tatenlosigkeit beobachten wir im Wachstum der Pflanze; kletternd umschlingt sie andere Pflanzen so stark, wie der Liebende die Geliebte umschlingt. So war das Geißblatt Jahrhunderte hindurch Symbol der unzertrennlichen Liebenden. Im mittelalterlichen Epos *Tristan und Isolde* wird das Liebespaar wegen seiner innigen Beziehung mit der Kletterpflanze verglichen, die ihre »Arme« um den Haselstrauch schlingt. Das neunzehnte Jahrhundert schuf viele Dichtungen und Schilderungen, die das Geißblatt als Beispiel nehmen für die glühende Liebe, ewig dauernd bis über den Tod hinaus.
Für uns enthüllen diese Bilder schon Gesagtes: Ein Mensch, der nicht vergessen und die Vergangenheit loslassen kann, ist weder fähig, in der Gegenwart richtig zu leben, noch sich zu öffnen für eine mögliche künftige Liebe.
Das Thema von *Honeysuckle* ist, das Leben annehmen zu können, wie es ist; und weil alles fließt (*panta rhei*) und das Leben nie stehenbleibt, bedeutet das, das Leben anzunehmen mit all seinen Veränderungen und die Aufmerksamkeit auf die Gegenwart zu richten. Nur wenn wir das Heute freudig und positiv akzeptieren, sind wir fähig, allen Wechselfällen offen und mit Neugier zu begegnen, nicht mit Groll, Bedauern oder Schmerz und ohne den Wunsch, unsere Lebensuhr zurückdrehen zu wollen.
Menschen mit einer charakterlich bedingten Blockade *Honeysuckle* sind einfach nicht in der Lage, die Beziehung zwischen dem Fluß des Lebens und der Zeit zu akzeptieren. Sie haben kein Interesse an der Gegenwart und können daher auch nicht die Vergangenheit hinzuziehen, um sich weiterzuentwickeln. Sie machen keine neuen Erfahrungen, und manchmal haben sie auch kein Gedächtnis; sie erinnern sich

nicht an Ereignisse der Vergangenheit, obwohl sie sie glorifizieren. Für sie ist es »normal«, sich der Wirklichkeit nicht bewußt zu werden. Sie leiden eigentlich auch nicht; sie leben mit einer permanenten Nostalgie, was sie allerdings nicht weiter stört.
Sie verehren beispielsweise klassische Musik bis zu Mozart oder Beethoven. Schon Robert Schumann und mehr noch Richard Wagner sind ihnen unerträglich, moderne Musik wie Jazz oder Rock existiert nicht für sie.
Das gleiche geschieht in der Malerei, der Literatur usw. Für sie zählt nur das Alte und verdient den Namen Kunst; die ganze Moderne erscheint ihnen häßlich, erschreckend, sie verstehen sie nicht und verschließen sich vor ihr; ihre Ablehnung kann sich bis zu Haß steigern.
Sie langweilen ihre Umgebung damit, daß sie beständig Geschichten von früher wiederholen, vor allem aus ihrer Kindheit und Jugend. Sie verklären die Vergangenheit einschließlich der schlechten und unangenehmen Dinge, denn »damals war alles besser«.
Honeysuckle ist die typische Blüte für die Krebs-Geborenen. Da sie die Sonne, die Himmelsmitte und andere Planeten im Krebs haben, können z. B. die Argentinier sich leicht mit dieser Gemütsverfassung identifizieren. Denken wir daran, daß in Argentinien der Tango entstand, mit all seiner Melancholie, seinen Klagen ums verlorene Glück. Mit dem Zeichen Krebs hängt es auch zusammen, daß die Argentinier ständig von ihrer glorreichen (oder zumindest besseren) Vergangenheit reden, von ihren europäischen Herkunftsländern, bis zu dem Punkt, daß sie oft unfähig scheinen, die Gegenwartsprobleme in den Griff zu bekommen, weil sie weder aus den Fehlern der Vergangenheit gelernt haben noch die nötige Kraft aufbringen, für das Hier und Jetzt zu kämpfen. Außerdem fliehen sie argentinischen Boden,

wann immer sie können, aber kaum im Ausland, überfällt sie das Heimweh...

Zweifellos haben wir es in der Praxis häufiger mit einem vorübergehenden *Honeysuckle*-Zustand zu tun, wie ihn die Mehrzahl von uns ein- oder mehrmals durchlebt. Da wir im allgemeinen nicht an diese Nostalgie, diesen süßen Schmerz gewöhnt sind, stört er uns, läßt uns schmerzhaft unser Herz spüren, lähmt uns angesichts von Hindernissen oder Aufgaben, weil wir keine Beziehung zur Gegenwartssituation herstellen können, oder schlicht aus Melancholie oder aus Trauer.

Das Verständnis der typischen Züge des Charakters *Honeysuckle* hilft uns, eine vorübergehende Blockade zu erkennen. Gewöhnlich baut sie sich in bestimmten Lebenssituationen auf, nach einem einschneidenden Verlust. Ob man einen lieben Menschen verloren hat oder den Arbeitsplatz, sein Heim, sein Land, seine Gesundheit: die Symptome gleichen sich. Das Vergangene war immer besser, das Verlorene bekommt einen Glorienschein, man spricht von den guten alten Zeiten und lebt dergestalt in seinen Erinnerungen, daß die Füße keinen Erdkontakt mehr haben. Man lebt nicht in seinen gegenwärtigen Lebensumständen. Unbewußt wehrt die Persönlichkeit sich dagegen, bestimmte Erlebnisse zu verarbeiten.

So ist *Honeysuckle* die Blüte für die Witwen und Waisen, die Emigranten und die Vertriebenen, für die verlassenen Bräute, für Entlassene und Rentner und die Alten, die schmerzhaft das Schwinden der Aktivität fühlen, der Möglichkeit, selbst noch eingreifen und etwas bewirken zu können im Leben. Menschen in der Lebensmitte fühlen den Verlust der Jugend mit ihrer Körperkraft und Lebensfreude.

Die Blockade kann ihren Ursprung auch in verpaßten Gelegenheiten haben, schweren Irrtümern, Fehlentscheidungen, die das Leben stark beeinflußt haben, oder einfach in der Tatsache, daß die großen Kinder unabhängig werden, daß man eine Trennung oder Scheidung bedauert oder nie verwirklichte Träume.

Wenn keine Behandlung erfolgt, kann ein solcher Zustand lange andauern. Dagegen haben Kinder diese vorübergehende Blockade oft in ihrer leichteren Form, zum Beispiel, wenn sie während einer kürzeren Reise Haus oder Familie vermissen. Den Kleinen kann man auch die ersten Tage oder Wochen in Kindergarten oder Schule erleichtern, wo ihnen der gewohnte Rhythmus in vertrauter Umgebung fehlt. Auch wenn sie die Schule wechseln oder ein kleiner Freund weit wegzieht, hilft die Blüte in kurzer Zeit, das innere Gleichgewicht wiederherzustellen.

Mancher verklärt in seinen Träumen die Vergangenheit, weil ihm die Gegenwart zu unangenehm scheint und er keine Möglichkeit sieht, sie günstig zu beeinflussen.

Das Hauptcharakteristikum ist also jegliches Fehlen von Objektivität der eigenen Vergangenheit gegenüber. Damit wird verständlich, daß die Blüte auch all denen hilft, die in früheren Lebensumständen so gelitten haben, daß sie keinerlei Erinnerungen mehr an diese Zeiten haben: Sie haben alles verdrängt, das Gute wie das Schlechte. Ich habe Kinder gekannt, die im Vorschulalter adoptiert wurden und nicht eine einzige Erinnerung aus den ersten vier bis fünf Lebensjahren bewahrt hatten. Die Ursachen können verschieden sein: Entweder war die Welt bis zur Adoption in eine andere Familie noch heil, und das Kind schützt sich gegen schmerzhafte Erinnerungen an eine glückliche Zeit; oder das Gegenteil war der Fall: Vorher wurde es rücksichtslos hin- und hergestoßen, allein gelassen, oder niemand kümmerte sich um seine Bedürfnisse. Für manches unerwünschte Kind sind auch die ersten Jahre eine Hölle, die es gar nicht schnell genug vollständig verdrängen kann.

Was auch immer die Ursachen für diesen partiellen Gedächtnisschwund sind: in jedem Fall sollte man an *Honeysuckle* denken, wenn jemand sich an gar nichts oder nur an Positives aus bestimmten Lebensabschnitten erinnert.
All diese Patienten wollen nicht den ununterbrochenen Fluß des Lebens wahrhaben, oder sie wollen ihn aufhalten, diesen ewigen Wechsel, die ständige Veränderung der Welt, der Umstände und der Persönlichkeit. Mit dieser Negation können sie nichts aus ihren Erfahrungen lernen, weil sie sich fast immer nur auf einen oder wenige Aspekte der Vergangenheit konzentrieren. Je nach Temperament bedauern sie etwas, ärgern sich oder erzählen vor allem das Schlechte und die Ungerechtigkeit, die sie heute erleben im Vergleich zu den alten Zeiten; oder sie glorifizieren Menschen, Dinge, Umstände aus ihrer Vergangenheit und leugnen die dunkle Kehrseite jeder Situation, eine Methode, die die komplexe Integration von Erfahrungen, und damit Entwicklung, verhindert. Indem sie nur das subjektiv »Gute« sehen, beschränken sie sich selbst erheblich.
Bach sagt von *Honeysuckle*, daß es »aus dem Bewußtsein jegliches Bedauern und alle Sorgen aus der Vergangenheit löscht. Es gleicht alle Einflüsse, Wünsche und Sehnsüchte der Vergangenheit aus und führt uns in die Gegenwart.« Es erlaubt uns eine aktive und fruchtbare Begegnung mit unserer Vergangenheit.
Menschen im positiven *Honeysuckle*-Zustand können alle Ereignisse ihres Lebens mit Gelassenheit und ohne Bedauern oder Trauer übersehen. Sie erkennen Gutes und Schmerzhaftes, ohne etwas aus ihrer Erinnerung tilgen zu wollen oder verbittert zu sein. So lernen sie aus ihren Erfahrungen, geben sie weiter und lassen sie los, mitunter auch, indem sie in späteren Jahren ihre Lebenserinnerungen aufschreiben, die Geschichte ihrer Zeit oder ihrer Familie.

Menschen im transformierten *Honeysuckle*-Zustand sind in der Lage, mit der Vergangenheit und ihren Erinnerungen zu arbeiten, wie zum Beispiel Historiker, Archivare, Antiquare, Zeitzeugen der jüngeren Vergangenheit, Archäologen. Sie versuchen, die Gegenwart mit der Vergangenheit zu verknüpfen. Sie geben Erfahrungen weiter, mit deren Hilfe man eine solide Basis für die Zukunft schaffen kann. Das können sehr praktisch veranlagte Personen sein, mit der Fähigkeit, in Notsituationen schnell und richtig zu reagieren, ohne zu fragen oder zu klagen. Sie brauchen nicht lange zu zögern oder nachzudenken, weil sie ihre Erlebnisse schon längst verarbeitet und daraus gelernt haben.

Nach einem unerwarteten Verlust oder einer abrupten Veränderung ist es günstig, *Honeysuckle* mit *Walnut* zu kombinieren und, gegen Schockfolgen, mit *Star of Bethlehem* bzw. im Fall von Panik mit *Rock Rose.* Dies kann der Fall sein, wenn jemand bei einem Unfall seine Gesundheit verliert und erblindet oder taub wird. Oder wenn er dabei war, als ein ihm Nahestehender bei einem Unfall getötet wurde.

Honeysuckle und *Clematis* scheinen sich zu gleichen, weil die Betreffenden kein Gegenwartsinteresse haben. Aber während *Honeysuckle* die Gegenwart flieht und Sehnsucht nach authentischen Situationen in seiner Vergangenheit hat, ohne mehr vom Leben zu erwarten, flieht *Clematis* in Zukunftsphantasien, Träume und Luftschlösser.

Wenn wir nicht nur Bedauern erkennen, sondern auch Schuldgefühle, müssen wir auch an *Pine* denken.

In den ersten Einnahmetagen ist es möglich, daß die Person in Nostalgie »ertrinkt«, in Erinnerungen, Sehnsucht und Tränen. So reinigt sie sich von Vergangenem, um Veränderungen akzeptieren zu können und um frei zu sein für das Anknüpfen an die Gegenwart und für den Weg zur Gesundung.

Honeysuckle – Symptome in blockiertem Zustand:

- Heimweh nach Orten oder Menschen
- Nostalgie, man lebt in der Vergangenheit und glorifiziert sie
- oft bei Waisen, Witwen, Emigranten, Verlassenen und Älteren
- nach größeren Verlusten (von nahestehenden Menschen, Arbeit, Heim, Gesundheit, Unversehrtheit usw.)
- nach Trennung von Partner, Kind, Freund, Haustier
- lebt beständig in der Vergangenheit und erinnert sich an Nebensächliches, als ob es gestern gewesen wäre
- manchmal nur diffuse Erinnerungen, manchmal fehlen sie ganz
- Bedauern, Gelegenheiten nicht beim Schopfe ergriffen zu haben
- Bedauern um nicht erfüllte Wünsche und Träume
- Reden von alten Zeiten und abgeschlossenen Situationen
- Auftauchen von Herzproblemen, zuerst ohne pathologischen Befund
- kann sich nicht trennen, weder von Menschen noch von Dingen, Bräuchen oder Orten
- sammelt einfach alles, besonders Antiquitäten, alte Bücher, Fotos
- kann nichts wegwerfen, nicht einmal defekte, total unnütze Dinge
- nimmt in jeder Unterhaltung Bezug auf Vergangenes
- wiederholt ständig Geschichten von früher, aus Kindheit und Jugend
- Begeisterung für alles Alte, gleichgültig ob schön oder häßlich

- traditionelle, bewahrende Einstellung, will rekonstruieren
- lebt nur in der Erinnerung, kein Lebensinteresse sonst
- Wunsch, noch einmal von vorne anfangen zu können, Reue
- Trauer nach Verlusten, weil vorher alles besser war
- Bedauern, daß die alten Zeiten nicht wiederkehren
- hört immer wieder Musik, die an eine verflossene Liebe erinnert
- eine Witwe kleidet sich immer so, »wie er es gern sah«
- umgibt sich mit alten Erinnerungen und Fotos
- erforscht den Stammbaum, die Ahnengalerie

Vorschläge zur unterstützenden Begleitung der Therapie:

- sportliche oder schöpferische Hobbys (Töpfern, Erdkontakt!)
- Verantwortung übernehmen, die fordert

Positive Leitsätze:

- Ich lebe heute.
- Alles fließt.
- Ich schätze meine Erinnerungen und löse mich von ihnen.
- Ich schließe Frieden mit meiner Vergangenheit.
- Ich erkenne den Wert meiner Erlebnisse für Gegenwart und Zukunft.
- Jeder Tag bringt etwas Neues.
- Heute ist der Anfang von morgen.
- Nur die Gegenwart schenkt Erfahrung.

Es wird immer etwas geben, wofür es wert sein wird, zu leben.

George Bernard Shaw

Was dir die Zukunft bringt, das frage nicht,
und die vergangne Zeit beklage nicht.
Allein das Bargeld »Gegenwart« hat Wert.
Nach dem, was war und sein wird, frage nicht. Omar Chaijam

Mit vollen Händen kannst du nichts greifen. Brasilien

Die Zukunft martert uns, die Vergangenheit hält uns gefangen. Nur darum entzieht sich die Gegenwart unserem Zugriff.

Gustave Flaubert

Weine nicht über verschüttete Milch. England

Wer die Vergangenheit lobt, tadelt die Gegenwart.

Der ist nicht reich, der nicht etwas Altes besitzt. Beide Finnland

Die Gegenwart ist der Amboß, auf dem die Zukunft geschmiedet wird. Portugal

Nicht Schmerz tötet, aber unablässiges Erinnern. Bantu

Nicht traurig sein, daß es vorbei, sondern dankbar, daß es gewesen!

Deutschland

Heute, das ist mein Lieblingstag! Winnie Puh

›Das habe ich getan‹, sagt mein Gedächtnis. ›Das kann ich nicht getan haben‹, sagt mein Stolz und bleibt unerbittlich. Endlich gibt das Gedächtnis nach.

Friedrich Nietzsche

17 Hornbeam

Hainbuche, Hagebuche, Weißbuche –
Carpinus betulus

Die elegante Hainbuche gleicht im Wuchs der Rotbuche, *Beech, Fagus silvatica,* aber mit ihrem mittleren Stammumfang und ihrer maximalen Höhe von fünfundzwanzig Metern ist sie zierlicher; auch ihre Blätter sind denen der Buche ähnlich, aber gezahnt. Sie ist ein Haselnußgewächs (*corilacea*) und kann etwa hundertfünfzig Jahre alt werden. Sie ist in Zentraleuropa bis in den Nahen Osten hinein beheimatet und wächst freistehend oder in lichten Wäldern, mitunter auch als Hecke angepflanzt, weil das dichtstehende Laub – selbst braun und trocken – noch bis zum Frühling haftet.

Man erkennt die Weißbuche an ihrer glatten grauen Rinde mit den charakteristischen eisengrauen Streifen und den oftmals spiralig um den Stamm verlaufenden Wülsten.

Im April oder Mai erscheinen die männlichen Blütenkätzchen, gelb von Pollen, und die weiblichen, hängenden, die mit ihren geschweiften Deckblättern wie kleine Pagoden aussehen. Diese charakteristischen Deckblätter verwandeln sich nach der Reife in kleine Flügel, auf denen der Wind die Früchte, winzige Haselnüsse, davonträgt.

Schlüsselsymptome: Müdigkeit – geistige und körperliche Erschöpfung
Tugenden: Antriebskraft, Schwung – Durchhaltevermögen

Die Qualitäten der Hainbuche fallen nicht sofort ins Auge, aber wir erkennen sie an ihrer Vielseitigkeit und ihrem Nutzen: Ihr glattes weißes Holz ist dicht und hart wie Eisen und sehr widerstandsfähig. Daher hat man es schon immer zur

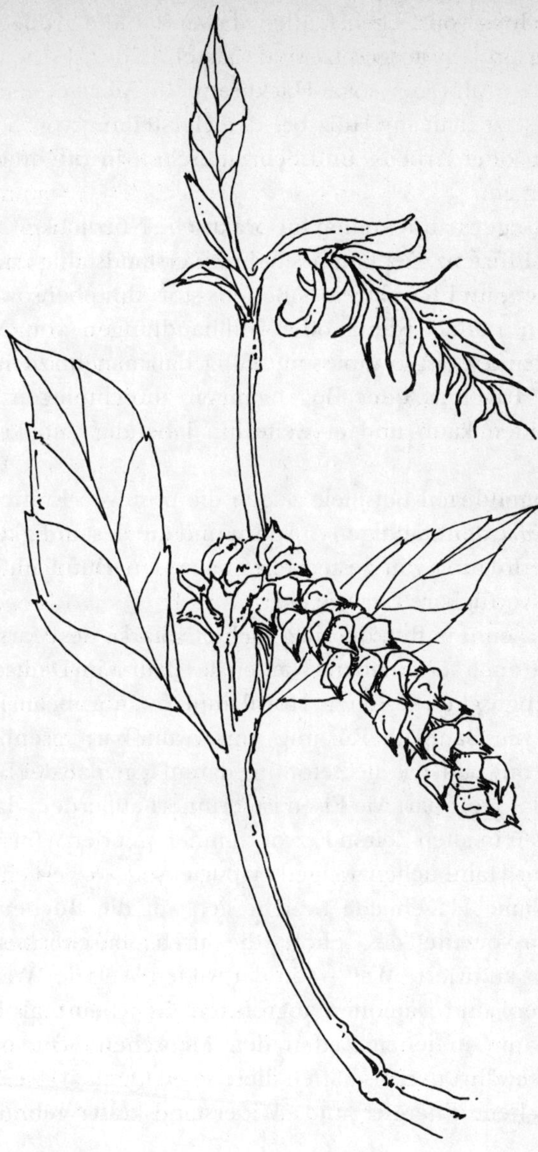

Herstellung von Gegenständen verwendet, die großen Belastungsproben ausgesetzt sind: Nägel, Räder, Joche, Klavierteile, Mühlräder, sogar Hackbretter für Metzgereien! Bis heute setzt man ihr Holz bei der Herstellung von Schulbänken oder Arbeits- und Schreibtischen in öffentlichen Ämtern ein.

Diese Gegenstände stehen für praktische Nützlichkeit, Ausdauer, Effizienz. Der Baum ist sehr widerstandsfähig und bescheiden, und Kargheit des Bodens stört ihn ebensowenig wie ein rauhes Klima oder Mißhandlungen von Menschenhand. Er ist so anpassungsfähig, daß man ihn zu natürlichen Pavillons oder Bogengängen zurechtbiegen und -schneiden kann und er weiterhin lebendig und kräftig bleibt.

Die angeführten Beispiele zeigen die positiven Kräfte von *Hornbeam*, den ständigen Ansporn und die Beständigkeit in der Verfolgung von gesteckten Zielen. Unermüdlich setzt er alle verfügbare Energie ein.

Man erkennt in ihm die zielgerichtete Stärke des Mars, auf die sich auch verschiedene Namen des Baums im Deutschen oder Englischen beziehen: Hornbaum bzw. hornbeam heißt soviel wie Baum in Rüstung, unverwundbar; Eisenbaum oder ironwood, das die Betonung darauf legt, daß der Baum oder das Holz hart wie Eisen ist, erinnert außerdem daran, daß man in alten Zeiten Erzvorkommen mit der Wünschelrute aus Hainbuchenzweigen erspürte.

Der Name Hagebuche bezieht sich auf die Buchenhekken, die vorzeiten das Gehöft – die durch menschliches Eingreifen kultivierte Welt – von der wilden Welt der Wälder, Wildtiere und Dämonen abgrenzten. Es scheint, als habe der Baum in jenen Zeiten den Menschen Schutz und Hilfe gewährt und als hätten diese seine Qualität der unermüdlichen Energie und Widerstandskraft gebraucht, um in einer noch ungezähmten Welt überleben zu können.

Es klingt konsequent und logisch, daß Bach die Blüte verordnet für all »jene, die das Gefühl haben, nicht genügend seelische oder körperliche Kraft zu besitzen, um die Bürde des Lebens zu tragen. Die Angelegenheiten des Alltags erscheinen ihnen zu schwer, auch wenn sie ihre Aufgabe in der Regel erfüllen können. Für jene, die glauben, daß sie körperlich oder seelisch einer Stärkung bedürfen, um ihr Tagewerk leicht vollbringen zu können.«

Es ist das Mittel für alle, die körperliche oder geistige Kräftigung brauchen. Es hilft bei anämischen Zuständen und mentaler Verausgabung; es verleiht den Schwung und die Spannkraft von Mars.

Die völlige Erschöpfung von *Hornbeam* hat nichts zu tun mit dem Aufbrauchen aller Kraftreserven, das wir von *Olive* her kennen. *Hornbeam* ist die Erschöpfung durch die Routine, durch eine nicht gemäße Lebensführung. Es ist die Ermüdung derer, die große geistige Anstrengungen machen müssen, ohne einen Ausgleich zu suchen beispielsweise in sportlicher Betätigung oder handwerklichen Arbeiten.

Der Energie-Austausch zwischen den verschiedenen Ebenen ist daher gestört und das gesamte energetische System geschwächt; mit der Zeit bewirkt das ein immer größeres energetisches Defizit.

Zu Beginn spielt sich die Müdigkeit mehr im Kopf ab, als Idee, als Vorstellung von Erschöpfung. Wir sprechen von der Müdigkeit am Montagmorgen oder der Erschöpfung zum Jahres- oder Schuljahrsende. Typisch dafür ist, daß der Betreffende sich zerschlagen fühlt, kaputt, zu müde, um seine Routinearbeiten hinter sich zu bringen. Ergibt sich dagegen die Notwendigkeit für eine Extraarbeit, die sich vom Üblichen unterscheidet, erwachen plötzlich alle Lebensgeister wieder, und die gleiche Person kann eine schwierige und ermüdende Arbeit zu Ende führen. Anschließend ist sie nicht etwa erschöpft, sondern fühlt sich im Gegenteil wie neugeboren. Uns allen ist die Situation des Studenten bekannt, der wochenlang zu Hause über den Büchern hockt und sich auf ein Examen vorbereitet. Er kann nicht mehr, fühlt sich körperlich und geistig am Ende. Er besteht sein Examen, geht aus, um zu feiern, und tanzt die ganze Nacht, ohne sich im mindesten müde zu fühlen. Das ist die typische vorübergehende Blockade *Hornbeam.*

Einen chronischen Zustand können wir häufig bei Menschen beobachten, die vorwiegend geistig arbeiten und ein Leben in eingefahrenen Gleisen führen. Der moderne Mensch – wenn er nicht das Glück hat, mit Menschen oder Tieren zu arbeiten, auf dem Land oder mit seiner eigenen Kreativität – überfordert ständig seine mentale Seite; es fehlt ein kreativer oder handwerklicher Ausgleich. Irgendeinen Sport auszuüben ist nicht genug, da er nicht immer ein geistiges Abschalten erlaubt; außerdem unterbricht die Regelmäßigkeit einer sportlichen Betätigung nicht die vollständige Routine. Einleuchtend, daß wir zum Ausgleich nicht Tennis oder Tischtennis empfehlen können, weniger noch das Schachspiel, statt dessen aber jedes Hobby, das eine Prise Abenteuer, Überraschung, Kreativität bringt, wie beispielsweise Bergwandern oder Bergsteigen, Paddeln, das Anlegen eines Gartens, eines Teiches oder jede andere handwerklich-schöpferische Betätigung.

Menschen im akuten *Hornbeam*-Zustand fühlen sich außerstande, ihren Pflichten nachzukommen. Gewöhnlich glauben sie, daß eine kleine Pause genügt, um wieder Kraft zu tanken, aber je mehr sie sich ausruhen, um so erschöpfter fühlen sie sich. Dennoch schaffen sie es gewöhnlich, bis zum Ende durchzuhalten: Ihre Müdigkeit ist eher psychisch, und ihr größtes Problem ist es, jeden Morgen aufs neue anzufangen; danach setzen sie alles Notwendige ins Werk.

Das Leben in den »entwickelten« Ländern ist heute größtenteils durchgeplant und organisiert. Wir sind fast alle Gefangene der Routine unserer Arbeit, unseres Familienlebens, der Fahrten zwischen Wohnung und Arbeitsplatz, der Tennispartie um sechs, des Abendessens um halb acht, der TV-Nachrichten um acht, des Drinks vor dem Fernseher um neun... und dann der siebenstündigen, nicht immer erholsamen Nachtruhe.

Unsere Vorfahren hatten täglich mit neuen Herausforderungen zu kämpfen. Ihr Leben war abhängig von den Jahreszeiten, dem Klima, der Fruchtbarkeit ihrer Felder und ihrer Tiere, von Sonne und Regen, Seuchen und Heimsuchungen, Ernte und Vorrat. Wir Heutigen sind nicht einmal mehr abhängig vom »schlechten« Wetter, denn sogar in unseren Autos haben wir Klimaanlagen. Wir führen ein geregeltes Leben, von der Wiege bis zur Bahre. Das notwendige Abenteuer suchen wir uns im Straßenverkehr oder in organisierten Ferien, Typ Abenteuerurlaub, wenn wir uns nicht für die langweilige Monotonie des Strandes entscheiden...

Ein Mensch, der in der Routine seines Lebens gefangen ist, erlaubt sich keine persönliche, innere Entwicklung, er horcht nicht auf die Botschaften seines höheren Ich, und in gewissem Sinn versteinert oder vertrocknet er langsam, ohne sich Gelegenheit zu geben, mittels Kreativität und Spontaneität neue Kraftquellen zu finden, ohne Möglichkeiten zu suchen, seine Persönlichkeit in einem lebenswerten Leben zu entwickeln.

Die Blütenenergie von *Hornbeam* strafft uns und richtet uns auf, erfrischt uns und schenkt uns neue Energie. Unsere Sinne öffnen sich wieder, auch die inneren, und wenn wir auf unsere innere Stimme horchen, können wir das Gleichgewicht in unserem täglichen Leben finden. Und wir wissen dann, daß unsere Kraft dazu ausreicht, alle Arbeiten gut zu Ende zu führen. *Hornbeam* schenkt neue Lebensfreude.

Hornbeam – Symptome in blockiertem Zustand:

- Erschöpfung, mehr geistig als körperlich
- Erschöpfung durch zu viele »unverdaute« sinnliche Eindrücke
- Schwierigkeiten, morgens aus dem Bett zu kommen
- Müdigkeit zum Jahresende, Montagmorgenmüdigkeit
- man steht morgens zerschlagener auf, als man abends ins Bett ging
- man zweifelt morgens, ob man sein Tagespensum schafft
- glaubt, ohne Anregungsmittel nicht durchzuhalten (Pillen, Tee, Kaffee, Mate, Alkohol, Cola ...)
- man wird schon müde, wenn man nur an die Arbeit denkt
- man fühlt, daß die Kraft nicht ausreicht für die täglichen Pflichten
- nach längerem Krankenlager glaubt man, nicht genug Kraft für den Wiederbeginn zu haben, in Wirklichkeit hat man sie aber
- man fühlt sich wie verkatert, weil man zuviel gelesen, ferngesehen, gelernt hat
- man führt ein völlig durchorganisiertes routiniertes Leben
- seelische Müdigkeit, durch jahrelanges tägliches Einerlei
- Lähmung angesichts der täglich wiederkehrenden Routine
- unterbricht man die Routine mit einer interessanten Ar-

beit, vergißt man die Müdigkeit und spürt neue Energie und Lebenslust
- manchmal Müdigkeit wegen Eisenmangel
- Konzentrationsschwäche
- oft Tränen und Augenbrennen, eventuell mit Spannung hinter den Augen
- oft Gewebeschwäche wegen Antriebsschwäche und fehlender Spannkraft

Vorschläge zur unterstützenden Begleitung der Therapie:

- Die Routine unterbrechen
- ein schöpferisches Hobby (vorzugsweise Arbeit mit Erde, Tonformen, Teigkneten, Schnitzen, Bildhauern)
- einen spielerischen Sport ausüben (ohne Ehrgeiz!)
- spontan Reisen »ins Blaue«, ohne allzuviel Planung

Positive Leitsätze:

- Ich erfülle mein Tagespensum mit Lust und Kraft.
- Mein Kopf ist ausgeruht und beweglich.
- Ich tue, was ich mag, und mag, was ich tue.
- Die Arbeit macht Spaß und fällt mir leicht.
- Freude gibt Kraft.
- Mein Lebenstraum gibt mir Kraft.

Aurora est musis amica. *Rom*

Morgenstund hat Gold im Mund.

Frisch gewagt ist halb gewonnen. *Beide Deutschland*

Wer früh aufsteht, dem hilft Gott. *Spanien*

Auch ein Weg von tausend Meilen beginnt mit einem Schritt.
Laotse

Man kann noch weit gehen, auch wenn man müde ist.
Frankreich

18 Impatiens
Drüsentragendes Springkraut –
Impatiens glandulifera

Das Springkraut ist ein Einwanderer aus dem Himalaja. Es kam um 1830 aus Kaschmir nach Europa und verbreitete sich rasch, besonders auf den Britischen Inseln.
Es ist eine einjährige Pflanze, die in kürzester Zeit bis zu zwei Meter hoch wird. Die vielen großen Blätter sind spitz zulaufend und gesägt, mit einem Rand, purpurfarben wie die Stengel.
Die Blüten wachsen aus den Zweigachseln; die fünf spiegelsymmetrisch angeordneten Blütenblätter formen eine Haube (wie der Helm eines Schutzmanns, Bobbys) mit großer, »insektenfreundlicher« Öffnung.
Die von Bach ausgewählte Art ist intensiv malvenfarben, mit dunkelroten Tupfen (er forderte, für die Blütenessenz die hellsten Exemplare auszusuchen, weil sie zarter und weicher seien, wie die hochentwickelte Persönlichkeit *Impatiens*).
Die Pflanze blüht üppig vom Juli bis zu den ersten herbstlichen Nachtfrösten, indem sie gleichzeitig Knospen, Blüten und Samen trägt.
Der Name rührt nicht nur her von dieser Ungeduld, Blüten und Früchte zu entwickeln, sondern mehr von einer Ei-

genart dieser Früchte: Es sind kleine, zarte Schoten, die – wenn sie reif sind – sich auf die leiseste Berührung hin platzend öffnen, ihre Seiten wie winzige Schlangen blitzschnell einrollen und die runden, schwarzen Samen wie Geschosse herausschleudern.
Das Kraut gedeiht auf allen Böden, in Sonne oder Schatten, vorzugsweise an den Ufern von Fluß- oder Bachläufen oder in sumpfigen Gründen, die die ausreichende Wasserversorgung für sein schnelles Wachstum und seine Verbreitung sicherstellen.

Schlüsselsymptome: Ungeduld – überschäumende Reaktionen – Reizbarkeit
Tugenden: Schnell im Denken und Handeln, mit Gelassenheit, Geduld und Verständnis

Impatiens ist die Blüte für Personen, die schnell denken, die auf jede Information sofort reagieren und die am liebsten alles in ihrem eigenen Tempo, d. h. in Höchstgeschwindigkeit erledigen.
In blockiertem Zustand fehlt ihnen die Geduld, weshalb sie, wenn sie sich an den langsameren Rhythmus anderer halten müssen, in eine fortdauernde geistige und körperliche Anspannung geraten. Das führt schnell zu Nervosität, Gereiztheit und Ärger mit langsameren Mitmenschen. Daher ziehen sie es meist vor, allein zu arbeiten und zu denken. Laut Bach sind sie »rasch im Denken und Handeln und wollen alles schnell und ohne Zögern tun. Im Falle einer Erkrankung sind sie darauf bedacht, rasch wieder zu genesen. Es fällt ihnen sehr schwer, mit langsamen Menschen Geduld zu zeigen, da sie es für falsch und eine Zeitverschwendung halten.«
Daher sind sie völlig ungeeignet als Lehrer, Chefs oder Aus-

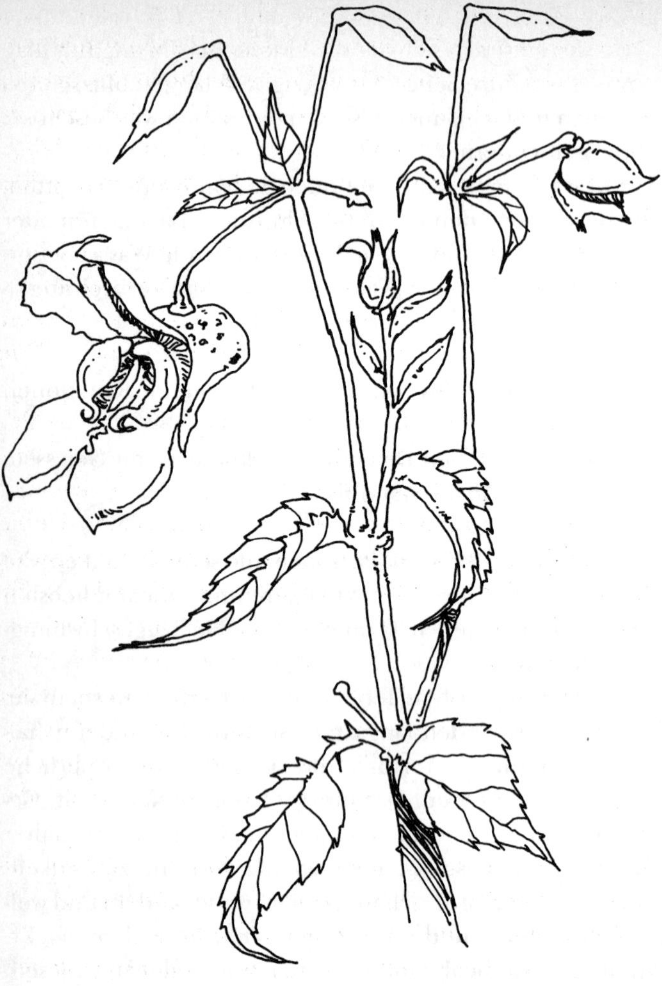

bilder. Ihnen fehlt die nötige Geduld, um den Fortschritt in den Arbeiten ihrer Schüler oder Untergebenen abzuwarten und zu begleiten. Deshalb nehmen sie ihnen das Arbeitsstück aus der Hand und führen die Arbeit selbst rasch zu Ende. Genauso können sie es auch kaum abwarten, daß jemand zu Ende spricht: Sie nehmen ihm das Wort aus dem Mund und beenden seine Rede selbst.

Sie verstehen einfach nicht, daß jeder von uns seinen individuellen Rhythmus hat, und meinen, alle dazu anleiten zu können, mit der ihnen eigenen Schnelligkeit zu arbeiten. »Sie setzen alles daran, um solche Menschen in ihrem Tun zu beschleunigen.« (Bach)

Es gibt auch *Impatiens*-Charaktere, die nicht in allem die gleiche Eile an den Tag legen: Es ist möglich, daß sie mit atemberaubender Geschwindigkeit denken, entscheiden und reagieren, aber wenn sie eine Arbeit vor sich haben oder unterwegs sind, sind sie äußerst langsam, manchmal sogar im Denken, was sie – im Falle einer Blockade – nicht daran hindert, daß sie sich schrecklich über andere aufregen, die ihre Geduld in irgendeiner Weise auf die Probe stellen. Aber die durch ihre große Reizbarkeit verursachten Wutanfälle gehen ebenso schnell vorüber, wie sie auftauchen. Der typischste Charakterzug aller *Impatiens* scheint die Idee zu sein, daß ihre Zeit unendlich viel wertvoller ist als die der anderen!

Wegen der Schwierigkeiten, die das Zusammenleben und -arbeiten mit ihnen mit sich bringt, werde manche von ihnen mit der Zeit sehr einsam und isoliert.

Im Krankheitsfall kommt es vor, daß sie mit ihrem Mangel an Geduld, an Hingabe an die Situation, eine Heilung behindern.

Ihre ständige nervliche Anspannung läßt sie schlecht schlafen, häufig bringt sie auch Hochdruckprobleme, Schilddrüsen- oder andere Überfunktionen mit sich (mit Herzrasen, Schweißausbrüchen, Durchfall, Gewichtsabnahme usw.).

Sie sprechen, denken, essen und bewegen sich mit Hektik und Unruhe. Indem sie geistig und körperlich so schnell arbeiten, verbrauchen sie viel mehr Energie als andere, essen häufiger und mehr, ohne an Gewicht zuzunehmen. Einige von ihnen sind die typischen ewig Dürren!

Auch wenn sie gerade weder sprechen noch agieren, läßt sich ihre *Impatiens*-Blockade nicht verheimlichen: Sie laufen hin und her, wie der Tiger im Käfig; trommeln auf den Tisch; spielen mit irgend etwas... Wenn sie sich dagegen in angespannten Situationen zusammennehmen, tauchen plötzlich Ausschläge oder Hautjucken auf.

Da unsere Haut ein sehr sensibles Organ ist, reagiert sie gewöhnlich stark auf Unruhe und Ungeduld, und es kann sich der typische Teufelskreis bilden, indem der brennende Ausschlag oder der Juckreiz ihrerseits die Ungeduld verstärken. Aus diesem Grund geben wir *Impatiens* zu jedem Blütenstrauß für Patienten mit Hautproblemen oder Allergien. In gleicher Weise wichtig ist die Blüte im Fall einer Blasenentzündung; der Patient ist nach ersten Gaben schon so erleichtert, daß das Brennen und der Harndrang gleichzeitig für längere Zeit nachlassen.

Die europäische Volksmedizin hat Aufgüsse des heimischen Springkrauts (*Impatiens noli-tangere*) unter anderem bei Hautirritationen und juckenden Stichen angewendet; in den gleichen Fällen benutzten die nordamerikanischen Indianer *Impatiens biflora*, und die Chinesen behandelten Hautpilze und Abszesse mit ihrer *Impatiens balsamina.*

Impatiens kann sogar das Familienklima verbessern: Es hilft den Eltern, die sich zuviel um die Erziehung ihrer Kinder sorgen und die unruhige kleine Kinder haben, die in keinem

Augenblick stillhalten können, nie untätig sind, was in einem Umfeld von Erwachsenen schnell zu Spannungen führt.
Impatiens hat zu tun mit allen, die impulsiv und unruhig sind, und daher mit den Kindern und Jugendlichen, mit den Zicklein und den Böckchen. Es überrascht uns also nicht, daß viele Widder-Geborene die Blüte brauchen: Widder ist das jüngste Zeichen im Tierkreis. Der andere Jugendliche, Merkur, der im Zeichen der Zwillinge herrscht, kennt auch weder Ruhe noch Geduld. Daher beobachten wir bei vielen Zwillingen – und bei den Schützen, weil sie den Zwillingen im Tierkreis gegenüberliegen – das typische Verhalten einer *Impatiens*-Blockade.
Dietmar Krämer zitiert Thomas Verny, der beobachtet hat, daß Menschen, die als Frühgeburt zur Welt kamen, sich ihr Leben lang wie verfolgt fühlen, zur Eile angetrieben, gepeinigt von dem Gefühl, nie Schritt halten zu können. Krämer sieht einige Fälle von *Impatiens* als direkte Folge dieses Geburtstraumas.
Menschen im positiven *Impatiens*-Zustand zeichnen sich nicht nur durch ihre Engelsgeduld, sondern auch durch ihre große Sympathie, Zartheit und Fähigkeit zum Mitleiden aus.
Sie sind schnell im Begreifen und Handeln. Sie sind auch geschickt, aber sie begreifen durchaus, daß nicht alle Menschen die gleichen Befähigungen und den gleichen Rhythmus haben.
Sie erkennen, daß wir alle Teil des großen Ganzen sind und daß gerade sie selbst, weil sie mit größerer Intelligenz und Schnelligkeit und anderen Fähigkeiten ausgestattet sind, damit den weniger Begabten helfen sollten. Gelassen sehen sie, daß jedes Ding seine Zeit braucht, daß alles Notwendige geschieht und sich entwickelt, ohne daß sie aktiv eingreifen müssen.

Sie sind von großer geistiger Unabhängigkeit. Und sie können mit dem Herzen denken.

Impatiens – Symptome in blockiertem Zustand:

- Hyperaktivität, Schnelligkeit
- Nicht warten können
- alles soll schnell und problemlos ablaufen
- immer in Eile und andere zur Eile antreibend
- will allein arbeiten, schnell, ohne Verschnaufpausen
- braucht Unabhängigkeit
- kein Mitleid mit Langsameren, sie reizen ihn, er reagiert ungehalten
- schnelle Entscheidungen, oft ohne vorher nachzudenken
- nimmt aus Ungeduld anderen das Wort aus dem Mund und die Arbeit aus der Hand
- plötzliche Ausbrüche von Wut, die schnell verraucht
- schwebt wegen seiner Eile immer in Unfallgefahr
- Kinder und Erwachsene, die nicht stillsitzen können
- verträgt keine Kritik, reagiert wütend
- muß er irgendwo warten – in einem Amt, einer Bank –, läuft er erst anderswohin, um nur keine Zeit zu verlieren
- als Autofahrer beschleunigt er gerne seinen Vordermann durch Hupen oder Aufblenden
- kommt immer extra zu spät, um Warten zu vermeiden
- immer in Bewegung
- plötzliche Erschöpfungszustände
- Schmerzen durch nervliche oder Muskelanspannung
- geistige Anspannung, Kopfschmerzen, Nackenschmerzen, Krämpfe
- neigt zu Fieberschüben
- Bluthochdruck, Schilddrüsenüberfunktion

– Herzrasen, Schweißausbrüche
– Verdauungsprobleme (weil er Essen ungekaut schlingt)
– Krämpfe und Koliken im Verdauungstrakt
– Schlaflosigkeit vor Anspannung
– Isolierung, weil ihn niemand erträgt

Vorschläge zur unterstützenden Begleitung der Therapie:

– Spannung abbauen durch geeigneten Sport, z. B. Tischtennis, Steptanz, Squash
– vor dem Sprechen tief atmen!
– Antistreß-Übungen, wie das autogene Training nach J. H. Schultz

Positive Leitsätze:

– Ich bin ruhig und gelassen.
– Jeder hat seinen eigenen Rhythmus.
– Leistung statt Eile!
– Mit heiterem Sinn sehe ich, was wird.
– Ich lasse alles geschehen nach seiner Zeit.
– Mein Herz ist geduldig.
– Alles unter dem Himmel hat seine Zeit. Gelassen öffne ich mich für meine Zeit.

Das Tao tut nichts, und doch bleibt nichts ungetan. *Laotse*

Die Dinge geschehen auf die rechte Weise, zur rechten Zeit; zumindest, wenn du sie läßt. *Ben Hoff*

Als Gott die Zeit gemacht hat, hat er genug davon gemacht. *Irland*

Eile mit Weile.
Gut Ding will Weile haben.

Es ist leichter, ein Wort nachzuschicken, als eines zurückzuholen.
Alle Deutschland

Allah schuf die Zeit. Von Eile hat er nichts gesagt. Persien

Ein Augenblick der Geduld kann großes Unheil verhüten, ein Augenblick der Ungeduld ein ganzes Leben zerstören. China

Der bedächtige Elefant kommt schneller voran als der wilde Hengst.
Vietnam

Eile ist die Mutter der Unvollkommenheit. Brasilien

Die Wurzeln der Geduld sind bitter, aber ihre Früchte schmecken süß. Indien

Wenn du keine Zeit hast, dann jage keine Büffel. Ghana

Wartenkönnen ist das große Geheimnis des Erfolges. Frankreich

Geduld verlieren heißt Würde verlieren. Indien

Die Geduld nicht verlieren, auch wenn es unmöglich scheint, das ist Geduld. Japan

19 Larch

Europäische Lärche –
Larix decidua

Die Lärche ist ein Nadelbaum, der nachweislich bis zu siebenhundert Jahre alt werden und eine Höhe von fünfzig Metern erreichen kann. Der gerade, aufrecht wachsende Stamm verjüngt sich zur zarten und biegsamen Spitze hin. Seine Rinde ist rauh bis tiefrissig; die weichen Äste biegen sich zur Erde hin.

Die Lärche ist die einzige Konifere, die ihre weichen Nadeln im Herbst abwirft: Sie kommt aus den Gebirgen Ost- und Zentraleuropas, wo der Boden im Winter gefriert und daher die Wurzeln kein Wasser aufnehmen können. Die sehr feinen Nadeln erscheinen im ersten Frühling (Ende März, Anfang April) in zarten Büscheln, die mit ihrem hellen Grün Waldränder und Hügel schmücken. Die Erscheinung der Lärche ist licht und heiter wie die der Birke oder mehr noch des *Ginkgo biloba,* dessen Wuchs und dessen Laubfärbung denen der Lärche gleich sind: sehr helles, zartes Grün im Frühjahr und leuchtendes Goldgelb im Herbst, wenn die Blätter fallen.

Die Blüten treten gleichzeitig mit dem Laub auf; im Wechsel mit den Zapfen des Vorjahres erscheinen die weiblichen als kleine, aufrechte rote Kerzen, die männlichen als hängende, ovale Kätzchen von rötlichgelber Farbe.

Zur Herstellung des Blütenmittels verwendet man Zweige mit Blüten beiderlei Geschlechts und einigen Nadelbüscheln.

Schlüsselsymptome: Minderwertigkeitskomplexe – durch mangelndes Selbstvertrauen nimmt man von vornherein Scheitern in Kauf

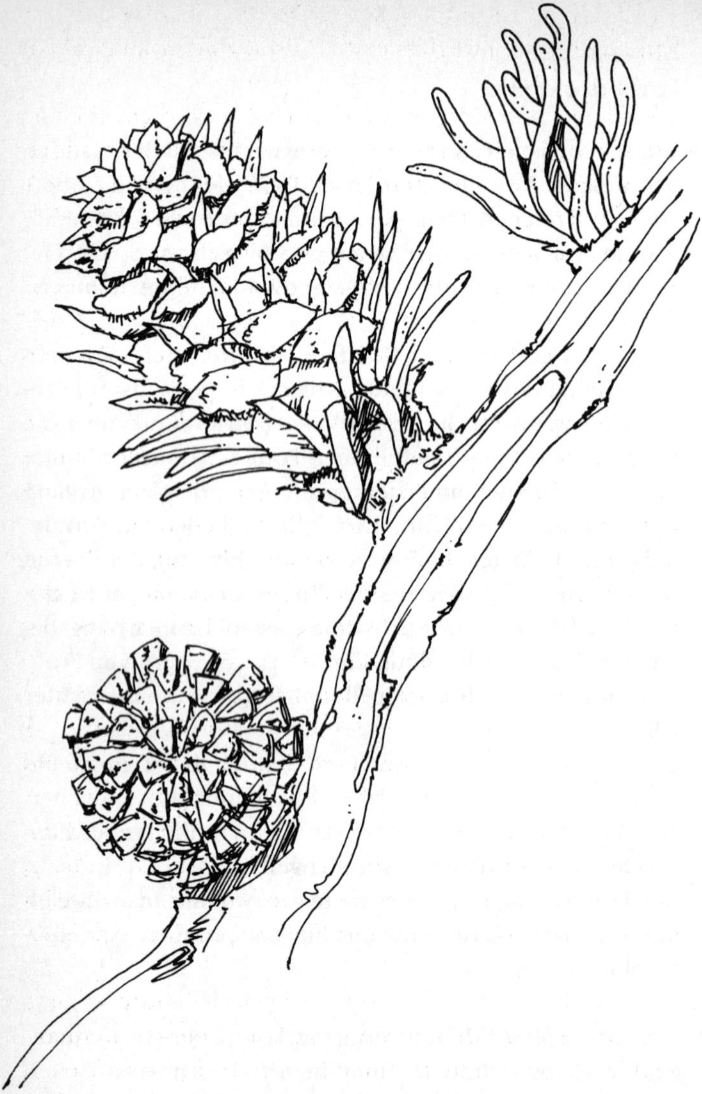

Tugenden: Selbstwertgefühl – Selbstvertrauen bis hin zur Kühnheit – Beständigkeit in der Ausführung von Projekten

Die Lärche scheint zwar schwach und verletzlich, aber sie ist, selbst unter extremen Bedingungen, äußerst widerstandsfähig. Von gleicher Art ist die Persönlichkeit *Larch*, viel tüchtiger und stärker, als es den Anschein hat. Das Holz wächst zwar schnell, ist aber robust und hart und wird beim Bauen genutzt und für Möbel, die viel auszuhalten haben. Lärchenharz ist antiseptisch, wärmt, heilt und stärkt den Kreislauf. Die Nadeln stärken Haut und Nerven und helfen bei Erkältungen.
Die negative Seite des Charakters *Larch* zeigt ein ausgeprägtes Minderwertigkeitsgefühl. Die Person schränkt ihre Möglichkeiten selbst ein durch ihre Überzeugung, sowieso immer zu versagen. Negative Erfahrungen oder eine restriktive Erziehung haben sie daran gehindert, Selbstvertrauen zu entwickeln. Sie ist nicht unsicher, hat nicht einmal Zweifel, nein: sie ist überzeugt davon, daß sie unfähig ist und also nie Erfolg haben wird.
Immer denkt sie, daß die anderen besser sind, geschickter in allem, nimmt ihr Versagen vorweg, ohne etwas zu riskieren und ohne einen Versuch zu machen, der hinreichend ernst gemeint ist, um irgend etwas zu erreichen.
Sie gesteht sich nicht die Möglichkeit zu, durch Erfahrungen zu lernen und zu wachsen. Sie hält es für vernünftig, nichts zu versuchen, das sie nicht erreichen kann, und läßt anderen den Vortritt, die ihrer Meinung nach viel geeigneter sind.
Sie traut sich nichts zu; darum akzeptiert sie fraglos diese selbstgesteckten Grenzen, die jede Entwicklung verhindern, und damit auch jedes an Erfahrungen, Höhen und Tiefen, Versagen und Erfolgen reiche Leben. Wenn diese Men-

schen dem Drängen anderer nachgeben und etwas wagen, haben sie gewöhnlich auch kein Glück, denn sie erwarten ja nur ein Fiasko. Und damit haben sie wieder den Beweis für ihre eigene Unfähigkeit.

Es gibt noch einen anderen Typ von *Larch*-Charakteren, der sich – all seinen Minderwertigkeitsgefühlen zum Trotz – lange Zeit, oft das ganze Leben hindurch, abmüht und ständig gegen seine Angst vor dem Mißerfolg ankämpft, um das Notwendige zu erreichen oder das, was die Umgebung von ihm verlangt. Mit großer Willenskraft erreicht er sein Ziel, ohne sich danach für befähigter zu halten: Er denkt, daß er seinen Erfolg nicht seinen Fähigkeiten, sondern »nur« seinem starken Einsatz verdankt. Diese Personen fühlen sich weiterhin minder begabt als andere, ohne sich darüber klarwerden zu können, daß sie selbst mit ihrer erfolgreichen Arbeit in ihrer Umgebung Neid oder Bewunderung auslösen könnten.

Sie fürchten sich vor jeder ungewohnten Situation: Reisen, Fremde ansprechen müssen usw. Häufig erröten sie oder fangen zu stottern an. Manchmal sind sie ungeschickt oder straucheln aus purer Angst zu versagen. Diese Angst wirkt lähmend und niederdrückend. Zumindest kostet es sie jedesmal große Anstrengung, diese Hemmungen zu überwinden.

Neidlos, mit Respekt und Bewunderung, beobachten sie ihre Kollegen und Freunde, auch wenn diese in Wirklichkeit weniger geschickt sind als sie selbst. Sie fühlen sich so gering, daß sie ihren Platz mit der größten Selbstverständlichkeit für andere räumen, die dann vielleicht die Früchte ihrer Arbeit ernten.

Diese Bescheidenheit, dieser völlige Mangel an Selbstvertrauen, läßt sie nicht nur ihre eigenen Fähigkeiten nicht sehen, sondern auch ihre Verzweiflung nicht fühlen und

den brennenden Wunsch, endlich auch einmal Erfolg zu haben.
Die Blockade *Larch* kann vorübergehender Natur sein, zum Beispiel in Situationen auftreten, in denen jemand sich auf die Probe gestellt fühlt – bei Prüfungen, Beförderungen, wenn man sich einer wichtigen Person der Öffentlichkeit nähert oder einfach einer schönen Frau: Man fühlt sich unwürdig und hat Angst, sich zu blamieren oder lächerlich zu machen. Für die Umgebung entbehren solche Momente nicht einer gewissen Komik, der Betreffende wirkt außerdem oft feige, weil er nicht den geringsten Versuch macht, sein Gefühl von Unzulänglichkeit und Unfähigkeit zu verbergen. Freiwillig ordnet er sich in jeder Situation unter.
Mit der Blütenenergie von *Larch* können diese Personen den nötigen Antrieb und die Entschlossenheit erlangen, sich voll einzubringen, sich selber aufs Spiel zu setzen, denn die selbsterrichteten Schranken lösen sich auf, und das Selbstvertrauen und parallel dazu die Fähigkeiten beginnen sich zu entfalten. Es wächst die Überzeugung, daß man alle Hindernisse überwinden kann, und auch ein Mißerfolg wirkt nicht mehr niederschmetternd. Dieses »gesunde« Selbstvertrauen verhilft zu einer objektiveren Einschätzung eigener und fremder Fähigkeiten, ohne Stolz oder übertriebene Bescheidenheit. Es fördert auch das Durchhaltevermögen in widrigen Situationen.
Im positiven *Larch*-Zustand sagt und denkt der Betreffende nicht mehr, er sei unfähig, sondern sucht Lösungen und packt Probleme an, mitunter mit unerwarteter Kühnheit. Während er im Zustand der Blockade oft jede Form von Kritik heftig zurückweist – und sich dennoch zutiefst davon beeindrucken läßt –, fühlt er sich im positiven Zustand so sicher, daß Kritik ihn nicht weiter berührt, sie perlt an ihm ab wie Wasser an einem Regencape.

Bei Taubstummheit und Stottern verordnet man *Larch*; wenn ein Schock der auslösende Faktor war, kombiniert man mit *Star of Bethlehem* oder *Rock Rose.* Bei Impotenz ergänzt man die individuelle Mischung mit *Larch. Larch* hilft Studierenden und Schülern jeden Alters bei Lernschwierigkeiten; daher ist es Bestandteil der Examensmischung.

Jeder junge Mensch passiert als Heranwachsender und während der Pubertät Etappen der Unsicherheit. Wenn in diesen Altersstufen Probleme auftauchen, sollte man immer auch an *Larch* denken. Es wirkt ausgezeichnet in Verbindung mit *Elm,* das das Selbstvertrauen stärkt.

In der Kombination mit *Agrimony* und anderen Blüten hilft es Süchtigen, die ihre »Minderwertigkeit« vergessen oder kompensieren wollen und dem Alkoholismus, der Bulimie, Anorexie (Magersucht) oder anderen Süchten verfallen.

Larch hilft auch frisch Geschiedenen oder getrennt Lebenden, die schwierigen Momente des Zweifels, der Mißachtung, des Fehlens von Selbstwertgefühl und -vertrauen zu überbrücken.

Laut Krämer müssen viele Blüten mit Yin-Charakter mit der Basisblüte *Larch* kombiniert werden, wie z. B. *Agrimony, Centaury, Cerato, Gentian, Mimulus,* um in der Therapie bestmögliche Resultate zu erzielen.

In vielen Fällen sind die typischen Züge von *Larch* so charakteristisch, daß sie angeboren scheinen, aber wenn wir ihnen auf den Grund gehen, stoßen wir fast immer auf eine unangemessene Erziehung: Eltern oder andere Verantwortliche, die unfähig waren, ein Kind durch Lob, Ansporn und Motivation wachsen zu lassen und niederschmetternde Kritik zu vermeiden, oder aus übertriebener Ängstlichkeit und Mangel an Vertrauen zu viele Verbote aufstellten.

Wenn ein Kind nicht die Möglichkeit hat, seine eigenen Grenzen zu finden, seine Kräfte und Fähigkeiten zu messen, fehlt ihm der nötige Anreiz, etwas zu wagen und zu reifen. Wenn es nicht die Genugtuung eines Erfolges aus eigener Kraft kennenlernt, kann es keine solide Basis an Selbstvertrauen und Selbstwertgefühl entwickeln.

In seinem Buch *Heile Dich selbst* (5. Kapitel) beschreibt Bach die Elternschaft als ein göttliches Privileg, ein Mittel, um unseren Kindern mit Liebe und Schutz zur Seite zu stehen, damit sie selbst Erfahrungen sammeln und das Leben »erlernen« können, in Freiheit, Unabhängigkeit und Individualität.

Dieser im ersten Viertel des Jahrhunderts geschriebene Text bewahrt seine Aktualität und Modernität noch in den Jahren seines Ausklingens. Alle für das gesunde Heranwachsen der Jugend Verantwortlichen sollten versuchen, den Richtlinien und Zielsetzungen dieses weisen Mannes zu folgen: daß Eltern und Lehrer sich nur als Dienende und Vermittler für die jüngeren Generationen zu verstehen haben. Ein nach den von Bach aufgestellten Regeln erzogener Mensch wird die positiv entwickelte Persönlichkeit *Larch* verkörpern können.

Larch – Symptome in blockiertem Zustand:

- fehlendes Vertrauen in den eigenen Wert, in Fähigkeiten und Kenntnisse
- erwartet Mißerfolge, daher Gefahr der self-fulfilling prophecy
- ist leicht entmutigt
- Minderwertigkeitsgefühle, ohne Neid oder Groll
- Bewunderung für andere und deren Erfolge
- Schwanken und Abwarten aus Mangel an Selbstsicherheit
- Krankheiten als Entschuldigung für Untätigkeit

- wachsende Angst vor Prüfungen oder vergleichbaren Situationen
- Mißerfolg beim Studium für Studenten und Schüler
- Gefühl von Unfähigkeit, Ohnmacht und Nutzlosigkeit
- Unsicherheit
- keine Äußerungen zu den eigenen Problemen, sie tragen still daran
- völliges Fehlen von Risikobereitschaft, sogar bei Jugendlichen
- denkt und sagt immer, daß andere fähiger sind
- Gefühl der Unfähigkeit und des Versagens kann leicht zur Depression *Gentian* führen (siehe Kapitel *Gentian*)
- berufliche und sexuelle Schwierigkeiten
- man hilft anderen, vermeintlich Befähigteren, ohne zu sehen, daß man im Grunde die ganze Arbeit selber macht
- Zögern und Hemmungen vor jeder neuen Situation und Begegnung
- Telefongespräche mit unbekannten Personen kosten große Überwindung
- fast panische Angst davor, zu einer Behörde gehen zu müssen
- Hemmungen, auf der Straße jemanden um eine Auskunft zu bitten

Vorschläge zur unterstützenden Begleitung der Therapie:

- zu begreifen versuchen, daß wir immer unsere materialisierten Ängste und Hoffnungen leben
- Beschäftigungen und Hobbys suchen, die das Selbstbewußtsein stärken
- bewußt wagen, die eigenen Grenzen zu sprengen, z. B. im Sport

- einen Sport ohne Gegner wählen, um sich nicht an anderen messen zu müssen, sondern nur sich selbst zu stärken
- beobachten und sich klarmachen, daß auch andere Mißerfolge haben

Positive Leitsätze:

- Ich vertraue auf mich und ein gutes Ergebnis.
- Jeder Tag bringt neue Möglichkeiten.
- Ich kann es. Ich will es. Ich tu' es.
- Ich mache weiter und habe Erfolg.
- Ich lasse meine Persönlichkeit wachsen.

Man kann viel, wenn man sich nur viel zutraut.

Man muß sich für nichts zu gering halten.

Wer nicht wagt, der nicht gewinnt. Alle Deutschland

Man entdeckt keine neuen Weltteile, ohne den Mut zu haben, alle Küsten aus den Augen zu verlieren. André Gide

Nur indem wir einen Sprung ins Unbekannte wagen, wissen wir, daß wir frei sind. Thornton Niven Wilder

Führe deine Unzulänglichkeiten ins Feld, und ehe du dich's versiehst, verbleiben sie dir. Richard Bach

20 Mimulus

Gefleckte Gauklerblume –
Mimulus guttatus

Die Gauklerblume stammt aus Nordamerika und kam erst zu Beginn des neunzehnten Jahrhunderts nach England. Sie wächst an den Ufern sauberer Flüsse, oft mit dem halben Stengel im Wasser.

Sie ist ein Kraut, dreißig bis fünfzig Zentimeter hoch, mit fleischigem grünem Stengel, an dem gegenständig und ohne Stiel die spitz zulaufenden, gesägten Blätter stehen. Zwischen Juni und August trägt sie Blüten, die etwa fünfundzwanzig bis fünfunddreißig Millimeter Durchmesser haben. Ihre fünf zusammengewachsenen Blütenblätter bilden eine »Mund«öffnung mit tiefem Schlund (*scrophulariacea*). Sie sind von kräftigem Goldgelb mit vereinzelten roten Tupfen auf der unteren Lippe. Der Stempel hat zwei Lippen, die sich bei Berührung schließen; so bewahrt er sicher die aufgebrachten Pollen.

Schlüsselsymptome: Bewußte Ängste mit konkretem Inhalt
Tugenden: Mut und Vertrauen, um sich der Welt mit all ihren Gefahren zu stellen

Mimulus und *Impatiens* waren die ersten Blüten, die Bach fand. Beide verkörpern menschliche Grundzüge und gehören daher zu den zwölf Heilern. Die Pflanze der Gauklerblume zeigt vollkommen die positiven Züge des Charakters *Mimulus.* Statt sich einen stillen und geschützten Platz zu suchen, wo sie in Sicherheit wachsen und sich vermehren könnte, setzt sie ihr Leben und das ihrer »Kinder« aufs Spiel, indem sie sozusagen zwischen Wasser und Erde lebt.

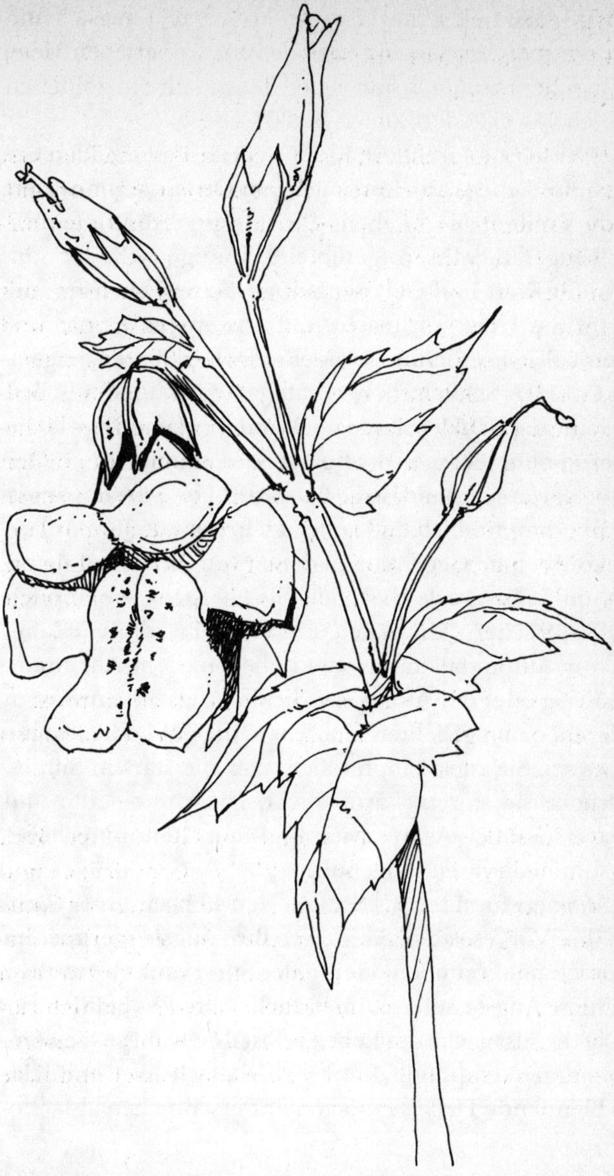

Der Fluß reißt viele Pflanzen samt den Wurzeln mit sich und auch die meisten Samen. Aber dennoch überleben viele, und in jedem Sommer sind viele Ufer mit einem goldenen Teppich von Gauklerblumen bedeckt.
Dieses zarte und furchtlose Kraut stellt sich mutig allen Gefahren des Lebens an so exponiertem Ort. Es demonstriert uns die Freiheit eines Lebens ohne Angst, selbst in feindlicher Umgebung. Das rotgetüpfelte, kräftige Gelb der Sonne strahlt Kraft und Gelassenheit aus, eine Lebensfreude, die uns das Herz weit macht und uns unsere Sorgen vergessen läßt, wie es mitunter einem Clown gelingen mag, einem Gaukler, Spaßmacher, worauf ja neben der deutschen Bezeichnung Gauklerblume noch andere Namen der Pflanze Bezug nehmen: monkey flower oder mimulus.
In blockiertem Zustand ist die Persönlichkeit *Mimulus* ängstlich, überempfindlich und äußerst schreckhaft. Ihre Ängste sind konkret; im Gegensatz zu denen von *Aspen* sind sie bewußt und haben reale Ursachen: Sie hat Angst vor Hunden oder Einbrechern, Krankheit und Schmerz, vor dem Zahnarzt, vor Autounfällen, vor dem Fliegen, dem Alleinsein, dem Krieg oder der Atomkraft. Sie hat Angst, die Arbeit zu verlieren, einen geliebten Menschen, ihr Geld oder was immer es sei. Sie ist so empfindlich, daß alle starken Sinneseindrücke sie stören: Lärm, Licht, Hitze und Kälte und selbstverständlich Aggressivität und Sprechen mit erhobener Stimme in ihrer Umgebung.
Die *Mimulus* fürchten als Schüler den Lehrer, als Erwachsene ihre Vorgesetzten. Sie äußern ihre Ängste nie, aber im Gespräch mit Freunden oder in der Sprechstunde tauchen unzählige Ängste auf, mitunter auch echte Phobien.
Es scheint, als mache das Leben selbst ihnen angst. Sie kommen schon so empfindlich zur Welt, daß schrille Geräusche und blendende Helle sie noch mehr erschrecken als ande-

re Kinder. Sie bringen ihre vorgeburtliche Angst vor dem Leben mit in diese feindliche Welt und das grausame Leben. Schon ihre Haltung und Mimik zeigt Sehnsucht nach dem Uterus an: Sie verkriechen sich in sich selbst, ziehen den Kopf zwischen die Schultern wie die Schildkröten; sie sind still oder sprechen leise, fast flüsternd, gerade so, als wollten sie vermeiden, daß jemand Notiz von ihnen nimmt. Häufig sind ihre Statur und ihre Züge zart, weshalb sie leicht bei anderen Beschützerinstinkte wachrufen.

Wegen ihrer Ängstlichkeit und Zurückgezogenheit sind sie angespannt und nervös, sie erröten leicht, haben feuchte Hände, stottern oder kichern nervös, wenn sie sprechen. Wenn sie an etwas Furchterregendes denken, werden sie schon bleich.

Sie meiden alles, was viel Lärm, Licht und Menschenansammlungen mit sich bringt. Wegen der großen Anspannung oder auch, um irgendeinem Ereignis aus dem Wege zu gehen, erkranken sie häufig. Typisch sind Kopfschmerzen, Durchfall und Blasenbeschwerden.

Die *Mimulus*, die sich in der Öffentlichkeit bewegen müssen, können sich mitunter so gut verstellen, daß sie stark wirken. Kennt man sie jedoch besser, sieht man, daß es sie entsetzlich viel Überwindung kostet, aus ihrer geschützten »Klause« herauszukommen, um an Versammlungen mit vielen Personen teilzunehmen.

Die Notwendigkeit, in der Öffentlichkeit aufzutreten, und die Angst gerade davor sind das spezifische Dilemma vieler Künstler, speziell vieler Schauspieler: *Mimulus* ist eine typische Blüte für die Fische, das Zeichen, das bei vielen Schauspielern stark betont ist.

Die meisten *Mimulus*-Personen fühlen sich zu Hause am wohlsten, eingeschlossen und versteckt. Sie vermeiden es, allein auszugehen, sie brauchen die schützende Begleitung von Freunden oder verständnisvollen Angehörigen, um sich sicher zu fühlen. Manchmal bemerkt die Umgebung ihr überempfindliches Verhalten, ohne sich allerdings darüber im klaren zu sein, daß diese Menschen schwerste Probleme haben.

Gewöhnlich verhalten sie sich still, sind in sich zurückgezogen. Wenn sie sich ungerecht behandelt fühlen, zum Beispiel am Arbeitsplatz, ziehen sie es vor, sich nicht zu verteidigen oder zu beschweren. Sie erkranken manchmal, nur um irgendwelche Konfrontationen zu vermeiden. Lassen sich solche einmal nicht umgehen, brauchen sie eine enorme Willensanstrengung, um ihre Angst zu überwinden.

Wegen ihrer großen Schüchternheit haben viele von ihnen Probleme mit dem anderen Geschlecht, besonders die Männer. *Mimulus*-Frauen dagegen finden leicht männlichen Schutz.

Sehr häufig treten Phobien gegen Situationen oder Dinge auf. Die Phobie entsteht, wenn die betreffende Person etwas vermeiden, vor etwas fliehen will. Manchmal war das Erlebnis, das zuerst beklemmende Angst auslöste, so stark und schreckenerregend oder für die Augen der Umgebung so lächerlich, daß der Patient mit allen Mitteln versucht, es zu verdrängen. Die Angst bleibt allerdings gegenwärtig. So deckt er das Geschehen häufig mit einer Phobie zu, die völlig irrational sein kann. Die Phobie erlaubt ihm, in gewissen Situationen angstfrei zu leben, ohne sich darüber klarwerden zu müssen, wo ihre Wurzeln liegen. War der Auslöser ein Schock, kombiniert man mit *Star of Bethlehem,* war das Geschehen von Panik begleitet, mit *Rock Rose. Star of Bethlehem* kann auch helfen, die Ursachen aufzuspüren, wie ein Katalysator.

Jeder Allergiker hat *Mimulus*-Züge, was zu einem Teufelskreis führt: Wegen der Allergieschübe hat er Angst vor den

Allergenen, und Allergien hat er aufgrund seiner zarten, überempfindlichen, ängstlichen Konstitution. Daher sollte jeder Blütenstrauß für Allergiker *Mimulus* enthalten.
Bach sagt, daß diese Blüte hilft, »die Furcht vor den Dingen der Welt zu überwinden, (...) die Ängstlichkeiten im täglichen Leben«. Er wies schon vor siebzig Jahren darauf hin, daß die Angst in der Welt zunehmen würde. In unserem materialistischen Zeitalter, das den Besitz so hochschätzt, ohne zu unterscheiden, ob es sich um Güter, um Menschen oder um unseren Körper handelt, haben wir große Verlustängste. Wir fürchten, materielle Güter zu verlieren oder nicht zu erlangen und Gesundheit, Jugend, Schönheit, Liebe einzubüßen. Schließlich wird die Angst größer als die Lebenslust. Und so dürfen wir die Lektion von *Mimulus* verstehen, der Pflanze, die ihr Leben aufs Spiel setzt auf dem schmalen Grat zwischen Erde und Wasser und die uns eine Vorstellung gibt von Kraft, Vertrauen und Lebensfreude.
Es ist schwierig für diese Menschen, ohne therapeutische Unterstützung Heilung zu finden. Allerdings kann die Blütenessenz in kurzer Zeit Wunder wirken, besonders bei kleineren Kindern und einfacheren Menschen. Das überraschendste Erlebnis hatte ich mit einer etwa sechzigjährigen Frau, schweigsam, überaus schüchtern, die jahrelang zum Putzen ins Haus kam. Sie sprach fast nicht und antwortete auf Fragen vorwiegend mit ja oder nein. In einem für sie sehr schwierigen und beklemmenden Augenblick gab ich ihr *Mimulus.* Schon am folgenden Tag war sie wie umgewandelt: Sie tadelte mich und sagte Dinge, die sie in all den Jahren vorher nie zu äußern gewagt hätte. Mit ihrem gesunden Menschenverstand kritisierte sie auf einmal die ganze Familie, kommentierte jeden unserer Schritte, bis sich die Lage nach zwei oder drei Tagen normalisierte. Von diesem Moment an – seit nunmehr einigen Jahren – verwan-

delte sie sich in eine couragierte Person, die arbeitet, ohne viel zu schwätzen. Wenn sie es aber für angemessen hält, etwas zu kommentieren, tut sie das ohne Angst und ohne Frechheit, in vernünftiger, ruhiger und feiner Weise. Sie hat sich tatsächlich und in dauerhafter Weise gewandelt, nachdem sie im Lauf der Jahre, bei verschiedenen Gelegenheiten, vier oder fünf Fläschchen mit *Mimulus* eingenommen hat.

Bei stärker mental veranlagten Menschen wird die Veränderung weniger leicht sein, wie man besonders deutlich bei den Allergien sieht. Zwei parallel zu gehende Wege führen langsam zum Erfolg: der Schutz der empfindlichen Konstitution und das »Abgewöhnen« der Ängste. Die Blütenessenz fördert und unterstützt diese Arbeit des Patienten.

Er braucht sein persönliches Refugium, nach Möglichkeit wenigstens ein eigenes Zimmer, wohin er sich zurückziehen kann, um wieder Kraft zu tanken und zu entspannen in einem gesunden und angenehmen Ambiente, das seine zarten Nerven und empfindlichen Sinne schützt.

Mit dem Rückhalt dieser Sicherheit und Privatheit (und der Unterstützung durch die Blütenenergie!) kann er sich ein neues, angstfreies Leben erarbeiten. Er muß sich klarmachen, daß Angst auch ein mentales Problem ist, das man mit dem Kopf besiegen muß.

Ein Beispiel: Obwohl auf dem Land aufgewachsen, hatte ich aufgrund früher Erfahrungen Angst vor vielen Tieren, besonders vor Hähnen, Hunden, Gantern und Pferden. Mit etwa einem Jahr wollte mein erster Sohn bei unseren Spaziergängen im Park alle Hunde streicheln. Um ihn nicht mit meinen eigenen Ängsten anzustecken und um seine Annäherungen kontrollieren zu können, zwang ich mich dazu, ihn zu all diesen Begegnungen zu begleiten. Zu Anfang kostete es mich schreckliche Selbstüberwindung: mit kalten Schweißausbrüchen, gesträubtem Haar, trockenem Mund und Knoten im Hals. Aber mit dieser Anstrengung überwand ich meine Angst innerhalb von wenigen Wochen (und damals noch völlig ohne Blütenmittel!). Eine hervorragende Übung, mit der ich vor allem auch erreichte, daß mein Sohn eine unverkrampfte Einstellung zu Hunden erhielt, respektvoll, aber ohne Furcht. Und die einzigen Tiere, denen ich heute auf dem Land noch nicht begegnen möchte, sind die Stiere und – wenn sie sehr nah und sehr groß sind – die Pferde.

In der Praxis sollten wir also versuchen, uns unsere Ängste abzugewöhnen, beginnend mit den aktuellsten, d. h. denen, die gerade am hinderlichsten sind. Indem er sich auf diese konzentriert, sich vorstellt, wie sie verschwinden, kleine Übungen erarbeitet, um sie zu überwinden, legt der Patient sie gleichzeitig ab und mit ihnen ein paar andere Ängste mehr. Wenn er die Therapie bewußt und mit Einsatz durchführt, wird er von seiner Angst kuriert werden.

Die Person *Mimulus* im positiven Zustand hat große Sensibilität und Feinheit. Sie zeigt Mut und Kühnheit auch angesichts schwieriger Situationen. Mit feinem Verständnis kann sie den Ängstlichen helfen, weil es sie selbst soviel Anstrengung gekostet hat, ihre eigenen Ängste zu überwinden und Gelassenheit und Selbstvertrauen zu erreichen.

Wer seine Furcht besiegen will, sollte zuerst dankbar erkennen, daß er mit großer Empfindsamkeit und damit auch Empfindlichkeit ausgestattet ist, die es ihm ermöglichen, andere Dinge wahrzunehmen als die meisten seiner Mitmenschen. Dann sollte er erkennen können, daß der Ursprung der Angst meist materieller Natur ist.

Öffnet man sich für die Einheit des großen Ganzen, läßt man all seine Ängste und Einschränkungen sterben. Auf dem spirituellen Weg macht man sich frei davon, etwas be-

sitzen zu wollen. Man lernt, daß alle Güter nur vorübergehender Natur sind und jede Angst, etwas davon zu verlieren, irdisch.
Solange wir an den weltlichen Dingen haften, verläßt uns die Furcht nicht. In dem Maße, in dem wir nach und nach loslassen können, finden wir zu größerer Freiheit und zu einer bisher nicht gekannten Freude und Gelassenheit.

Mimulus – Symptome in blockiertem Zustand:

- an der Realität orientierte, konkrete Ängste (Hunger, Armut, Krankheit, Erdbeben, Krieg, Mäuse, Hunde, Flugzeuge, Autos, die Zukunft, Verluste ...)
- Schüchternheit, Furcht vor dem Leben
- Angst, Furcht als Hauptcharakterzug
- Angst vor Einsamkeit, aber auch Angst, mit anderen zusammenzusein
- Meiden von Menschenmassen und Versammlungen
- Angst vor ungewohnten Situationen
- Überempfindlichkeit (Helligkeit, Lärm, Kälte ...)
- übertriebenes Schamgefühl
- Allergien
- Phobien (Klaustrophobie, Agoraphobie, Phobien vor Dingen oder Situationen ...)
- plötzliche Krankheit vor einer angstauslösenden Situation
- Angst vor neuen Situationen oder Begegnungen mit Fremden
- große Hemmungen vor dem Kontakt mit Ämtern, Behörden, Unbekannten
- Hemmungen, jemanden um eine Auskunft zu bitten

- ängstliche Anspannung, die Stammeln, Stottern oder nervöses Lachen bewirkt
- zarte äußere Erscheinung, feine Züge
- zurückhaltender und empfindsamer Charakter
- Neugeborene, die ohne erkennbaren Grund weinend erwachen
- Kinder, die nicht allein einschlafen können oder wollen
- Kinder, die ständig an der Mutter hängen, das Gesicht in Mutters Röcken vergraben

Vorschläge zur unterstützenden Begleitung der Therapie:

- seine große Sensibilität als etwas Besonderes und Positives sehen
- einen geschützten Raum schaffen, in den man sich zurückziehen und wo man neue Kraft schöpfen kann
- die Ängste mit dem Verstand zu besiegen versuchen
- sich Übungen ausdenken, mit deren Hilfe man systematisch gegen die Ängste angehen kann; allmählich immer mehr von sich fordern

Positive Leitsätze:

- Mein Herz ist tapfer.
- Tag für Tag wachsen mein Mut und meine Freiheit.
- Jede genommene Hürde stärkt mich.
- Meine Sensibilität ist ein Gottesgeschenk.

Nur durch Kampf erreicht man etwas; in der Kunst ist der Kampf die Mühe, die man sich gibt. *Jean Ingres*

Die Weisen kennen ihre Grenzen, die Dummen nicht. *Ben Hoff*

Wo ich durchmuß, ist gar nicht so wichtig; wichtig ist, wohin ich gehe. André Gide

Wer den ganzen Tag zu Hause bleibt, kann nicht in die Gracht fallen. Niederlande

Wer allzusehr den Tiger fürchtet, zittert schon, wenn er nur seinen Namen hört. Vietnam

Wovor einer Angst hat, daran wird er dereinst sterben. Spanien

Wer über den Dingen steht, wird nicht von ihnen erdrückt. China

Wer nicht wagt, der nicht gewinnt.

Die Welt gehört den Tapferen.

Der Mensch denkt, und Gott lenkt. Alle Deutschland

Man hat nur Angst, wenn man mit sich selber nicht einig ist.
Hermann Hesse

Ich hebe meine Augen auf zu den Bergen,
von welchen mir Hilfe kommt.
Meine Hilfe kommt von dem Herrn,
der Himmel und Erde gemacht hat.
Er wird deinen Fuß nicht gleiten lassen;
und der dich behütet, schläft nicht.
Siehe, der Hüter Israels schläft noch schlummert nicht.
Der Herr behütet dich;
der Herr ist dein Schatten über deiner rechten Hand,
daß dich des Tages die Sonne nicht steche
noch der Mond des Nachts.

Der Herr behüte dich vor allem Übel, er behüte deine Seele;
der Herr behüte deinen Ausgang und Eingang
von nun an bis in Ewigkeit. *Psalm 121,1–8*

21 Mustard
Ackersenf –
Sinapis arvensis

Der Ackersenf ist eine einjährige Staude von fünfzig bis siebzig Zentimetern Höhe, mit großen gegenständigen, gelappten und gezahnten Blättern. Diese sind behaart, wie der Stiel, und von dunkelgrüner Farbe.
Zwischen Mai und September öffnen sich die Blüten, indem sie nacheinander, den Stiel hinauf, aus den Blattachseln wachsen; daher kann man in der unteren Region schon die Samenschoten finden, während an der Spitze kaum die Blütenknospen zu erkennen sind.
Die leuchtend schwefelgelbe Kreuzblüte wird aus vier Kelch-, vier Blütenblättern und vier Staubblättern gebildet.
Die Pflanze ist in den kärgsten Gegenden Nordeuropas heimisch; sie wächst im Brachland, auf frisch gepflügtem Ödland und an den Randzonen neu angelegter Wege. Jede Pflanze produziert den Sommer über Tausende von schwarzglänzenden Samen, die viele Jahre hindurch im Erdreich ruhen können, bis die Bedingungen zum Aufkeimen günstig sind: zum Beispiel, wenn die Erde durch den Pflug aufgebrochen wird. Dann können in sonnenarmen, wüsten Gegenden, sozusagen aus dem Nichts und über Nacht, Tausende von Senfpflanzen aufgehen; wie Unkraut bedecken sie ausgedehnte salzhaltige oder alkalische Böden, gleichsam einen aus Sonnenlicht geknüpften Teppich bildend.

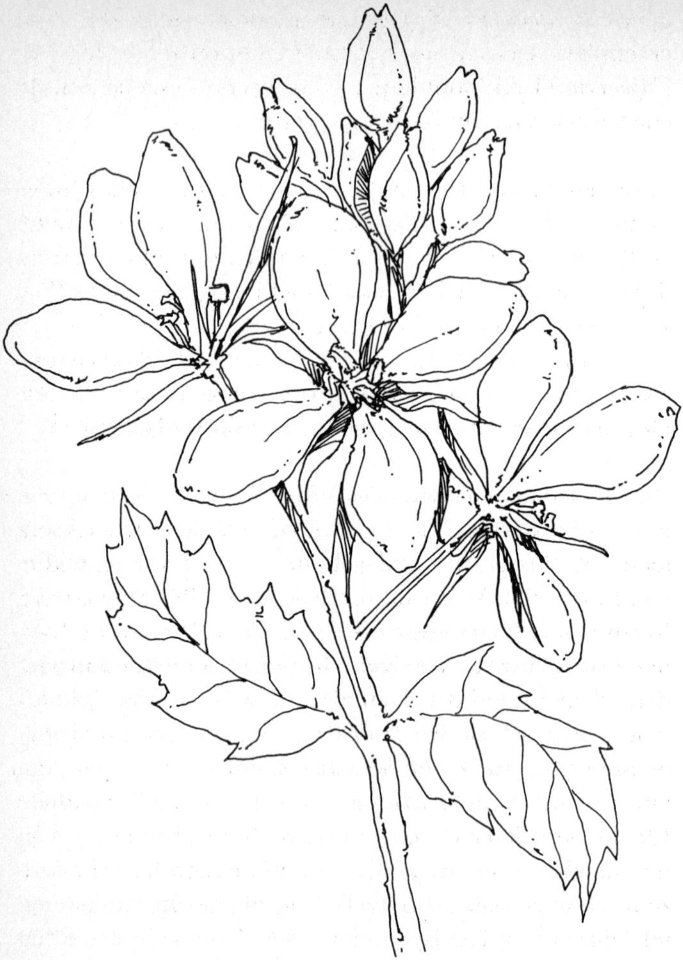

Schlüsselsymptome: Tiefe Depression, Melancholie, die ohne erkennbare Ursache auftritt und wieder verschwindet
Tugenden: Tiefempfundene Lebensfreude – unerschütterliche Gelassenheit und Ausgeglichenheit

Bach verordnete *Mustard* »für jene, die zuweilen schwermütig oder gar verzweifelt sind, als ob eine kalte, dunkle Wolke sie überschattete und ihnen Licht und Lebensfreude verberge. Vielleicht ist es gar nicht möglich, solche Phasen zu begründen oder zu erklären.«
Unerklärlich wie das Auftreten der Depression wirkt auf uns das der Pflanze: Es gibt oft scheinbar keine Ursache für das plötzliche Erscheinen dieser Blume, die unser Herz fröhlich macht.
Die Kreuzblütler haben starke Beziehungen zu den Kräften des Schwefels, der sich in ihren Blättern, Stielen, Samen und der Wurzel einlagert und in der schwefelfarbenen Blüte zeigt. Sie reichern die kärgsten Böden zwischen Nordsee und Polarkreis mit den Sonnenkräften des Schwefels an. Sie sind die Pioniere, die das Feld bereiten für andere Pflanzen. Für die Alchimisten war der *sulphur* das Erdfeuer, der Sonnenträger. Für Paracelsus war *sulphur* die Lebensenergie, das Feuer, der Lebensfunke, die Seele, die mit dem *sal* (dem Salz, dem Körper) und dem *mercurium* (dem Quecksilber, dem Geist) den Menschen bildete (siehe Kapitel »Idee und Wirkungsweise der Blütenessenzen«). Ihm zufolge äußert sich Ungleichgewicht im Schwefel»haushalt« in Fieber und kann zum Tod oder in die Melancholie führen.
Die alten europäischen und asiatischen Ärzte nutzten das »Feuer« des Senfs zur Stärkung, zur Beschleunigung der Verdauung und um das Gemüt aufzuheitern. Bis zum heutigen Tag wendet man es als »Ableiter« über die Haut an, in

Form von Senfpflastern, bei Rheuma, Hexenschuß und Entzündungen der Atemwege.
Auf geistiger Ebene stärkt der wilde Senf mit seinem Feuer die Sonnenkräfte unserer Seele und hilft so gegen die Melancholie. Während die reaktive Depression von *Gentian* immer ihre Ursache in niederdrückenden Ereignissen hat, kennt die endogene Depression von *Mustard* weder Ursachen noch Vorwarnung. Plötzlich und unerwartet hüllt sie die Person in diese schwarze Wolke, die alle Lebensäußerungen reduziert und jede Fröhlichkeit, Lebensfreude und Initiative erstickt.
In ihrer leichten Form kann sie sich als eine plötzliche, unerklärliche Traurigkeit äußern, wie sie oft an dunklen Herbst- oder Wintertagen auftritt, oder wenn Nebel die Sonne verbirgt. Manchmal empfindet die betreffende Person nur während eines oder mehrerer Tage ein Unbehagen, schlechte Laune, unerklärliche Müdigkeit.
Aber die endogene Depression in ihrer schweren Form wirkt lähmend auf den Betroffenen. Er fühlt eine innere Leere; das Leben ist sinnlos für ihn, alles erscheint grau, dunkel, er ist kraftlos, hat keinen Appetit und ist Gefangener der Melancholie. Es gibt keinen Ausweg. Gefühle und Sinne sind wie erfroren. Häufig kommt es nur deshalb nicht zum Selbstmord, weil die Antriebskraft fehlt.
Mitunter kann diese dunkle Gefangenschaft viele Wochen lang anhalten, bis sich eines Tages der Betreffende erhebt und wieder »fühlt«: Freudig sieht er das Sonnenlicht; nimmt er die Düfte des Gartens auf; hat er Lust, etwas zu essen; fühlt er so tiefe Freude und solche Lebenslust, solche überströmende Dankbarkeit, wie sie möglicherweise keiner nachempfinden kann, der diese dunkle Nacht der Seele, die Depression, nicht an sich selbst erfahren hat.
In der Psychotherapie treten oft als Ursachen für die endo-

gene Depression weit zurückliegende Ereignisse zutage (u. a. Schockerlebnisse wie großer Verlust oder Vergewaltigung, aber auch der psychische Druck, wie er durch ständigen Konkurrenzkampf, übergroßen Ehrgeiz, Leistungserwartung usw. entsteht).

Für Scheffer sind die Ursachen der *Mustard*-Blockade karmisch bedingt: Eine spirituell hochentwickelte Persönlichkeit nutzte in anderen Leben ihre kosmischen Kräfte in egoistischer Weise. Statt ihre Seele zu läutern und zu einem göttlichen Instrument zu entwickeln, mißbrauchte sie ihre Möglichkeiten nur zum eigenen Vorteil. Jetzt zeigt der negative Zustand von *Mustard* die Trauer der Seele über ihren Verlust an. Getrennt von ihrem Ursprung, isoliert und machtlos, erleidet die Seele tiefste Traurigkeit. Das Leid, die tiefe Sehnsucht nach dem geistigen Licht hilft der Seele, die Trauer bewußt anzunehmen und so hinter sich zu lassen.

Die Blockade *Mustard* ist manchmal die dunkle Nacht, die uns von Schlacken reinigt, die den Weg bereitet für eine neue Entwicklungsstufe. Der Depressive muß die dunkle Energie aufnehmen und umformen, um auf diese Weise der Welt mehr »helle« und positive Energie zu bringen. Er muß Sonne in die Welt tragen, wie die kleine gelbe Blume, die den mageren Boden der Einöden bedeckt.

Bach sagt, daß *Mustard* dem Leben wieder Freude bringt. Die Schwefelkräfte tragen das Sonnenlicht in die Finsternis. Wenn der Patient diesen Prozeß bewußt sehen kann, lernt er, jeden Tag mit Freude und Heiterkeit zu leben.

Laut Götz Blome ist *Mustard* eine wertvolle Hilfe bei larvierter Depression (bei Unwohlsein oder Schmerzen ohne pathologischen Befund, deren Ursache eine verborgene, larvierte Depression sein kann).

Mustard erleichtert und dämpft den Schock, der häufig zu Beginn der Behandlung mit *Clematis* auftritt, weil der Träu-

mer plötzlich und unsanft aus den Wolken geholt wird und in der harten Wirklichkeit landet (siehe Kapitel »Die Konsultation beim Therapeuten«).
Mustard hilft, die dunklen Momente bewußt, aber als etwas Vorübergehendes zu erleben. Es vertreibt die finsteren Wolken der Melancholie und weckt die Lebensfreude wieder.

Mustard – Symptome in blockiertem Zustand:

- unerklärliche Melancholie
- Niedergeschlagenheit, die ohne ersichtlichen Grund kommt und wieder geht und tiefe Traurigkeit auslöst
- endogene Depression
- witterungsabhängige Traurigkeit, bei Fehlen von Sonnenlicht (winterliche Depression in den nördlichen Ländern)
- durch Hormonumstellungen ausgelöste Traurigkeit (Pubertät, Menopause, Unterleibsoperation, nachgeburtliche Depression (siehe Kapitel »Formeln rund um die Geburt und für das Neugeborene«); auch beim prämenstruellen Syndrom, wenn die Symptome denen von *Mustard* entsprechen)
- Gefühl von Lähmung, Bewegungsunfähigkeit, Eingesperrtsein; man will lieber im Bett bleiben, in einem abgedunkelten Raum
- eine schwarze Wolke legt sich auf die Seele und sperrt das »normale« Leben aus
- man kann keinerlei Verbindung herstellen zwischen seinem Leben und diesem Zustand der Traurigkeit
- man kann seinen Zustand nicht vor anderen geheimhalten
- man verharrt in sich gekehrt, ohne Ereignisse der Außenwelt wahrzunehmen, in völliger Passivität

- Gefühl, in einem finsteren Loch zu sitzen, ohne die nötige Kraft, sich wieder herauszuarbeiten
- der Verstand hilft nicht!
- verschwindet die Depression, fühlt man sich befreit und dankbar
- Leben in ständiger Angst vor der nächsten Depression, weil man unfähig ist, sie zu kontrollieren und ohne Hilfe herauszukommen
- Leberstörungen, die ein Hinweis auf eine larvierte Depression sein können (*melancholia* = schwarze Galle!)

Vorschläge zur unterstützenden Begleitung der Therapie:

- sich der Traurigkeit hingeben, sie akzeptieren
- dem Wunsch nachgeben, sich in ein dunkles Zimmer zurückzuziehen, traurige Musik zu hören, im Regen zu spazieren usw.
- sich an heiteren und frohen Tagen die wunderbaren Seiten des Lebens und der Schöpfung bewußtmachen, damit tiefe Dankbarkeit und Freude entstehen können
- Barockmusik hören (vorzugsweise von Johann Sebastian Bach, Johann Pachelbel, Antonio Vivaldi)

Positive Leitsätze:

- Mein Herz ist heiter und frei.
- Ich bin reine Freude.
- Mein Leben ist Licht und Heiterkeit.
- Ich begrüße die schmerzvollen Tage.
- Heiteres Licht füllt mich mit Freude und Harmonie.
- Ich fühle und verströme Harmonie und Freude.

Jede dunkle Nacht hat ein helles Ende. Nisami

Auf Regen folgt Sonnenschein. Deutschland

Laut – als sähe sie ihres Käfigs Stäbe nicht – singt die Nachtigall.
Suma Taigi

Happiness is not in our circumstances, but in ourselves. It is not something we see, like a rainbow, or feel, like the heat of a fire. Happiness is something we are. John B. Sheerin

Wir mögen die Welt kennenlernen, wie wir wollen, sie wird immer eine Tag- und eine Nachtseite behalten.
Johann Wolfgang von Goethe

Wende dein Gesicht der Sonne zu, dann fallen
die Schatten hinter dich. Thailand

Gäbe es keine Wolken, würde man die Sonne nicht genießen.
Irland

Melancholie ist das Vergnügen, traurig zu sein. Frankreich

Lachen ist der Bruder der Kraft. Rußland

Niedergeschlagenheit lähmt zuerst den Geist und tötet dann den Körper. Indien

Die Wehmut ist der Spiegel des Glücks. Bettina von Arnim

Es wird immer etwas geben, wofür es wert sein wird zu leben.
George Bernard Shaw

22 Oak
Eiche –
Quercus robur

Quercus robur ist eine der etwa fünfhundert Eichenarten, die in den gemäßigten Zonen der nördlichen Halbkugel bis zum Kaukasus hin anzutreffen sind. Er ist ein robuster Baum von majestätischem Wuchs, der zwischen dreißig und fünfunddreißig Meter hoch wird und bis zu siebenhundert Jahre leben kann.

Der knorrige Stamm mit der rauhen, vernarbten, aufgesprungenen Rinde kann mit der Zeit einen Durchmesser von zwei Metern erreichen.

Die charakteristischen Blätter mit dem unregelmäßig wellig geschnittenen Rand wachsen in Büscheln an den Zweigenden. Sie lassen den Baum nie ganz ohne Laub: Die letzten trockenen Blätter, braun und lederartig, fallen erst ab, wenn der nächste Frühling gleichzeitig mit den Blüten die neuen zarten Blätter sprießen läßt, in hellem Goldgrün.

Erst wenn der Baum fünfzig bis achtzig Lebensjahre erreicht hat, trägt er erstmals Blüten und Früchte. Die Blüten öffnen sich von Ende April an bis in den Juni hinein; die weiblichen als unscheinbare kleine, rötliche Knospen; die männlichen in Form von Kätzchen, die wie verknotete Schnüre von den Zweigenden hängen.

Die Eicheln, die eiförmigen Früchte, wachsen in kleinen Gruppen, jede in einem schuppigen, holzigen Napf; sie reifen im ersten oder zweiten Jahr.

Schlüsselsymptome: Kämpfer, der trotz Hindernissen oder Niedergeschlagenheit nicht aufgibt – Pflichtgefühl

Tugenden: Unermüdlicher Arbeitseifer – tüchtiger Arbeiter, der nie die Hoffnung aufgibt – zäh und mutig

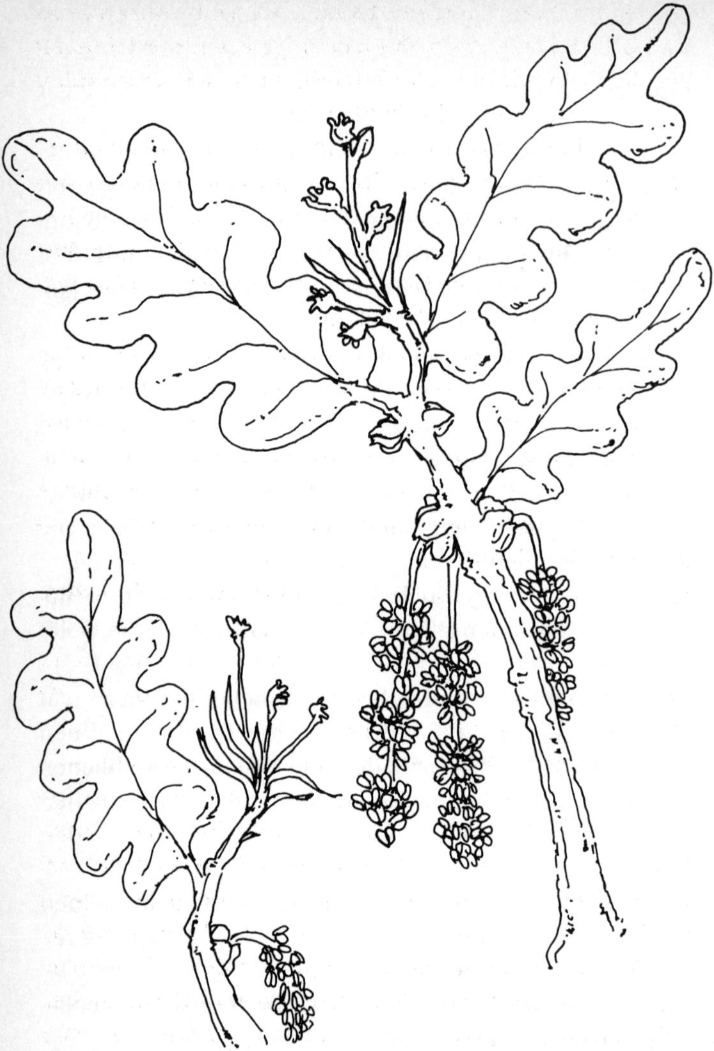

Die Eiche ist der König der Bäume; die Säule, die Himmel und Erde verbindet; die das lebendige Feuer des Himmels auf die Erde bringt (weil sie häufig über sich kreuzenden Wasseradern steht, zieht sie Blitze an!).

Bei allen indogermanischen Völkern und in Japan gilt sie als heiliger Baum. Sie ist den Donnergottheiten geweiht, von Zeus oder Jupiter im mediterranen Raum bis hin zu Thor oder Donar der Germanen. Sie ist auch der Baum der keltischen Druiden, deren Riten und wichtigere Ereignisse sich im Schatten der Eiche abspielten.

Abgesehen von ihrer Bedeutung in der Religion ist die Eiche ein Symbol der Kraft, der Standhaftigkeit und Ausdauer, des Sieges, der Gerechtigkeit und der Treue. Wollen wir in Deutschland eine Person mit diesen Zügen beschreiben, sprechen wir von einer »deutschen Eiche«. Eine englische Kräuterkundige dagegen nennt die Eiche schlicht den »englischsten aller Bäume«.

Der Eichbaum ist der Baum des Donnerers, ein sehr männlicher Baum; die Linde dagegen ist der Baum Freyjas, der germanischen Venus. Bei den Germanen hielt man unter der Eiche den Gerichtstag ab, das Thing; unter der Linde fanden die Hochzeiten und Tänze statt.

Ein älterer Herr, der in einem preußischen Internat für Söhne von vornehmen Familien erzogen wurde, berichtete folgendes: Jeder Schüler mußte sich zu Beginn seiner Internatszeit, zur »Einweihung«, gewissen Mannbarkeitsriten unterwerfen, die traditionsgemäß unter der Krone einer stattlichen, vielhundertjährigen Eiche stattfanden, der sogenannten Einweihseiche. Diese Jungen des frühen zwanzigsten Jahrhunderts stellten den Mut und die Zähigkeit jedes neuen Kameraden unter dem heiligen Baum ihrer Väter auf die Probe!

Im französischen Kartenspiel ist eine der Farben das Treff,

trèfle, eigentlich der Klee: im deutschen Blatt ist es die Eichel, sie entspricht den Stäben im Tarot. Die Stäbe verkörpern Kraft, Kampf, eiserne Energie des Mars; sie symbolisieren das Feuer innerhalb der vier Elemente, die bis heute unter anderem in der Astrologie und in der Anthroposophie Gültigkeit haben.

In der britischen Legende verwandeln die Eichen sich in Krieger, denen der Sieg zufällt. Noch heute finden wir die Eiche im Emblem der britischen Kavallerie.

Während der Kriege war eine der höchsten deutschen Auszeichnungen das Ritterkreuz mit Eichenlaub und Schwertern, und selbst heute noch im Bundesheer tragen Stabsoffiziere das silberne und Generäle das goldene Eichenlaub in ihren Rangabzeichen.

Mit Hilfe aller hier beschriebenen Bedeutungen und des Symbolgehalts der Eiche enthüllt sich uns die Persönlichkeit *Oak*, von Bach beschrieben als »jene, die sich sehr anstrengen und Mühe geben, um wieder gesund zu werden, und auch im täglichen Leben hart kämpfen. (...) Sie sind tapfere Menschen, die gegen große Schwierigkeiten ankämpfen, ohne daß ihre Anstrengungen oder ihre Hoffnung dabei nachlassen.« Unermüdliche Kämpfer in eigener Sache und zum Wohle derer, die ihnen anvertraut sind, so wie auch die Eiche eine Unzahl von Lebewesen hegt und schützt. In ihrem Schutz und Schatten gedeihen viele andere Pflanzen; sie schützt und nährt Insekten, Vögel, Hirsche und – wie schon der Name deutlich macht – Eichhörnchen. Nicht nur aus den Bildern von Pieter Brueghel dem Älteren und den Darstellungen in zahlreichen Stundenbüchern ist uns die Bedeutung der Eichelmast für die Schweine bekannt. In den Jahren der Mißernten und Hungersnöte wurde sogar das Brot mit Eichelmehl gestreckt.

Die Persönlichkeit *Oak* kämpft, vor allem für andere, mit nicht nachlassendem Pflichtgefühl und Anstrengung bis zur totalen Erschöpfung. Und selbst dann gibt sie noch nicht auf, wie der Baum, der, gezeichnet von Blitzeinschlägen, zerrissen vom Sturm, angefault durch die Jahrhunderte, immer noch neu austreibt.

Die blockierte Persönlichkeit *Oak* weiß nicht, wann sie ausruhen, wann sie sich geschlagen geben muß. Sie kämpft, selbst wenn sie krank ist, nie zeigt sie Müdigkeit oder gibt zu, daß sie an die Grenzen ihrer Leistungsfähigkeit gelangt. Sie ist nicht in der Lage, Hilfe anzunehmen oder einfach einmal eine Pause zu machen, Ferien, frei von Verpflichtungen. Starr hält sie an dem fest, was sie für ihre Pflicht hält. Ihre Form, zu denken und zu arbeiten, macht es ihr unmöglich, einmal auszuruhen und sich zu entspannen.

Da sie all diese eigentlich positiven Eigenschaften zu starr lebt, befindet sie sich in ständigem Kampf, in permanentem Streßzustand, mit allen üblichen funktionalen und nervösen Störungen.

Der zähe und unermüdliche Kämpfer fühlt sich nur gut, wenn er kämpft und gewinnt. Dabei vergißt er völlig, daß selbst der Widerstandsfähigste Grenzen hat, daß er ab und zu Kraft tanken muß, um weiter die täglichen Pflichten zu bewältigen. Daß es noch keine Niederlage ist, wenn er einmal um Hilfe bittet.

Da er so unendlich pflichtbewußt ist, sich nie Ruhe gönnt und Anzeichen von Erschöpfung weder erkennt noch beachtet, ist die typische Reaktion der völlige, der Nervenzusammenbruch. Jetzt, da sein Körper ihm ganz oder teilweise den Dienst verweigert, ist er gezwungen, auszuruhen.

Allerdings ist er ein ungeduldiger und unzufriedener Patient. Er fühlt sich unnütz und unglücklich, weil die selbstauferlegte Pflichterfüllung und Aufopferung für andere sein Lebensinhalt sind. Seine Umgebung kann immer auf ihn zählen. Um ihre Hoffnungen nicht zu enttäuschen, strengt er sich jetzt so an, gesund zu werden, daß es ihm schwerlich gelingen kann.

Wenn ein Kranker sich mit aller Macht gegen seine Krankheit stemmt, statt sie zu akzeptieren, sich ihr in gewisser Weise auszuliefern, ruhig ihre Entwicklung abzuwarten, während sein Körper ausruhen und die völlige Genesung vorbereiten kann, muß man immer an *Oak* denken.

In langen Rekonvaleszenzzeiten bringt *Oak* Entspannung und neuen Antrieb.

Oak scheint der Gegenpol zu *Gorse*: Statt wie jener die Hoffnung allzu leicht aufzugeben, kämpft er trotz seiner Schwäche und chronischen Erschöpfung weiter bis zum völligen Zusammenbruch. Dagegen rührt die Erschöpfung von *Elm* von einer durch vorübergehende Unsicherheit ausgelösten Schwäche her. Ein möglicher Zusammenbruch von *Vervain* hat seine Ursache in der freiwilligen Arbeitsüberlastung dessen, der fanatisch die Arbeit anderer mit übernimmt.

Für Krämer ist *Oak* die Dekompensation nach *Impatiens* und *Olive*, weil der Betreffende sich aus Ungeduld keine Ruhe gönnt, selbst nicht im Erschöpfungszustand. Ich sehe es umgekehrt so, daß ein Typ *Oak*, der keine Ruhe und Entspannung kennt, leicht in eine Blockade *Olive* geraten kann.

In der Volksmedizin setzt man die Eichenrinde gegen Tumore ein und zur Stärkung der Gefäße, der Schleimhäute und des Darms. Wegen des in der Rinde enthaltenen Tannins, das man zur Lohgerbung von Leder verwendet, lagen Gerbermühlen und Lederfabriken jahrhundertelang an den Flußläufen am Rande ausgedehnter Eichenwälder.

Die Symptome im blockierten oder entwickelten Zustand überschneiden sich leicht; es folgt daher eine Aufzählung der

Charakteristika der Persönlichkeit Oak:

- ist gewissenhaft, zuverlässig, geduldig
- kann alles erreichen mit Willenskraft, Zähigkeit und Ausdauer
- arbeitet ebenso zu Hause wie am Arbeitsplatz
- arbeitet mitunter nur aus Verantwortungs- und Pflichtgefühl
- übernimmt freiwillig alle Verantwortung, auch wenn es unnötig ist
- verbirgt selbst völlige Erschöpfung, beschwert sich nie
- kämpft tapfer gegen alle Hindernisse, ohne den Mut zu verlieren

Im Zustand der Blockade:

- fühlt sich schlecht an Feiertagen, wenn nichts zu tun ist
- »Muße« ist ein Fremdwort; nimmt sich kaum Zeit, etwas zu genießen
- ist unglücklich, wenn Krankheit sie an Pflichten hindert
- fordert zuviel von sich, arbeitet bis an die Grenzen ihrer Leistungsfähigkeit
- häufige Erschöpfungszustände wegen zu hoher Anforderungen an sich selbst

- gönnt sich nie Ruhe, daher erhöhte Gefahr von Kollapsen oder plötzlich ausbrechender Krankheit, die zum Ausruhen zwingt
- wegen zuviel Verantwortungsgefühl ist die Schulter-Nacken-Partie verspannt
- ihre physische und psychische Zähigkeit wird von anderen bewundert
- kann Schwäche nicht zugeben, gibt sich nie geschlagen
- der typische Workaholic, sucht gar keine Zerstreuung
- schafft selbst bei Krankheit weiter
- nur am Wochenende läßt die Anspannung nach, sie »erlaubt« sich Kopfschmerzen, Mattigkeit, Untätigkeit, aber nur bis Montag!

Oak hilft Zusammenbrüche vermeiden. *Oak* erleichtert den verbissenen »Kampf« um die Gesundung. *Oak* verhilft zu außergewöhnlichen Erfolgen, ohne Übertreibungen.

Vorschläge zur unterstützenden Begleitung der Therapie:

- körperliche und geistige Bedürfnisse ernst nehmen, sich vor Übermüdung und Übertreibung hüten
- die Muße erlernen, das Nichtstun, das Dolcefarniente, beginnend mit einer kurzen täglichen Zeitspanne
- Entspannungs- und Anti-Streß-Übungen, wie zum Beispiel das autogene Training nach J. H. Schultz, Tai Chi oder Yoga
- einen spielerischen Sport ohne Ehrgeiz ausüben
- sich »unnütze« Dinge erlauben: Parkspaziergänge, Spiel mit Kindern, ein Hobby, Musik hören und selbst musizieren, singen

Positive Leitsätze:

- Ich schaffe es mit Kraft und Gelassenheit.
- Ich arbeite zügig und erlaube mir auszuruhen.
- Das Leben gibt mir Zeit für beides, für die Anstrengung und für die Entspannung.
- Ich bin auch verantwortlich für meinen Körper und seine Gesundheit.
- Freude schafft Energie.
- Der Energiefluß nährt mich.

Das Glück wohnt dort, wo man singt. *Japan*

Die Klugen kennen ihre Grenzen, die Dummen nicht. *Ben Hoff*

Bürde dir keine Last auf, die über deine Kraft geht. *Rußland*

Ausdauer ist der Schlüssel zur Freude. *Arabien*

Erholung tut Leib und Seele wohl.

Beharrlichkeit führt zum Ziel. Beide Deutschland

Ein jegliches hat seine Zeit,
und alles Vornehmen unter dem Himmel hat seine Stunde.
Geboren werden und sterben,
pflanzen und ausrotten, was gepflanzt ist,
würgen und heilen, brechen und bauen,
weinen und lachen, klagen und tanzen. (...)
Man arbeite, wie man will, so hat man keinen Gewinn davon.
Ich sah die Mühe, die Gott den Menschen gegeben hat,
daß sie darin geplagt werden.
Er aber tut alles fein zu seiner Zeit,

und läßt ihr Herz sich ängsten, wie es gehen solle in der Welt; denn der Mensch kann doch nicht treffen das Werk, das Gott tut, weder Anfang noch Ende. *Pred. 3,1–4, 9–11*

Gott schätzt mich, wenn ich arbeite,
aber er liebt mich, wenn ich singe. *Rabindranath Tagore*

Und doch vermögen in der Welt, der tollen,
zwei Hebel viel aufs irdische Getriebe:
Sehr viel die Pflicht, unendlich mehr die Liebe.

Johann Wolfgang von Goethe

23 Olive
Ölbaum –
Olea europaea

Die Heimat des Ölbaums sind die sonnigen und trockenen Landschaften rund um das Mittelmeer und in Australien und Neuseeland. Der kleine Baum (von fünf bis fünfzehn Metern Höhe) ist äußerst widerstandsfähig. Er wächst sehr langsam und kann ein Alter von über tausend Jahren erreichen, weshalb er meist von verknotetem und gekrümmtem Wuchs ist. Von den sieben Ölbäumen im Garten Gethsemane sagt man, daß sie schon die Gebete des Christus hörten.
Der Baum scheint unzerstörbar: Man kann ihm Äste abschlagen, der Stamm kann faulen, ungeachtet aller Widrigkeiten der Zeiten und der Witterung hat er immer noch Energiereserven und verjüngt sich mittels neuer Triebe. Bis in seine letzten Lebensjahre hinein beschenkt er uns mit seinen Früchten.

Seine Rinde ist grau, und seine lederartigen Blätter sind graugrün mit silbriger Unterseite. Sie wachsen gegenständig, sind schmal lanzettförmig und erreichen 45 bis 60 Millimeter Länge.
Je nach Standort blüht er im Mai oder Juni. Die Blütendolden wachsen an Stielen aus den Blattachseln. Ihre zwanzig bis dreißig kleinen cremigweißen Einzelblüten haben vier Blütenblätter in der Form von Kugelsegmenten, die zwei große gelbe Staubgefäße und den niedrigen Stempel umschließen. Die ovalen Früchte mit dem langgestreckten Fruchtstein enthalten sehr viel wertvolles Öl, das der Grund für die Kultivierung des Baumes ist.

Schlüsselsymptome: Körperliche und geistige Erschöpfung – äußerste Müdigkeit
Tugenden: Vitalität durch ständigen Energiefluß – innerer Friede – Lebenskraft, die sich trotz Belastung und Druck weder erschöpft noch geschlagen gibt.

Weil ihm dort die lebensnotwendige Sonne fehlt, findet sich kein Ölbaum in England. Bach erbat sich daher und erhielt auch von Freunden aus Italien die nach seiner Sonnenmethode präparierten Blüten.
Im südlichen Raum des Nahen Ostens wird der Ölbaum seit dem dritten vorchristlichen Jahrtausend kultiviert. Seine Früchte und das daraus gewonnene Öl bildeten mit dem Brot die Ernährungsgrundlage ganzer Völker während Tausenden von Jahren.
In Griechenland war der Ölbaum die heilige Pflanze der Göttin Athene. Seine Blätter verkündeten Sieg und formten den Siegerkranz für den in der Schlacht oder im Olympischen Spiel erfolgreichen Mann – lange vor der Verwendung des Lorbeers.

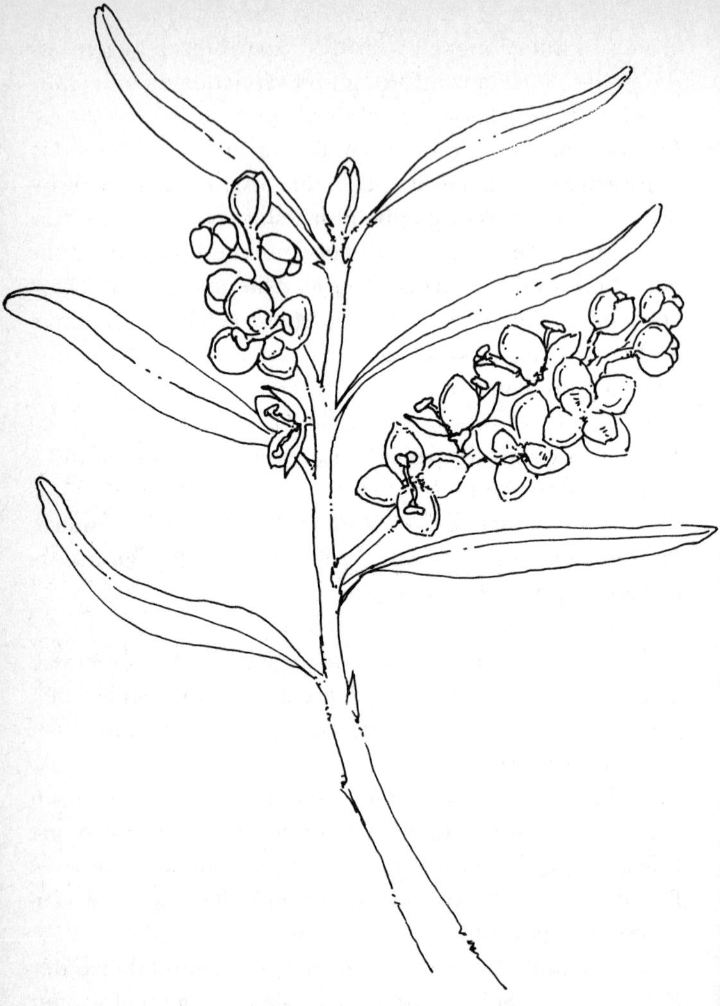

Für Juden und Christen versinnbildlicht er den Frieden und die Versöhnung Gottes mit der Menschheit. Im jüdischen Tempel verlöschten nie die mit Olivenöl gespeisten Lampen, die Symbole der Aussöhnung. In unserer Zeit ist die Taube mit dem Ölzweig das weltweit am meisten verbreitete Friedenssymbol.

Auch die Salbung und Letzte Ölung für die Sterbenden werden mit Olivenöl vorgenommen.

Die Salbung des neuen Königs war eine heilige Handlung, die den sterblich Geborenen mit der Welt des Göttlichen verband und ihm auf magische Weise Kraft und Schutz verlieh. Nach der Salbung war er unberührbar, gleichsam ein Gott.

Seit dem Altertum nutzt man profanere Salben in vielen Krankheitsbildern. Von den Griechen und Römern wissen wir beispielsweise, daß sie bei Erschöpfungszuständen und nach großen körperlichen Anstrengungen Massagen mit Olivenöl anwendeten.

Edward Bach suchte und fand alle seine Blüten in Wales, außer dem Ölbaum und dem Weinstock, die beide traditionelle Kulturpflanzen sind, vor allem im mediterranen Raum. Um ihre Heilkräfte zu erkennen, konnten ihm die keltischen Traditionen seiner Heimat nicht helfen. Es ist vorstellbar, daß der Symbolgehalt des Ölbaums seine Aufmerksamkeit weckte, als er das Heilmittel suchte für all jene, »die geistig oder körperlich viel gelitten haben und so erschöpft und ermüdet sind, daß sie keine Energie mehr spüren, auch nicht für die leiseste Anstrengung. Für sie sind schon die täglichen Verrichtungen äußerst mühsam und bar jeden Vergnügens.« (Bach) Die Oliven und das daraus gewonnene Öl sind große physische Energiespender, und was Noah aus der körperlichen und seelischen Erschöpfung half, die er nach der Sintflut und den zwölf in der Arche verbrachten Monaten fühlte, war möglicherweise nur der tröstliche Anblick des Ölzweigs, den die Taube ihm brachte.

Und als Jesus jene Nacht auf dem Ölberg verbrachte, um im Garten Gethsemane mit Zweifeln und Furcht zu seinem Vater zu beten, erhob er sich am nächsten Morgen gestärkt und mit erneuerter Kraft, um seinen schwierigen Gang nach Golgatha tun zu können.

Olive hilft bei chronischen Erschöpfungszuständen, nach monate- oder jahrelanger Krankheit oder anderen Prozessen, die körperlich, seelisch oder geistig erschöpfen.

Es ist auch das Heilmittel für all jene, die ihre Kraftreserven dadurch aufgezehrt haben, daß sie nicht genügend schlafen, sich nicht entsprechend ihrer Lebensweise ernähren, zuviel arbeiten, ohne sich Erholungspausen zu gönnen, oder schwierige seelische Prozesse durchlaufen. Mitunter brauchen diejenigen, die sich für andere aufopfern, all ihre Energiereserven auf, so daß nichts davon für sie selbst übrigbleibt.

Im negativen Zustand von *Olive* kann man einfach nicht mehr: Man will nichts anderes als schlafen und sich erholen. Man ist unfähig selbst zu leichteren Arbeiten, schafft es kaum, die Füße vom Boden zu heben, um sich fortzubewegen; man will nichts hören, nichts sagen, nichts essen, nicht aus dem Haus gehen. Man ist an die Grenze seiner physischen Leistungsfähigkeit und Widerstandskraft gelangt. Man ist blaß, der Blutdruck ist niedrig, die Stimme schwach und ausdruckslos.

Ist dieser Zustand die Folge einer kurzzeitigen großen Anstrengung, kann die Person sich vielleicht aus eigener Kraft mittels viel Schlaf und gutem Essen erholen. Mitunter verschafft der Körper sich die notwendige Ruhepause auf dem Umweg über eine kleine Grippe, eine heftige Migräneattacke oder Ischiasschmerzen, die ihn einen oder mehrere Tage ans Bett fesseln.

Ist der Zustand chronisch und die Person schont sich auch jetzt nicht, wird sie ernstlich krank.

Wenn jemand häufig in eine Blockade *Olive* verfällt, wie das der Fall zu sein pflegt beim Typ *Oak*, sollte er seine Arbeits- und Lebensgewohnheiten ändern: Er muß lernen, mit seiner Lebenskraft besser hauszuhalten.

Alle kommen wir auf die Welt mit einer Aufgabe, die es zu erfüllen gilt. Unser Instrumentarium dafür sind Geist und Körper, und wir müssen beide pfleglich behandeln, damit sie uns für die Dauer unseres Lebensweges nützen. Dazu gehört, daß wir Alarmsignale unseres Körpers beachten und Erholungspausen einlegen, ehe wir zusammenbrechen. In Zeiten erhöhter Anforderungen müssen wir versuchen, ausreichend zu schlafen, uns vernünftig zu ernähren und Extra-Anstrengungen zu vermeiden.

Ein Negativzustand *Olive* lehrt uns etwas Wesentliches: Wir sind nicht die allmächtigen Herren unserer Energie. Bescheiden erkennen wir unsere Abhängigkeit von göttlichen Kraftquellen, die wir nicht beherrschen, weil unsere menschlichen Möglichkeiten begrenzt sind. Wenn wir zugeben können, daß wir im Grunde schwach sind, abhängig von diesen kosmischen Quellen, und wenn wir gleichzeitig mit unseren Kräften besser haushalten, erleben wir, daß uns in Zeiten erhöhten Energieverbrauchs höhere Quellen speisen.

In einer akuten *Olive*-Blockade stärken uns die Blütentropfen unmittelbar, aber wir können nicht auf eine ärztliche Untersuchung verzichten – vor allem nicht bei einem chronischen Zustand. Meistens liegt ein Eisenmangel vor oder eine Funktionsstörung von Leber oder Nieren.

Im positiven *Olive*-Zustand scheint man eine private Kraftquelle zu haben, eine schier unerschöpfliche Energie und Vitalität. Man kann unter größter Belastung und Dauerstreß mit Lust und Gelassenheit arbeiten. Man spürt seine Grenzen und schaltet notwendige Erholungspausen selbstverständlich ein. Man lebt mit der Überzeugung, daß man im gegebenen Augenblick die notwendige Hilfe bekommen wird, wenn man sich nur in acht nimmt und immer das Gleichgewicht zwischen Spannung und Entspannung zu halten sucht.

Der Erschöpfungszustand von *Olive* ist körperlich, seelisch oder mental, *und er ist real!* Nur darum kann das Blütenmittel so entschieden zur körperlichen Stärkung beitragen, wenn jemand krank ist aufgrund physischer oder psychischer Erschöpfung.

Olive ist eine echte Energiebombe, geradeso wie die Olive mit ihren Kalorien; es bringt uns sofort wieder auf die Beine.

Im Gegensatz dazu ist die Erschöpfung von *Hornbeam* seelisch, scheint ein reines Phantasieprodukt; der Betreffende glaubt, daß er nicht mehr kann, fühlt sich schlaff und lustlos, aber wenn er erst einmal mit der Arbeit angefangen hat, kommt er auch damit voran und hat die dazu notwendige Kraft.

Olive – Symptome in blockiertem Zustand:

- körperliche oder geistige Erschöpfung
- unnatürlich erhöhtes Schlafbedürfnis
- Erschöpfung nach längerer Krankenpflege
- Müdigkeit nach länger anhaltender Arbeitsüberlastung
- Erschöpfung nach seelischen Ausnahmesituationen, Kämpfen, längerer Krankheit

- typisch bei Sportlern, Studenten, Hausfrauen mit kleineren Kindern, die sich eine Zeitlang zu sehr verausgabt haben
- Rekonvaleszenten, Streßopfer
- kann mit seiner Energie nicht haushalten, achtet nicht auf Anzeichen von Müdigkeit
- Wechsel zwischen Zeiten erhöhter Anstrengung und totaler Erschöpfung
- gibt aus Energiemangel auf und fällt in eine physische und psychische Depression
- plötzlicher Haarausfall, oft kreisrund (Alopecia areata)
- kann nicht mehr, will nur noch schlafen
- kann sich kaum noch auf den Beinen halten vor Müdigkeit
- hat zu nichts Lust, nichts macht Freude

Vorschläge zur unterstützenden Begleitung der Therapie:

- viel schlafen
- regelmäßig essen, vor allem Nahrungsmittel, die uns Energie geben und leicht verdaulich sind (Getreide, Hülsenfrüchte, Honig, Sojaprodukte, Obst, Gemüse; als »Kraftcocktail« Omas Hausmittel: ein Glas Rotwein mit Traubenzucker und rohem Eigelb verquirlt!)
- Kontakt mit der Natur suchen: Spaziergänge im Wald, an einem Fluß oder am Strand; Wochenendausflüge aufs Land; kurze Sonnenbäder; den nächtlichen Sternenhimmel in sich aufnehmen
- Gleichgewicht suchen zwischen Spannung und Entspannung, Arbeit und Vergnügen
- Tai Chi oder Yoga praktizieren, um inneres Gleichgewicht zu finden

Positive Leitsätze:

- Ich spüre, wie kosmische Energie mich durchfließt.
- Ich öffne mich für neue Energieströme.
- Ich erlaube mir auszuruhen.
- Die Kraftquellen sind unerschöpflich.
- Ich erbitte Kraft für meine Mission.
- Ich schütze meinen Körper und seine Bedürfnisse.

Die Weisen kennen ihre Grenzen, die Dummen nicht. *Ben Hoff*

Erholung tut Leib und Seele wohl. *Deutschland*

Ein heißes Bad erfrischt den Körper, ein heißer Tee den Geist. *Japan*

Das Bett ist die beste Medizin. *Italien*

Schlafen ist so gut wie Mittagessen. *Frankreich*

Dem Gesunden heilen alle Wunden. *Rußland*

24 Pine
Kiefer, Föhre –
Pinus silvestris

Die Kiefer wächst auf sandigem, kalkhaltigem Boden, in trockenen Wäldern überall auf der nördlichen Halbkugel. Sie ist von aufrechtem Wuchs und erreicht, je nach Standort, eine Höhe von fünfunddreißig bis fünfzig Metern. Sie ist einhäusig und immergrün. Ihre fünf bis sieben Zentimeter langen flachen Nadeln wachsen paarweise in Büscheln.

Die Blüten erscheinen am Ende der Wachstumsperiode, im Mai; die weiblichen, rot und zapfenförmig, nehmen schon die Form der Frucht, des Zapfens, vorweg. Die männlichen bilden Trauben aus gelben Staubkügelchen am Boden der neuen Schößlinge. Während sich die jungen Zapfen heranbilden, wachsen und reifen und verholzen noch die vom Vorjahr – erst nach zwei Jahren sind die öligen Samen unter den holzigen Schuppen entwickelt.

Die rauhe Kiefernrinde verströmt einen angenehm bitteren Duft, den typischen Harzgeruch. In früheren Jahrhunderten wurde das Kiefernharz nicht nur zur Haltbarmachung von Weinen verwendet (noch heute für den berühmten griechischen Retsina!), sondern vor allem zur Gewinnung von Terpentin, das für viele Zwecke benutzt wurde.

Schlüsselsymptome: Schuldgefühle – Selbstvorwürfe – ewige Reue

Tugenden: Fähigkeit, sich selbst und anderen zu vergeben – ausgewogenes Verantwortungsgefühl, ohne Selbstanklagen

Die Kiefer ist geprägt durch die Eigenschaften von Mars und Saturn: Das Rostrot der Rinde am Stamm und Ästen erinnert ebenso an den Kriegsgott (Feuer und Eisen!) wie der Gebrauch der harzhaltigen Kienspäne und Kienfackeln in früheren Jahrhunderten; sie brannten heller und waren preiswerter als Bienenwachskerzen zur Beleuchtung der Häuser.

In der Volksheilkunde wie in der Homöopathie setzt man aus *Pinus silvestris* gewonnene Mittel vor allem wegen ihrer Fähigkeit ein, Hitze zu erzeugen und saturnische Krankheiten zu bekämpfen, also alle Erkrankungen, die mit Knochen und mit der Versteifung von Gelenken zu tun haben, Rheuma und Gicht, extreme Abmagerung (Kachexie), Rachitis, Skrofulose, chronische Bronchitis, Austrocknung und Verhornung der Haut.

Kiefernprodukte sind harntreibend und regen den Blutkreislauf an, besonders in Haut und Schleimhäuten; sie wärmen den Organismus mit dem Feuer des Mars: Nichts erleichtert Rückenschmerzen so sehr wie ein heißes Kiefernbad!

Saturn zeigt sich auch in den holzigen weiblichen Blüten und Zapfen der Kiefer, in ihrem kalten und dunklen Habitat bis jenseits des Polarkreises, in ihrer großen Widerstandskraft: Wie nachgewiesen wurde, kann ein *Pinus aristata* in Nordamerika über viertausendfünfhundert Jahre alt werden!

Wegen ihrer Langlebigkeit und weil sie auch im Winter das grüne Nadelkleid behält, ist die Kiefer – wie alle immergrünen Nadelbäume – ein Symbol der Unsterblichkeit, der Wiedergeburt und der Auferstehung. In Japan, China und Korea gilt sie als eine der sieben »edlen« Bäume, denn sie widersteht der Kälte, den Stürmen und Widrigkeiten, vornehm und aufrecht wie ein Krieger des Kaisers.

Bach verordnete *Pine* für »alle die, die sich selbst die Schuld zuweisen. Sogar wenn sie erfolgreich waren, denken sie, daß sie es hätten besser machen können, und sind immer unzufrieden mit ihren Anstrengungen und Ergebnissen. Sie sind unermüdliche Arbeiter und leiden sehr unter den Fehlern, die sie sich anlasten. Manchmal, wenn ein Irrtum auch auf eine andere Person zurückzuführen ist, klagen sie sich dennoch deshalb an.«

Die Persönlichkeit *Pine* sucht immer nach Gründen, um sich schuldig zu fühlen, um zu leiden. Sie lädt immerfort Schuld auf sich (und an ihrer Haltung sieht man, wie diese Last den

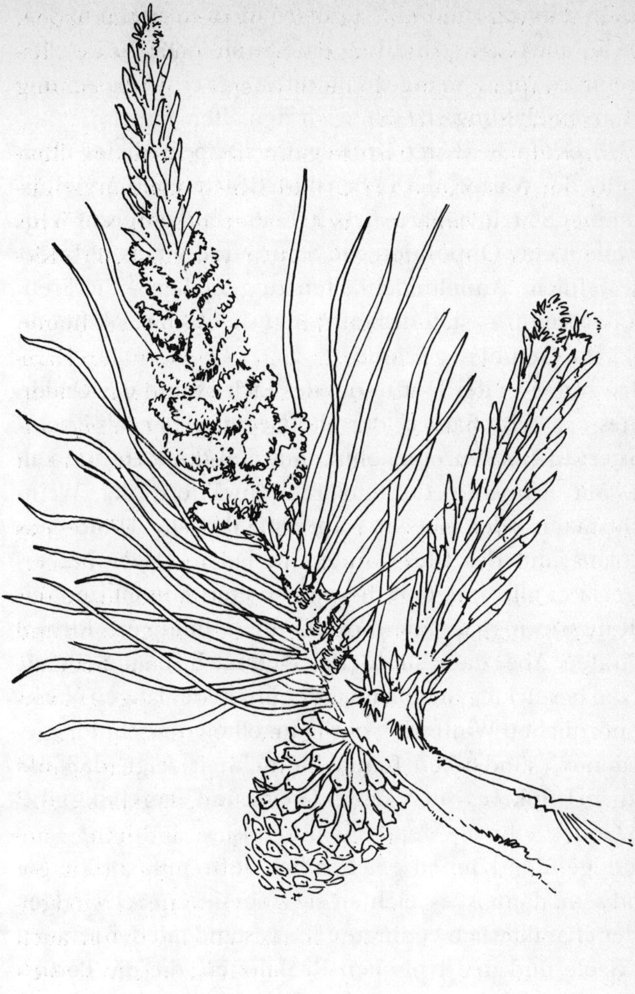

Rücken schmerzt und die Schultern niederdrückt!) und ist nicht in der Lage, sich durch eine Strafe oder Buße selbst zu reinigen, noch weniger sich selbst zu vergeben. An dieser starren Haltung erkennen wir den alten Saturn.
Im Horoskop bedeutet ein negativer Aspekt dieses alten Feindes der Wärme, der Lebenslust, des freien Energieflusses immer Starrheit, harte Arbeit, Leiden auf unserem Weg. Vor allem eine Opposition von Saturn und Venus verbietet uns, weltliche Annehmlichkeiten zu genießen – die Freuden der Venus –, statt dessen bringt sie uns das lähmende und kalte Gefühl der Schuld.
Selbst zum Fest der Hoffnung, des Lichtes und der Gnade Gottes erscheint Saturn, der alte Gegenspieler, als Zuchtmeister: In Nordeuropa kommt aus den dunklen und kalten, mit Schnee bedeckten Kiefernwäldern der Weihnachtsmann oder Knecht Ruprecht, der alte Helfer des Nikolaus und des Christkindes. In jedem Dezember erschreckt er alle, indem er hereingepoltert kommt und seine Rute schwingt, um die »bösen«, die »schuldigen« Kinder zu strafen. Aber dann strahlt der Weihnachtsbaum: ein mit Kerzen bestückter Nadelbaum, der uns in der langen Nacht des nördlichen Winters, in der Dunkelheit der schuldig gewordenen, sündenbehafteten Menschheit zeigt, daß das Licht im Dunkel existiert, daß es Gnade und Vergebung gibt, daß Gottes Sohn als Mensch geboren ist.
Schuldgefühle können gelegentlich auftreten, vorübergehend sein; dann ist es leichter, sie zu besiegen. Schwieriger ist der charakterlich bedingte *Pine*-Zustand mit der verwirrten Seele und den typischen Reaktionen, die die Person schon während der ersten Jahre ihrer Kindheit »einübt«.
Finden wir in einem Geburtshoroskop einen stark betonten Skorpion oder schwierige Aspekte zu Planeten in diesem Zeichen, haben wir es häufig mit einer starken *Pine*-Cha-

rakteristik zu tun. Kleine Kinder – nicht nur die, die mit Strafen und Verweisen erzogen werden – fühlen sich schuld an allem, was in ihrem Umfeld geschieht, weil sie sich in ihrer kindlichen Ichbezogenheit für allmächtig halten und für die Verursacher und »Schöpfer« jeder Situation, besonders im Familienkreis. Sind sie *Pine*-belastet, ist es ganz natürlich, daß sie sich daran gewöhnen, sich verantwortlich und schuldig für alles zu fühlen.

Diese konfuse Situation, dies verworrene und verwirrende Verhalten pflegen sie immer, auch noch als Erwachsene, zu wiederholen, weil sie nicht in der Lage sind, eine Grenze zu ziehen zwischen eigener und fremder Verantwortlichkeit. Ständig fühlen sie sich schuldig, nicht den Anforderungen zu genügen. Sie verlangen sehr viel von sich selbst und sind unfähig, sich selbst zu verzeihen. Sie geben sich die Schuld an den Fehlern und Irrtümern anderer, in der Annahme, daß tatsächlich sie diese verursacht hätten. Sie fühlen sich weniger wertvoll als andere, weshalb sie auf viele Dinge verzichten, vor allem auf Vergnügungen und Genüsse, weil sie sie nicht verdient zu haben glauben. Wenn sie sich für irgend etwas schuldig fühlen, können sie es nie vergessen, es sich nie vergeben. Schlimmer noch: mitunter suchen sie sich in masochistischer Weise zu strafen.

Viele sieht man in schwierigen, häufig gewalttätigen Beziehungen; dies ist eine Art von Selbstbestrafung dafür, daß sie »unwürdig« für andere Partnerschaften sind, weil sie »kein besseres Leben verdienen«! (Natürlich sind diese Beziehungen viel komplexer; aber eine gründlichere Beschreibung geht über den Rahmen dieses Buches hinaus.)

Sie fühlen sich sogar schuldig, wenn sie ihre eigenen Grenzen oder Rechte gegen andere verteidigen müssen. Fraglos nehmen sie die Erbsünde auf sich oder jede nur denkbare Schuld, jedes Verbrechen ihrer Vorfahren, ihres Volkes...

Diese immerwährende Reue »frißt« sehr viel Energie, weil man diese negativen Gefühle mit seiner eigenen Lebenskraft nährt, und – was noch schwerer wiegt – wenn man in starken Blockaden gefangen ist, kann Energie nicht frei fließen, und man selbst schließt sich vom Lebensquell, von der notwendigen Energiezufuhr ab.

Pine hilft, die alten emotionalen Knoten, die Blockaden zu lösen, sich von dieser Verwirrung, dieser inneren Unordnung zu reinigen, damit man dann seine individuelle Persönlichkeit entwickeln kann, in Übereinstimmung mit den Zielen seines höheren Selbst.

Schuld und Schuldgefühle sind eine Bremse, eine Schranke, die unsere persönliche Entwicklung aufhält. Es hat auch keinen Sinn, wenn wir uns aus Schuld- oder Verantwortungsgefühl für andere opfern.

Wir müssen die Bedingungen unseres Menschseins akzeptieren, was Irrtum und Schuld mit einschließt und die Möglichkeit, durch diese beiden zu lernen und zu reifen. Leben beinhaltet Kampf – sichtbare Kämpfe in der materiellen Welt und innere Kämpfe mit unserem »inneren Widersacher«, unserem Saturn. Unsere Schlachten bestimmen den Wert unserer Siege; nur im Kampf erstarken wir, wie das Eisen durch Feuer und Wasser und unter den Schlägen des Hammers zum Stahl gehärtet wird. Wir müssen lernen, unsere Bedingungen und unsere Mängel zu begrüßen, weil wir uns mit ihrer Hilfe vervollständigen.

Nachdem wir durch das Fegefeuer der Schuld gegangen sind, durch die Läuterung mittels Reue und Bestrafung, nach dem Empfang des Aschenkreuzes auf der Stirn (das tatsächlich physisch verabreicht wird nach dem Karneval, am Aschermittwoch), das heißt: nachdem wir dazu bereit sind, uns selbst wie auch allen anderen zu vergeben, können wir Saturn hinter uns lassen, den gestrengen Meister unseres Karmas, und können ein neues Leben anfangen in freier Selbstverantwortung. *Pine* hilft uns, uns aus den verwirrenden Fesseln alter Schuld zu befreien. Dann können wir die Sicherheit finden, wirklich geliebt zu sein und »würdig«, um in der Freiheit unserer Eigenverantwortlichkeit zu leben. Haben wir dies einmal erreicht, steht uns ungeheuer viel freigesetzte Energie zur Verfügung!

Ich will hier nur kurz auf die segensreiche Einrichtung der Beichte und Absolution hinweisen, die in früheren Jahrhunderten oder für einfachere Menschen sehr hilfreich war und ist. Für uns Heutige ist aber die selbständige bewußte Auseinandersetzung mit Schuld und Vergebung wichtiger und wertvoller, als es die Vergebung mittels einer Institution sein kann.

Die Freiheit, Irrtümer zu begehen, schließt die Freiheit ein, sie zu erkennen, die Schuld dafür auf sich zu nehmen, sie zu bereuen und danach uns selbst zu vergeben und nicht weiter wegen der gleichen Sache Gewissensbisse zu haben, an ewiger Reue zu leiden.

Personen im transformierten *Pine*-Zustand haben größeres Verständnis für ihre Mitmenschen und deren Irrtümer und Gefühle; sie sind zurückhaltend mit Kritik, bescheiden und äußerst geduldig.

In alten Riten stand die Kiefer für die außerhalb der gesellschaftlichen Normen gelebte Sexualität. Nicht erst durch das Werk Sigmund Freuds wissen wir um die enge Beziehung zwischen Sexualität und Schuldgefühlen. Wir haben auch Kenntnis von Zeremonien, in denen sich Priester von Schuld reinigten, indem sie ihre Männlichkeit, durch Selbstkastration, der Großen Mutter, der höchsten Göttin opferten. Die rigide Sexualmoral der katholischen Kirche bis heute ist bekannt.

Daher weckt Sexualität, die nichts mit dem Zweck der Empfängnis zu tun hat, Schuldgefühle in vielen Gläubigen. Wir wissen alle, welche Verstörungen diese Haltung in Generationen von treuen Katholiken erzeugt hat. Es sieht so aus, als ob *alles*, was irgendwie mit Sexualität zu tun hatte, tabu gewesen sei und allein daran zu denken oder sie zu erwähnen Sünde. Fast alle meine argentinischen Patienten der älteren Generation zeigen starke Züge der Blockaden *Crab Apple* und *Pine*; durch ihre Erziehung in einer katholischen Gesellschaft sind sie gleichsam imprägniert mit Schuld- und Schamgefühlen.

Pine – Symptome in blockiertem Zustand:

- Selbstvorwürfe, Schuldgefühle
- Mit einem sehr starken Über-Ich, topdog, fühlt man sich als underdog, der Strafe verdient
- Schuldgefühle, weil man seinen hohen Ansprüchen nicht genügt
- hat mehr seine Grenzen im Auge als seine Möglichkeiten
- sehr verantwortungsbewußt, sorgfältig, detailliert
- fühlt sich ständig schuldig für alles, auch die Fehler anderer
- Eltern, die sich für alle Schwierigkeiten und jedes Versagen ihrer Kinder verantwortlich und damit schuldig fühlen, und umgekehrt: Kinder, die sich für die Fehler ihrer Eltern schämen
- ein ewig schlechtes Gewissen
- ständige Entschuldigungen für irgend etwas
- weist verdientes Lob immer zurück: aber das war doch meine Pflicht, das mußte ich doch tun, aber das ist doch nicht der Rede wert, jeder hätte das an meiner Stelle getan

- weist Geschenke oder Hilfe stets zurück, weil er glaubt, er hätte sie nicht verdient
- fühlt sich selbst im Erfolg schuldig, weil er glaubt, er hätte mehr erreichen können
- sucht die Schuld für jedes Versagen bei sich
- entschuldigt sich sogar für seine Krankheiten und Depressionen oder dafür, daß er ein Versagen von anderen nicht verhindern konnte
- erinnert sich immer wieder an vergangene Situationen von Schuld und Versagen und möchte »sterben« vor Reue und Scham
- kann nie seine Jugendsünden vergessen und sich vergeben
- kann sich in der Sexualität nicht entspannen, weil er sich immer auf den anderen konzentriert, fühlt sich danach schuldig, weil er nicht wie jener genießen konnte
- selbstzerstörerische Tendenzen: fühlt, daß er »unwürdig« ist, erwartet oder genauer: erhofft Bestrafung
- schwach entwickeltes Selbstwertgefühl, schon die Tatsache, überhaupt geboren zu sein, erfüllt ihn mit Schuld
- kann sich nicht freuen, weil er das erstens »nicht verdient« hat und zweitens »noch so viel zu tun« ist
- fühlt sich sogar schuldig, wenn andere in seiner Gegenwart still sind; fragt nach, was er tun kann; entschuldigt sich; kann nicht glauben, daß nicht er es ist, der diese Laune verursacht hat
- häufig sehr erschöpft, gestreßt aufgrund seines überentwickelten Verantwortungsgefühls
- mitunter unbewußte religiöse Konzepte von »gut« und »schlecht« und Sexualität als Sünde
- Kinder oder Partner von *Chicory*-Typen haben häufig Schuldgefühle

Vorschläge zur unterstützenden Begleitung der Therapie:

- unerreichbare Ziele aufgeben und neue, realistischere formulieren
- verstehen, daß jedes Wesen Liebe auch »unverdient« haben darf und daß es keine Schuld gibt, die nicht entsühnt und vergeben werden kann
- sich bewußt etwas Gutes tun: ins Theater oder Kino gehen, etwas Gutes essen, ein Buch außerhalb der Pflichtlektüre lesen ...
- den Tag mit energetisierenden Übungen beginnen
- Übungen zur Erhaltung von Gleichgewicht und Harmonie (Chakren-Ausgleich mittels Tai Chi oder Yoga)

Positive Leitsätze:

- Nobody is perfect.
- Ich mag mich mit all meinen Fehlern.
- Ich tue, was ich kann – so gut ich es kann.
- Ich lasse mich führen durch mein höheres Selbst.
- Ich vergebe mir und anderen, wie Gott uns vergeben hat.
- Jeder Irrtum läßt mich wachsen.
- Auch das Unvollkommene macht Freude.
- Meine Irrtümer sind verzeihlich. Niemand ist vollkommen.
- Ich verdiene Liebe wie alle Wesen.
- Ich bin liebenswert trotz meiner Schwächen.

Irren ist menschlich. *Rom*

Nobody is perfect. *England*

Wer nichts macht, macht nichts falsch. Italien

Alles, was durch menschliche Schuld verlorenging, kann auch durch menschliche Anstrengung wiedererlangt werden.
I Ging – Das Buch der Wandlungen

Wem nie verziehen wurde, der kann nicht verzeihen. Rumänien

Gott hat mehr Liebe und Erbarmen,
als je ein Mensch verschulden kann. Nikolaus Lenau

Und vergib uns unsere Schuld, wie auch wir vergeben unseren Schuldigern. Matth. 6, 12

Lied des Harfners
Wer nie sein Brot mit Tränen aß,
Wer nie die kummervollen Nächte
Auf seinem Bette weinend saß,
Der kennt euch nicht, ihr himmlischen Mächte!

Ihr führt ins Leben uns hinein,
Ihr laßt den Armen schuldig werden,
Dann überlaßt ihr ihn der Pein;
Denn alle Schuld rächt sich auf Erden. Johann Wolfgang von Goethe

25 Red Chestnut
Rotblühende Kastanie –
Aesculus carnea

Die rotblühende Roßkastanie ist eine Kreuzung zwischen der weißblühenden und der kalifornischen Art *Aesculus pa-*

via. Sie ist ein zierlicherer Baum als der im Kapitel *Chestnut Bud* beschriebene, erreicht nur eine Höhe von etwa zehn bis fünfzehn Metern. Die Rinde ist gefurcht, und die schlanken Äste beugen sich nach unten. Sie ist schwach und anfällig für Fäulnis. Ende Mai gibt die enorme Knospe am Ende jeden Zweiges gleichzeitig die Blütenstände und die aus fünf bis sieben riesigen »Fingern« gebildeten Blätter frei. Die spiegelsymmetrischen Einzelblüten haben einen Durchmesser von ein bis zwei Zentimetern; ihre Farbe spielt von Rosa bis zu hellem Rot. Sie wachsen in lockeren Kerzen von zehn bis zwanzig Zentimetern Höhe.

Die Frucht wird gebildet aus einer ovalen, lederartigen Kapsel mit kurzen Stacheln, die ein bis drei harte, glänzende Samen enthält, die dunkelbraun sind mit einem weißlichen Nabelfleck.

Aesculus pavia kam über Asien nach Europa, wo sie mit der Schönheit ihrer rosafarbenen Blütenkerzen und ihrem im Sommer so angenehmen Schatten Ludwig XIV. entzückte, der sie von da an in seinen Parks und Alleen anpflanzen ließ. Das übrige Europa ahmte auch darin bald den Sonnenkönig nach, und es wurde Mode, den Baum in allen großen Gärten anzupflanzen, wo wir ihn und seinen Bastard *Aesculus carnea* bis heute finden können.

Schlüsselsymptome: Übertriebene Angst und Sorge um andere

Tugenden: Leben in ruhiger Sicherheit, in kosmischer Geborgenheit – Annahme des Schicksals auch für andere

Für die Anwendung der rotblühenden Kastanie gilt alles bereits im Kapitel über *Chestnut Bud* Gesagte. Der medizinische Gebrauch der Früchte, mitunter der Rinde, der Blätter und Blüten bei Rheuma, Gefäßleiden (Angiopathien)

und Gefäßkrämpfen (Angiospasmen) gibt uns wichtige Hinweise zum Verständnis des Blütenmittels von Bach.
Der Persönlichkeit *Red Chestnut* fehlt im blockierten Zustand das Grundvertrauen in das Schicksal, in das Leben selbst. Sie lebt in großer Unsicherheit und Beklemmung.
Die Worte Enge und Angst gehen auf die gleiche indogermanische Wurzel zurück wie das spanische angostura (Enge) und angustia (Angst, Beklemmung). Angst verursacht Muskelspannung, Verkrampfung, Krämpfe von Blutgefäßen, eine verengte Kehle (»Knoten im Hals«, Angina), nervöse oder spastische *Angina pectoris.* Die verspannten Muskeln, die engen Gefäße hindern die Blutzirkulation, den freien Fluß der Energie. Angst und Beklemmung stoppen den Energiefluß, diese Bewegung, die so notwendig ist für das Leben selbst.
Ist eine Person »eng«, angustiada im spanischen Wortsinn, so kann sie angsterfüllt sein, beklommen oder eingeschlossen, von außen gepreßt, oder auch im übertragenen Sinn »engherzig«, geizig. Der Geiz hat einen starken Bezug zur Angst. Jemand, der Angst davor hat, zu verlieren, loszulassen, möchte Menschen oder Dinge besitzen, will Geld oder andere Reichtümer zusammentragen und Personen aus seinem Umkreis anbinden, kontrollieren; neben anderen Krankheiten pflegt er an Rheuma zu leiden (siehe Kapitel *Chicory*).
Viele Menschen, denen jegliches Vertrauen in den Sinn des Schicksals fehlt, projizieren ihre Ängste und zeigen größte Besorgnis für andere, selbstverständlich vorzugsweise für die, die sie lieben.
Diese perverse Form von Schutz und Fürsorge ist wie eine Erweiterung der Blockade *Chicory* (siehe auch Kapitel »Die 12 Schienen nach Dietmar Krämer«). Die symbiotische Lebensgemeinschaft zweier Personen – die wir häufig in El-

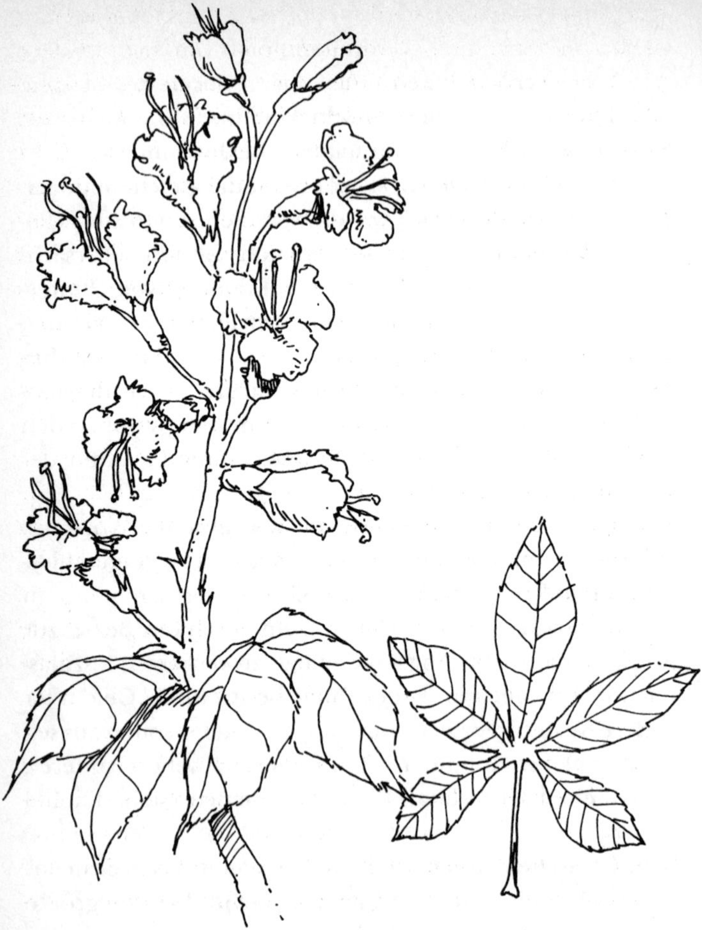

tern-Kind-Beziehungen oder bei Partnern mit *Chicory*-Problematik finden – sehen wir akzentuiert in einigen Fällen, wo einer der Beteiligten unter einer starken *Red-Chestnut*-Blockade leidet und den andern als Projektionsfläche und Objekt verwendet, um daran seine eigenen Ängste, Unsicherheiten und Zweifel festzumachen. Indem er letztere projiziert, erleidet er eine Selbstentfremdung, er interessiert sich nicht mehr für seine eigenen Angelegenheiten, flieht damit vor der eigenen Weiterentwicklung und verhindert gleichzeitig, daß der andere sich aus eigenen Mitteln fortentwickeln kann. Er fungiert wie ein starker energetischer Sender – und der andere hat keine Möglichkeit, sich gegen die starken negativen Projektionen zu verteidigen.

Bach verordnet *Red Chestnut* all jenen, »für die es schwer ist, sich nicht ständig um andere zu sorgen. Häufig haben sie es aufgegeben, sich um sich selbst zu sorgen, aber sie leiden sehr um ihre Lieben, indem sie sich ständig irgendein Unheil vorstellen, das jenen zustoßen könnte.«

Wenn unser Denken mit starken Gefühlen gekoppelt ist, wie in Situationen von Not und Angst, großer Freude, Liebe usw., strahlt es Energien aus und beeinflußt so die Situation.

Wenn wir uns vor einem Unglück fürchten, bilden wir schon die konkrete Grundlage dafür, daß es eintreffen kann. Unsere Furcht überträgt sich auf den anderen, erzeugt in ihm Schwäche und Unsicherheit. Daher suchte Bach das Heilmittel für alle, die ihre Ängste übertragen; er wollte sie beruhigen und ihre Gedanken harmonisieren. Wenn wir nicht aufhören, starke Angst um unsere Lieben zu empfinden, können wir wie mit Magneten Unheil auf sie ziehen: Krankheit, Unfall, schlechte Prüfungsergebnisse und anderes.

Wie wir im Kapitel *Chestnut Bud* sahen, hat die Roßkastanie viel mit der Sorge ums Überleben zu tun, innerhalb der Familie, des Stammes, Clans und in schwierigen Zeiten mit magerer Ernte. Das Blütenmittel hilft bei übertriebener Sorge im Familienkreis, denn Angst ist ein schlechter Ratgeber.

Die beste – und häufig die einzige – Hilfe, die wir unseren Lieben in schwierigen und leidvollen Situationen geben können, ist unsere Liebe und unser Mitgefühl, denn diese können ihnen die nötige Kraft zur Selbsthilfe geben, auch im Krankheitsfall, um sich selbst zu heilen.

Die Vision des Baums in voller Blüte, ganz Rosa und Rot, erinnert uns an die herzerwärmende Kraft der Liebe. Wenn unsere Liebe mit Vertrauen gepaart ist, ist sie eine machtvolle Waffe, eine starke Hilfe für die von uns Geliebten, dann können wir auch positive Kräfte über große Entfernungen zu ihnen schicken. Wir können in kritischen Situationen Gebrauch machen von unserem starken »Sender« und mittels unserer positiven Gedanken anderen Mut und Kraft übermitteln.

Der positive Zustand von *Red Chestnut* gibt uns die Sicherheit der völligen Geborgenheit in der kosmischen Ordnung, die unser aller Leben stützt und führt. Wir kennen nicht den Plan für das Leben jedes einzelnen aus unserer Umgebung. Aber mit Liebe und Vertrauen können wir beobachten, wie sich jedes Leben unter göttlichem Schutz entfaltet.

Wer förmlich besessen ist von der Sorge um das Wohlergehen anderer, sollte *Red Chestnut* kombiniert mit *White Chestnut* einnehmen.

Um einem Schwerkranken zu helfen, empfiehlt sich die Einnahme von *Red Chestnut* für seine besorgten Angehörigen, damit sie ihn nicht beeinflussen und ihm die für die Genesung notwendige Energie entziehen können.

Das Mittel hilft auch all denen, deren Beruf leicht eine Projektion oder Identifikation mit anderen mit sich bringt, also beispielsweise Pflegern, Psychologen, Erziehern, Astrologen.

Es ist außerdem sehr hilfreich in der Verbindung mit *Walnut* in jeder Etappe der Abnabelung, des Ablösungsprozesses zwischen Mutter und Kind: in der Abstillphase, beim Eintritt in den Kindergarten, in die Grundschule, bis zu dem Moment, wenn das Kind aus dem Haus geht und noch immer symbiotische Bindungen zwischen beiden bestehen.

Red Chestnut – Symptome in blockiertem Zustand:

- ist gedanklich ständig mit dem Wohlergehen anderer beschäftigt
- sorgt sich mehr um andere als um sich selbst
- lebt in ständiger Spannung und Sorge, daß den Lieben etwas zustößt
- Eltern können nicht einschlafen, bis ihre heranwachsenden Kinder im Haus sind
- Eltern und Großeltern sind unruhig, wenn die Kleinen im Kindergarten, auf der Straße, in der Schule sind
- wenn ein Familienmitglied später als erwartet heimkommt, quält die Angst den *Red Chestnut*-Charakter sogar physisch (z. B. Krämpfe, Herzschmerzen, Spannungskopfschmerzen, schmerzhafter Knoten im Hals)
- stellt sich immer ein Unheil vor, das eintreten könnte
- erwartet immer Anrufe der abwesenden Familienmitglieder, um zu wissen, daß es ihnen gutgeht
- Eltern, die ihre Kinder ständig behüten und beobachten
- Eltern, die schon bei leichten Erkrankungen eines Kindes zu starken Medikamenten greifen, um dem Kind Leiden zu ersparen und weil sie befürchten, daß es eine schlimmere Krankheit hat

Vorschläge zur unterstützenden Begleitung der Therapie:

- Beschäftigung mit Geistheilung, Mind Control und wie man die Kraft der Gedanken sinnvoll einsetzen kann
- sich die Person, um die man in Sorge ist, von weißem Licht umhüllt vorstellen (im Krankheitsfall von violettem Licht!)
- im Augenblick eines negativen Gedankens sich von ganzem Herzen das positive Gegenteil desselben vorstellen
- sich in jeder Situation die guten Ergebnisse vorstellen, die daraus entstehen können

Positive Leitsätze:

- Wir sind alle in Gottes Hand.
- Alles wird gut.
- Ich strahle Frieden und positive Energie aus.

Du bist du, und ich bin ich. Ich sorge für meine Sachen, und du sorgst für die deinen. *Fritz Perls*

Tausend Gründe, sich zu grämen, tausend Gründe,
sich zu bangen,
halten Tag für Tag den Toren, nicht den weisen Mann gefangen.
Hitopadesa de Narajana

Sorge, aber sorge nicht zuviel:
es kommt doch, wie Gott es haben will. *Deutscher Albumspruch*

Ein Mensch lebt kaum hundert Jahre,
aber er macht sich Sorgen für tausend. *China*

Ich danke dir dafür, daß du mich MEINE Erfahrungen machen läßt. Du läßt mich ICH sein; danke! *Petra Schmidt*

Daß die Vögel der Sorge und des Kummers über deinem Haupt kreisen, kannst du nicht ändern; aber daß sie Nester in deinem Haar bauen, das kannst du verhindern. *China*

26 Rock Rose

Gemeines Sonnenröschen –
Helianthemum nummularium

Das gelbe Sonnenröschen ist eine winterharte Pflanze von etwa zehn Zentimetern Höhe, mit einem verzweigten Stiel, der in Bodennähe verholzt. Es wächst auf sonnigen, trockenen Wiesen und auf den felsigen Hängen der Mittelgebirge, wie es der englische Name andeutet: *Rock Rose,* Felsenrose.

Seine kleinen ovalen Blätter sind behaart, mit einer pelzigen weißen Unterseite.

Es blüht von Ende Mai bis in den August, September hinein, während der längsten Tage im Jahr, wenn die Sonneneinstrahlung am stärksten ist. Die goldgelben Blüten von zwei bis zweieinhalb Zentimetern Durchmesser öffnen sich nacheinander und welken schnell. In geöffnetem Zustand formen die fünf Blütenblätter eine flache Scheibe; durch ihre Goldfarbe und das Gelb von Staubblättern und Stempel erinnern sie wirklich an eine Goldmünze, wie es auch der wissenschaftliche Name ausdrückt, der griechischen Ursprungs ist: »Sonnenblume in Münzform«.

Auf den Weiden der Hügel formt das Gemeine Sonnenröschen einen strahlenden Teppich aus Licht, indem es die lebenspendenden Strahlen der Sonne aufnimmt und reflektiert.

Schlüsselsymptome: Terror – Panik – extreme Angstzustände
Tugenden: Tapferkeit und Heldenmut – Selbstlosigkeit

Die tradierte Medizin verschiedener Völker kennt das *Helianthemum nummularium* wegen seiner adstringierenden und antiseptischen Wirkung zur Desinfizierung und besseren Heilung von Wunden. In der Homöopathie stärkt es das Immunsystem und die Abwehrkräfte von Personen mit lymphatischen Beschwerden und hilft gegen Erkältungskrankheiten. Es wirkt wie die Sonne selbst: adstringierend, bewahrend und mumifizierend. Es fördert und ordnet Zersetzungsprozesse in den Geweben.
Das Sonnenröschen gehört zur Familie der *cistaceae* und ist daher mit dem Teestrauch verwandt (der heiligen Pflanze der Taoisten, die ihnen zufolge das Leben verlängert, die Lebensgeister weckt und die dunklen Stimmungen, die schlechte Laune verscheucht) und mit der Heilpflanze *Hypericum perforatum,* dem Johanniskraut, dessen kleine gelbe Blüten denen des Sonnenröschens sehr ähnlich sind, das auch blüht, wenn die Sonne in ihrem Zeichen, dem Löwen, steht, und das man ebenfalls zur Blutstillung und Wundheilung benutzt.
Außerdem bringt es das Sonnenlicht auf eine andere Ebene: Schon Paracelsus setzte es ein, um depressive und verwirrte Erregungszustände mit »dunklen«, krankhaften Phantasien zu besänftigen. Die Vorstellungen dieses Arztes des sechzehnten Jahrhunderts stehen mitunter in überraschender Nähe zu den Intuitionen Dr. Bachs.
Die Sonne ist das Herz unseres Sonnensystems und be-

herrscht unser Herz. Sie steht für das Leben selbst, den Tag, das Licht und die Erleuchtung.
So wie die Sonne den Mond beleuchtet, holt sie unbewußte Inhalte ans Licht und hilft uns bei der Bewußtmachung; dann können alle Ängste und Beklemmungen der dunkleren Bewußtseinsschichten von uns abfallen. Die Sonne schenkt uns Leben. Ihr Licht ist unverzichtbar für die Entwicklung und Gesundheit der Pflanzen und Tiere und des Menschen selbst. Bei Tageslicht verschwinden die dunklen Ängste der Alpträume, und mit den ersten Sonnenwochen des Frühlings heilen die winterlichen Depressionen.
Das Goldgelb des Johanniskrauts und des Sonnenröschens ist die Farbe des Sonnenchakras. Die Sonne ist Feuer, Energie, Schöpferkraft. Sie beherrscht das Sonnenchakra, das Manipura, das für die Völker Asiens der Sitz der Kampfkraft, des Überlebensinstinkts ist. In China und Japan setzt der Kämpfer in den Kampfsportübungen in den entscheidenden Momenten des Kampfes mit einem kurzen Schrei alle notwendige Energie in der Zone des Solarplexus frei (die Chi- oder Ki-Kraft).
Umgekehrt, wenn wir einen starken Stoß in diese Zone erhalten, läßt uns die unmittelbare Reaktion der Nerven und Blutgefäße des Sonnengeflechtes völlig ungeschützt: Das Chakra blockiert, und wir fühlen in diesem Energiezentrum etwas wie eine Lähmung, ein Loch; wir können sogar ohnmächtig werden.
Den gleichen lähmenden und blockierenden Effekt erleben wir in Situationen von panischem Schrecken. Das Wort »panisch« leitet sich her von dem griechischen Gott der Wälder und Wiesen, dem gehörnten und ziegenfüßigen Pan, der unerwartet in der Mittagshitze erscheint und damit Mensch und Tier so erschreckt, daß sie wie gelähmt sind.

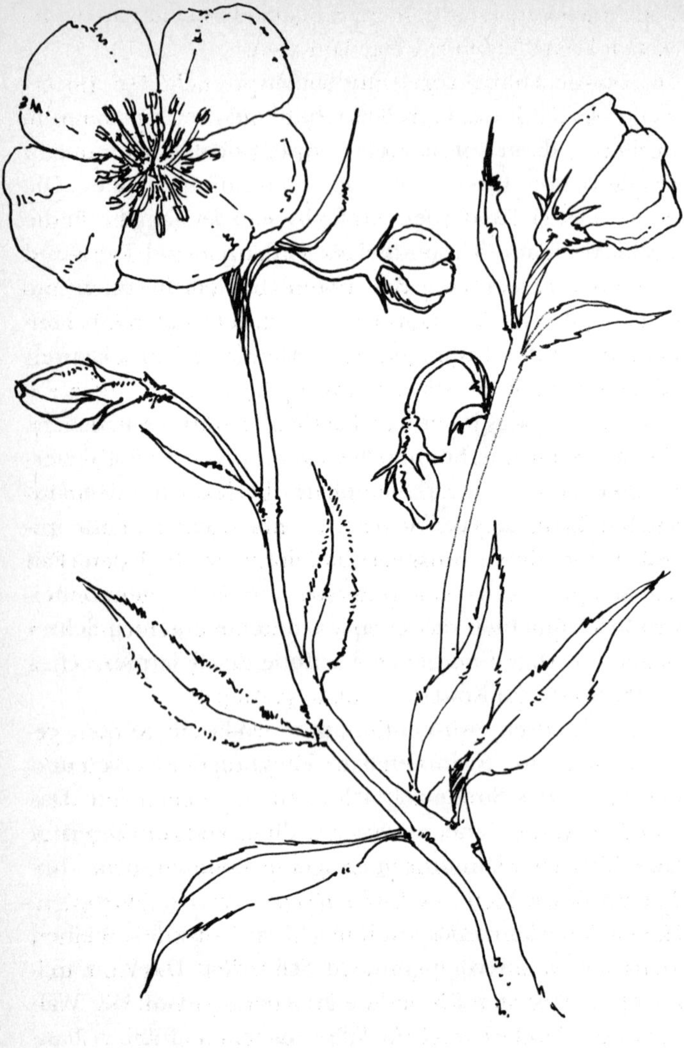

Auf diese Weise kann er sogar ein ganzes Heer anhalten, um seinen Freunden zu Hilfe zu kommen.
Das Sonnenchakra regelt die Bauchspeicheldrüse. Im Zustand von Panik oder Streß kann jemand mit Disposition zu Diabetes plötzlich mit einem extrem hohen Zuckeranstieg reagieren.
Einer meiner Brüder war etwa vier Jahre alt, als er diesen »Schlag in die Magengrube«, als den wir einen durch einen panischen Schrecken verursachten *Rock-Rose*-Zustand empfinden, präzise mit den Worten umschrieb: »Ich hab' einen Schreck in den Bauch gekriegt!« Dieser Bruder neigte als Kind zu heftigen Ausbrüchen von Jähzorn (siehe auch Kapitel »Die 12 Schienen nach Dietmar Krämer«, Schiene 8).
Ein Augenblick des Schreckens kann eine totale Desintegration bewirken, die Trennung des Astralkörpers vom physischen Leib; dies kann einem Unfallopfer genauso zustoßen wie einem sensiblen Unfallzeugen. In jedem Fall kann es verhängnisvoll sein, auch bei Überlebenden von Naturkatastrophen oder solchen, die durch menschliches Verhalten verursacht wurden, wie z. B. ein Krieg, ein Schiffsunglück, ein großes Feuer, Verfolgung, Angriff.
Wenn die dreigliedrige Einheit Geist–Seele–Körper getrennt wird, läuft sie Gefahr, sich völlig aufzulösen dadurch, daß die Silberschnur reißt, die den physischen mit dem Astralleib verbindet, was den physischen Tod zur Folge hat. Diese Tatsache erklärt die überragende Bedeutung von *Rock Rose* als Bestandteil des *Rescue Remedy*, der Notfalltropfen. Haben Schreck und Verzweiflung einer Notsituation einen Menschen »außer sich gebracht«, hilft *Rock Rose* unmittelbar, die getrennten Körper wieder zu integrieren. Für Bach »ist es das Notfallmittel für Fälle, in denen es keine Hilfe mehr zu geben scheint. Bei Unfällen oder plötzlichen Krankheiten, oder wenn ein Kranker sehr erschreckt ist oder

sein schwerer Zustand große Besorgnis in seiner Umgebung auslöst.« In diesem Fall verabreicht man das Mittel dem Patienten *und* seinen Angehörigen und vermeidet somit, daß diese ihm mit ihrer Sorge die zum Heilen so notwendige Energie rauben. »Ist der Kranke bewußtlos, kann man ihm die Lippen mit den Tropfen befeuchten, kann auch andere hinzufügen, (...) wie zum Beispiel *Clematis.*« (Bach)

Rock Rose gibt uns den Mut, alle Hindernisse im Kampf um die geistige Freiheit zu besiegen. Es schenkt uns das Licht der Sonne, die geistige und spirituelle Klarheit selbst in Augenblicken größter Angst und Verwirrung. Das strahlende Gelb des Sonnenröschens symbolisiert den offenen Geist, befreit durch das von der Sonne beförderte Bewußtsein; sein Gold stärkt das Herz, erleuchtet uns in den dunklen Momenten der Seele, in Furcht und Panik.

Nach Bach müssen wir Heutigen – trotz und mit all unserer Angst – noch kämpfen, aber unsere Bestimmung wird sein, den Weg zum Licht zu finden und die Furcht in der Menschheit auszurotten. »All unsere Ängste müssen wir auslöschen. Sie sollten niemals in der menschlichen Seele wohnen, und sie nisten sich dort nur ein, wenn wir unseren göttlichen Ursprung aus dem Auge verlieren. Furcht ist uns fremd, weil wir, als Kinder des Schöpfers, Funken des göttlichen Lebens sind, unbesiegbar und unzerstörbar.« (Bach)

Wie die Sonne Ängste und Schatten der Nacht verscheucht, befreit das Sonnenröschen uns von unserer großen Furcht in schreckenerregenden Situationen. Es stärkt unser Herz und unser solares Energiezentrum, das Sonnenchakra, in der Magengegend. Und wie uns das Herz Synonym für Tapferkeit ist, ist es anderen Völkern der Magen. Wenn jemand sagen will, daß er nicht genug Mut hat, etwas zu riskieren, sagt er in den Vereinigten Staaten »I don't have the stomach«, oder im spanischen Sprachraum »no tengo el estómago para...«, »dazu habe ich nicht den Mut, das Herz«, wörtlich übersetzt »dazu habe ich nicht den Magen«. Wenn wir Deutschen uns trauen, »fassen wir uns ein Herz«. Und Richard I., englischer König und tapferer Held des dritten Kreuzzugs, wurde Lionheart genannt, »Löwenherz«.

Die Tapferkeit, wie sie in diesen Wendungen ausgedrückt wird, hat viel mit dem positiven Zustand von *Rock Rose* zu tun: Wenn wir durch existentielle Ängste und die Panik der Todesfurcht hindurchgegangen sind, erlangen wir echte Tapferkeit. Richtige Helden sind nicht die Dummen, die die Gefahr nicht kennen, der wahre Held ist immer jemand, der seine beklemmenden Ängste niederkämpft, mit ganzem Herzen oder »mit dem Magen«, um mit gestärktem, verdoppeltem Mut aus diesen dunklen Momenten wieder herauszukommen.

Und so wie also der blockierte Zustand von *Rock Rose* ein vorübergehender ist, das Ergebnis von erschreckenden und furchterregenden Erlebnissen, erreichen wir den positiven Zustand, indem wir durch den ersten, den negativen, hindurchgehen.

Beispiele für diesen entwickelten, positiven Zustand sind jene Helden in Krieg und Katastrophen, die mit ihrem selbstlosen, »todesverachtenden« Mut das schier Unmögliche erreichen, weil *Rock Rose* enorme Energien freisetzt, über die wir gewöhnlich nicht verfügen. Dies wird möglich aufgrund einer Streßsituation (der gesamte Organismus ist in Alarmbereitschaft, der Blutdruck steigt, der Herzschlag beschleunigt sich, die Muskelspannung erhöht sich, alle Sinne sind geschärft, und man reagiert instinktiv, um keine Zeit durch Nachdenken zu verlieren, hat also auch »keine Zeit« für Ängste!).

Auf diese Weise kann eine Handvoll Soldaten eine feindliche Stellung stürmen und einnehmen, auch wenn der Feind in der Übermacht ist. Einer Mutter gelingt es, ihr Kind vor einem mit hoher Geschwindigkeit sich nahenden Fahrzeug in Sicherheit zu bringen. Ein Mensch kämpft sich durch die Flammen eines Hauses, aus dem er ein Kind weinen hört. Die Tatsache, daß wir durch die Blockade von *Rock Rose hindurchgehen,* macht uns fähig, schnellstens und instinktiv zu reagieren, in körperlichem Streßzustand, ohne nachzudenken. In dieser Verfassung können wir Dinge bewältigen, die uns unter normalen Bedingungen unmöglich wären. Wenn auch der negative Zustand das Ergebnis eines Erlebnisses ist, begegnen wir in der Praxis doch häufig einer augenscheinlich angeborenen Blockade, oft verursacht durch den Geburtsschock. Für jedes Kind ist die Geburt ein traumatischer und schockierender Akt: Das kleine Wesen muß aus der Sicherheit des Uterus mit seinen angenehmen Bedingungen hinaus in eine schwierige und grausame Welt. Die Wehen verursachen ihm Schmerz und Angst, gleich nach seinem Austritt nimmt es ein Übermaß an Licht wahr, die Kälte und sein eigenes Gewicht sind ihm lästig, weil es nicht mehr in den lauen Wassern und dem angenehmen Halbdunkel des mütterlichen Schoßes schwimmt.

Dieser Augenblick ist so schwierig, daß schon jede »normale« Entbindung das Neugeborene einem Schock mit all seinen möglichen Folgen aussetzt. Daher empfehlen wir, jeder Gebärenden und dem Neugeborenen *Rescue Remedy* zu geben, oder zur Erleichterung des Schocks und zur Vermeidung seiner Folgeerscheinungen *Star of Bethlehem.* Bei schwierigem Geburtsverlauf, wenn beispielsweise das Kind mit der Nabelschnur um den Hals geboren wird, bei zu lang andauernder Wehentätigkeit oder wenn das Ungeborene Sauerstoffmangel erleidet, haben wir es mit einer Situation von Panik für das Kleine, von Schrecken, von Todesangst zu tun und müssen dem Neugeborenen so schnell wie möglich

einige Tropfen *Rescue Remedy* oder *Rock Rose* verabreichen. Es genügt, die Tropfen auf die Schläfen, die Fontanelle, den Nacken, die Herzgegend, den Solarplexus oder auf die Pulse der Handgelenke zu geben (siehe auch Kapitel »Formeln rund um die Geburt und für das Neugeborene«).
Die Mehrzahl unserer Patienten kam ohne Bachblüten zur Welt. Also empfiehlt es sich, im ersten Gespräch nach den Umständen ihrer Geburt zu fragen. Weiß der Betreffende nichts darüber, helfen einige Symptome, um über die Einnahme von *Rock Rose* zu entscheiden. Manchmal erlitt jemand – noch im Mutterleib – Todesangst wegen Abtreibungsversuchen oder eines Unfalles der Mutter. Es bewirkt Panik im Ungeborenen, wenn die werdenden Eltern über eine mögliche Abtreibung diskutieren!
Ich kenne Kinder mit starken Zügen von *Rock Rose*, weil ihre Eltern sie abtreiben wollten. Ein vierjähriger Junge z. B. wurde jede Nacht unter Schreien wach, mit Entsetzen und Schrecken, in kaltem Schweiß gebadet. Tagsüber reagierte er mit Panik auf jede Bewegung seiner Mutter. Kam eine ihm unbekannte Person ins Haus, setzte er sich unter den Tisch und umklammerte weinend die Knie seiner Mutter.
Eine Freundin von mir fiel aus der Straßenbahn, als sie mit ihrem ersten Sohn in der zehnten Woche schwanger war. Es war ein Sturz aus etwas mehr als einem Meter Höhe aufs Pflaster und ein großer Schreck. Ihre Knie waren verletzt, aber dem Fötus schien nichts passiert zu sein. Als die Kindsbewegungen anfingen, bemerkte sie, daß das Kind auf jede brüske Bewegung von ihr und auf jedes laute Geräusch mit heftigstem Strampeln reagierte, gleichsam erschreckt.
Damals sprach in Deutschland niemand von den Bachblüten, aber es ist offensichtlich, daß der Sohn dieser Frau mit einer chronischen *Rock-Rose*-Blockade zur Welt kam. Während des ersten Jahres wachte er jede Nacht schreiend

auf. Jede ungewöhnliche Situation verursachte ihm Panik, und er hatte immer feuchte Handflächen. Mit der Zeit besserte sich die Situation; ich bin überzeugt, unter anderem, weil er viele Monate hindurch gestillt wurde. Aber der Junge entwickelte sich dennoch getreu der entsprechenden Schiene (siehe Kapitel »Die 12 Schienen nach Dietmar Krämer«, Schiene 8): Schon als Säugling kompensierte er mit dem Zustand *Agrimony*, um sich nicht den erschreckenden Erinnerungen seiner Seele stellen zu müssen. Jahrelang war er der fröhliche, gute Kamerad, Typ *Agrimony*, ohne in einen akuten Zustand der Dekompensation *Cherry Plum* zu geraten. Als junger Mann war er immer von Freunden umgeben, ging jede Nacht aus, hörte pausenlos Musik, nur um ein Alleinsein mit sich selbst zu vermeiden. Die unterdrückten Seeleninhalte schufen sich von Zeit zu Zeit Luft in Form von plötzlichen allergischen Reaktionen, vor allem Ekzemen; in hohen Fieberanfällen, die ohne erkennbare Ursache schnell auftauchten und wieder verschwanden; in Migräneanfällen schon in den ersten Lebensjahren, wegen der starken Anspannung. Auch wenn er im allgemeinen beherrscht war, explodierte er dann und wann wütend und brüllend.

Ich habe das Beispiel so ausführlich geschildert, weil erstens eine unbehandelte Blockade *Rock Rose* ein Hindernis sein kann bei der Behandlung anderer Blockaden und zweitens die Schiene 8 (siehe Kapitel »Die 12 Schienen nach Dietmar Krämer«) mir die wichtigste in der therapeutischen Arbeit zu sein scheint, auch wenn der Patient nicht immer bis zum dekompensatorischen Zustand von *Cherry Plum* in seiner gefährlichsten Form kommt (siehe Kapitel *Cherry Plum*). Chronische *Rock-Rose*-Blockaden können auch durch Dauerstreß ausgelöst werden. Immer mehr Patienten klagen, daß sie »am Solarplexus leiden«, was sich in Magenproblemen, gestörter Verdauung und anderen Beschwerden im Bauchraum äußern kann. Diese streßbedingten Störungen sind eine echte Zeitkrankheit. Bis zum Beginn des Jahrhunderts führte man im allgemeinen ein beschaulicheres Leben. Natürlich gab es in jedem Haus Schicksalsschläge, Angst- und Schocksituationen, die das Sonnenchakra angreifen: *Alle* Erschütterungen, alle starken Emotionen manifestieren sich im Solarplexus, der sozusagen unsere physische Entspannungszentrale darstellt. In früheren Zeiten bot der geregelte, ruhige Ablauf des täglichen Lebens meistens genug Zeit, um sich von starken seelischen Erschütterungen wieder zu erholen. Das Leben schien auch sicherer: Man hatte Projekte, machte Pläne, die das ganze Leben betrafen, nicht nur die unmittelbare Zukunft. Die Berufswahl erfolgte gewöhnlich gemäß den Neigungen – und nicht orientiert am Stellenmarkt. Der Feierabend war heilig und diente der Erholung – nicht anstrengender Zerstreuung oder Nebenbeschäftigung. Familien blieben zusammen, sofern der Tod nicht eingriff. Man lebte und starb am gleichen Ort, an dem man geboren war. Nach Zeugnis- und Prüfungsstreß kamen Ferien mit viel Spielmöglichkeit und Muße.

Ich will hier nicht ein nostalgisches Bild der »guten alten Zeit« zeichnen; ich weiß sehr wohl, daß für die meisten Menschen früher das Leben äußerst hart war – aber durch den ruhigeren Rhythmus waren sie ihm eher gewachsen. Durch die veränderten Umstände wirken das Leben selbst und sein hektischer Rhythmus heute krankmachend. Streß und Streßfolgen, die funktionellen Störungen, sind in allen Schichten Auslöser Nummer eins für den Besuch beim Arzt! Keiner kann mehr sein Leben in Ruhe planen: Beruf, Heirat, Hausbau, Kinder. Nein: Scheidungen, Umzüge, stärkere Generationskonflikte, Arbeitsplatzwechsel, Zukunftsangst, emotionale Konflikte, Verschuldung, aufregende Reisen; dazu noch Schläge, die »von außen« kommen. In manchen Ländern ist die wirtschaftliche Situation so unsicher, daß man kaum für eine Woche vorausplanen kann. Zur Erholung notwendige Pausen werden angefüllt mit aufreibenden Aktivitäten, heute steht Nervenkitzel für viele an erster Stelle der Freizeitbeschäftigungen.

Wen dieses atemlose Leben krank macht, der muß außer in seiner Denkweise auch etwas im äußeren Ablauf ändern, muß Ruhepausen einschalten und lernen, sich zu entspannen.

Dauerstreß äußert sich besonders häufig im Einflußbereich des Sonnenchakras, aber auch in anderen seelischen und körperlichen Bereichen. Heute sind in zunehmendem Maße schon jüngere Kinder Streßopfer, eine Entwicklung, der wir eigentlich nur im Elternhaus gegensteuern können.

Für den Therapeuten ist es wichtig, diese krankmachende Gesamtsituation vor Augen zu haben, denn häufig trifft er gerade auch auf jüngere Patienten, die keine besondere Paniksituation hinter sich haben und dennoch ein chronisches *Rock-Rose*-Bild zeigen, die schon wegen geringer Befürchtungen oder Aufregungen in Panik geraten: Ihr Sonnenchakra hatte einfach keine Zeit, sich zwischen den vielen »Schlägen in die Magengrube« zu erholen.

Laut Scheffer können *Rock-Rose*-Blockaden entstehen, wenn jemand in geistigen Übungen mit den dunklen und archetypischen Inhalten seiner Seele konfrontiert wird.

Rock Rose – Symptome in blockiertem Zustand:

- Paniksituation nach Unfällen und Katastrophen
- plötzlicher großer Schrecken, Schicksalsschlag
- psychische und physische Traumata
- Traumata, die massiven Haarausfall bewirken

- Panik in schwieriger oder ausweglos erscheinender Situation
- plötzlich auftretende Ängste und Beklemmungen, mit Reaktion des neurovegetativen Systems (Herzrasen, feuchte Hände, Atemnot, der Solarplexus ist wie ein Stein oder wie ein Loch)
- plötzliche schwere Krankheit (Tropfen für Patient *und* Angehörige)
- Todesangst in gefährlichen Situationen, bei Fast-Unfällen oder bei Anfällen von Asthma oder Pseudo-Krupp etc.
- verliert fast den Verstand vor Angst oder Entsetzen, das Herz bleibt fast stehen, man verstummt, ist wie gelähmt, die Sinne nehmen nichts wahr
- Sonnenstich oder Hitzschlag
- akute oder chronische Streßsituation
- chronische Magen- oder Darmbeschwerden
- heftige undefinierbare Leibschmerzen, Stein im Magen
- nach Drogenkonsum über einen längeren Zeitraum hinweg
- Kleinkinder mit Herzklopfen und feuchten Handflächen
- Kleinkinder mit nächtlichem Erschrecken, Alpträumen
- nach Unfällen, für Opfer und Zeugen
- bei plötzlich aufgetretener Blindheit, Taubheit, Lähmung, wenn sie durch Schreck verursacht sein können

Vorschläge zur unterstützenden Begleitung der Therapie:

das einzig Mögliche im akuten Zustand ist:
- Gebete oder Mantras sprechen
- bei Bewußtlosigkeit das Mittel auf Lippen und Schläfen tropfen; bei Säuglingen auf Schläfen, Fontanelle, Herzgegend, Solarplexus

danach, und für Personen im chronischen Zustand:

- Übungen, die das neurovegetative System stärken, zum Beispiel autogenes Training, Tai Chi, alle asiatischen Kampfsportarten
- Atemübungen, speziell zur Entspannung des Bauchraums
- das Sonnengeflecht schützen, indem man sich einen geistigen Schutzschirm vorstellt, einen Lichtschirm

bei starken Beschwerden und blockiertem Sonnenchakra:

- einige Tropfen *Rock Rose* aus der Stockbottle über dem Solarplexus verreiben, Behandlung mit Reiki, eventuell unterstützt durch Steine

Positive Leitsätze:

- Gott liebt und schützt mich.
- Ruhe und Kraft erfüllen mich.
- Durch Innenschau erstarke ich.
- Ich bin Teil des Großen Einen.
- Mein Geist ist unzerstörbar.
- Ich bin in Gottes Hand.

Wenn man vor dem Wolf flieht, kommt einem der Bär entgegen.

Finnland

Manche werden für tapfer gehalten, weil sie Angst haben davonzulaufen. *England*

Tages Arbeit – abends Gäste; saure Wochen – frohe Feste!

Deutschland

Ich bin im Ganzen gegen das Heroische, und so auch gegen die Stoa, eher mißtrauisch, und so habe ich es in meinem eigenen Leben mit seltenen Ausnahmen gehalten, daß ich für den kürzesten Weg durch die Welt der Schmerzen den ansah, der mitten durch den Schmerz hindurchführt. Hermann Hesse

[Jesus] sagte ihnen aber ein Gleichnis davon, daß man allezeit beten und nicht nachlassen sollte. Luk. 18,1

Der Herr ist mein Hirte;
mir wird nichts mangeln.
Er weidet mich auf einer grünen Aue
und führet mich zum frischen Wasser.
Er erquicket meine Seele;
er führet mich auf rechter Straße
um seines Namens willen.
Und ob ich schon wanderte im finstern Tal,
fürchte ich kein Unglück;
denn Du bist bei mir,
Dein Stecken und Stab trösten mich.
Du bereitest vor mir einen Tisch
im Angesicht meiner Feinde.
Du salbest mein Haupt mit Öl
und schenkest mir voll ein.
Güte und Barmherzigkeit
werden mir folgen mein Leben lang,
und ich werde bleiben im Hause des Herrn,
immerdar. Psalm 23,1–6

27 Rock Water

Wasser aus heilkräftigen Quellen –
Aqua petra

Natürliches Quellwasser ist das einzige nicht aus Blüten hergestellte »Blütenmittel« Edward Bachs. Quellwasser ist genauso wie die Pflanzen Teil des großen Kreislaufs des Lebens auf unserem Planeten. Das Leben braucht alle vier klassischen Elemente (nach Empedokles):

- Die Erde versorgt die Pflanzen mit den nötigen Mineralien;
- das Feuer der Sonne liefert Pflanzen, Tieren und Menschen die notwendige Energie;
- die Luft ermöglicht Atmung und Assimilation, ferner die Windbestäubung der Getreide und Gräser und der meisten Bäume;
- das Wasser schließlich ist die Trägersubstanz für Mineralien und Gase, für Kälte und Wärme und für die Spermatozoen; und es ist das Lebenselement der Wassertiere und -pflanzen.

Im allgemeinen besteht der Körper des Menschen und der vieler Säugetiere, neben anderen Bestandteilen, zu 65 bis 70% aus Wasser. Manche Pflanzen enthalten sogar über 90%, selbst ein sehr trockenes Samenkorn enthält 15 bis 20% des feuchten Elementes.
Der Kreislauf des Wassers ist ewig:

Des Menschen Seele
Gleicht dem Wasser:
Vom Himmel kommt es,
Zum Himmel steigt es,

Und wieder nieder
Zur Erde muß es,
Ewig wechselnd.

Johann Wolfgang von Goethe: Auszug aus dem »Gesang der Geister über den Wassern«

Auf seinem Weg führt es viele Dinge mit sich, klärt und reinigt diese und anderes. Steigt es zum Himmel auf, läßt es alle Unreinheiten hinter sich. Es fällt zur Erde, wird filtriert und reichert sich an mit Mineralien, bis es wieder sprudelnd an die Oberfläche tritt.

Aber dieser Ablauf ist nicht rein physischer oder chemischer, sondern auch metaphysischer Natur, wodurch das Wasser sich immer erneuert und zu höchster Lebenskraft auflädt, bis es wieder dem Schoß der Erde entquillt.

Paracelsus lobte die Heimat und ihre Früchte und Quellen. Bezogen auf die Heilkräuter schien es ihm natürlich, daß überall diejenigen wachsen, die die Bewohner der Gegend gegen die bei ihnen üblichen Beschwerden brauchen. »Die drei Stützen der Gesundheit sind das Wasser, die Luft und der Kohl. (...) Natürliches Quellwasser ist der authentischste Energiequell. Speziell die Quellen der Heimat enthalten alle für den Körper notwendigen Kräfte. Daher ist es sehr gesund, wann immer möglich aus den Quellen zu trinken oder darin zu baden.«

In allen Kulturen, die in Harmonie mit der Natur leben, werden die natürlichen Quellen und ihre Gottheiten verehrt. Je nach Lage, Mineralreichtum und Energiefeld schreibt der Mensch dem Wasser heilende, inspirierende und fruchtbringende Kraft zu.

Die Mythen enthüllen die erneuernden Eigenschaften des Wassers, künden Wunder vom »Jungbrunnen«. Sie machen glauben, daß die Seelen sich von allen Erinnerungen, Ver-

härtungen und Unreinheiten in einer großen heiligen Quelle befreien. Verjüngt und gestärkt brechen sie von dort auf zu neuer Lebensreise (das Märchen vom Storch, der die Kinder aus dem See fischt!).
Die analytische Chemie hat den Ruf von der Heilkraft vieler Quellen bestätigt; schwieriger wird es sein, die durch das Baden in bestimmten Quellen erlangte Fruchtbarkeit zu »beweisen«. In dem Dorf Amorsbrunn, in der Nähe von Amorbach im Odenwald, steht eine Marienkapelle, die über einer Quelle erbaut wurde, die mehrere Becken speist. Noch heute zeigt man das Becken, in dem 1740 die junge Maria Theresia, spätere Kaiserin von Österreich, einige Bäder nahm; sie war verzweifelt, daß sie in vier Jahren glücklicher Ehe noch kein Kind empfangen hatte. Im darauf folgenden Jahr schenkte sie dem Thronfolger Joseph das Leben, dem ersten ihrer sechzehn Kinder.
Im Spanien des ausklingenden zwanzigsten Jahrhunderts sind die Bewohner des Dorfes Daimalos dabei, eine Art Fruchtbarkeits- oder Ehe-Tourismus anzukurbeln, der die Gemeindekasse sanieren soll. Angelpunkt der Bemühungen ist eine Quelle, der schon die Mauren vor Jahrhunderten heilende Kräfte zuschrieben und solche, die zu Nachwuchs führen und die eheliche Liebe stabilisieren sollen. In der Bevölkerung war der Glaube an diese Kraft nie erloschen, bis heute pilgern junge Frauen zu der Quelle.
Viele Heilige, Seher und Sibyllen wohnten an heiligen Quellen, um die spirituelle Fruchtbarkeit ihrer reinen Wasser zu nutzen.

Schlüsselsymptome: Selbstkasteiung – strenge Moral – Wunsch, als Vorbild und Beispiel anerkannt zu werden – starres Beharren
Tugenden: Idealismus, gepaart mit Anpassungsfähigkeit –

Disziplin und Beständigkeit – kann Erfahrungen genießen und nutzen

Der Schlüssel zum Verständnis der Persönlichkeit *Rock Water* liegt im Namen selbst, wörtlich Felsenwasser. Die positiv entwickelte Persönlichkeit ist wie das Wasser: Flexibel vermeidet sie unnötige Zusammenstöße, indem sie sich an jede Situation anpaßt. Sie kann ein Ideal verfolgen ohne selbstauferlegte Askese und Selbstkasteiung. Sie weiß, daß »alles fließt« wie das Wasser, und kann sogar ihre Meinungen und Prinzipien als Irrtümer erkennen und revidieren. Da sie sehr diszipliniert ist, ist sie in der Lage, ihre Ideale zu verwirklichen.

Die negative, blockierte Persönlichkeit ist hart und unnachgiebig wie der Fels. In vielen Fällen ist sie starrer Verfechter einer Religion, einer politischen oder sozialen Idee oder einer speziellen Lebensform. Es sieht so aus, als wolle sie sich schon auf Erden in einen Heiligen verwandeln, indem sie die höchste Reinheit anstrebt – die Reinheit der Gebirgsquellen – mit Hilfe der Askese und der Selbstkasteiung. Sie versteht nicht, daß die Form nicht die Entwicklung ersetzt, daß Disziplin allein nicht den Heiligen macht, daß das Geistige sich nicht erzwingen läßt durch strenge körperliche Übungen und Diät.

Rock Water hat starke Bezüge zu Steinbock und teilweise auch zu Wassermann; Herrscher ist in beiden Fällen Saturn. Um die blockierte Persönlichkeit zu beschreiben, beobachten wir also, wie ein schlecht aspektierter Saturn sich auswirkt: Er steht immer für Begrenztheit, Selbstdisziplin, Starrheit und Strenge. Er erzieht uns mittels der Beschränkungen, die er uns auferlegt; er hilft uns, unsere Spiritualität zu entwickeln durch unseren Erdanteil, unsere physische Materie.

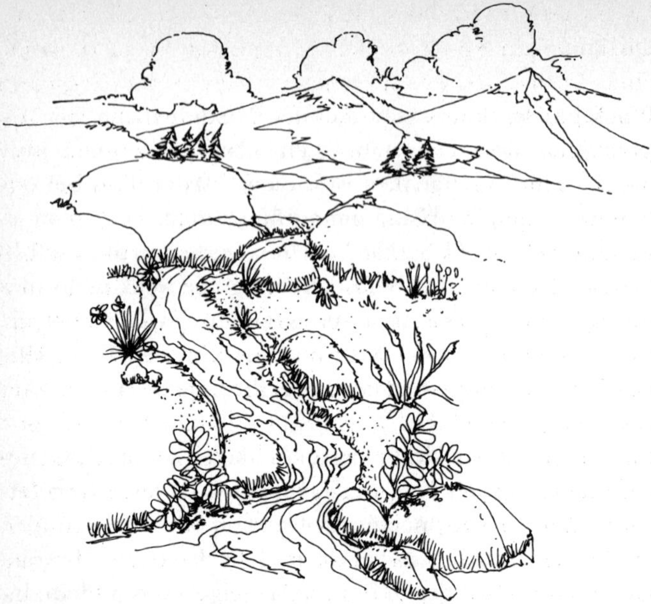

Saturn verkörpert unser Gewissen. Mit Hilfe seiner Logik, Disziplin und Konzentration können wir Ideen verwirklichen. Er ist es, der uns mit seiner Geduld, seinem Ernst und Pflichtgefühl unterstützt, damit wir ein verantwortliches, praktisches und realistisches Leben führen können. Aber durch seine Strenge und Unbeweglichkeit sind wir gehemmt, leiden wir Mangel und Einsamkeit.

Er kann sich auch körperlich auswirken, mit Starre und Unbeweglichkeit in den Gelenken, denn seine gestaltende und formgebende Kraft ist repräsentiert durch unser Skelett, die Knochen und die Haut. Saturn ist der unnachgiebige Alte, der Veränderungen scheut, der nicht weichen will; daher verschlingt der Göttergroßvater, der Titan Saturn, seine Kinder; er will den Lauf der Zeit aufhalten, den freien Fluß der Energien, und will starr an Vergangenem festhalten. Das kann im Körper zu Nierensteinen, Rheuma, Ablagerungen in Gefäßen und Gelenken führen, den typischen Erkrankungen von *Rock Water.* Und wieder stoßen wir auf Paracelsus, der schon vierhundert Jahre vor Bach schrieb, daß eine starre Denkweise zu Gelenksteifheit führt!

Die unausgeglichene Persönlichkeit verwandelt Tugenden wie Verantwortlichkeit und Selbstdisziplin in negative Züge, wegen ihrer übertriebenen Selbstkontrolle und Selbstkritik. Ohne jedes Augenmaß unterwirft sie sich einer politischen, religiösen oder sozialpolitischen Mission und hemmt damit den freien Fluß des Lebens selbst. Mit ihrer egozentrischen Sicht verwechselt sie innere Gründe mit äußerlichen Ergebnissen. Mit der strengen Diät dessen, der Glaubensregeln oder gesunde Ernährung starr verfolgt, kann sie sich weder in einen Heiligen verwandeln noch froh und glücklich leben; sie zeigt uns im Gegenteil das ausgezehrte und bittere Gesicht des alten Saturn.

Indem sie sich strengen Übungen unterzieht, unterdrückt

sie häufig körperliche Bedürfnisse und tötet jegliche Lebensfreude ab, nur um anderen ein Beispiel zu sein. Sie erkennt nicht, daß ein diszipliniertes, aber flexibleres Leben auch Raum hat für Genuß und Freude und daß es inneren Frieden und Ausgeglichenheit ausstrahlt, die eher dazu einladen, diesem Beispiel zu folgen.

Die negative, blockierte Persönlichkeit ist gefangen in ihrem Egoismus und Materialismus: Indem sie sich völlig auf ihre Haltung und ihren Weg konzentriert, will sie eine Entwicklung erzwingen, die nur der erreichen kann, der seinem höheren Selbst folgt und – sein kleines Ich vergessend – den anderen, der Menschheit dient.

Die blockierte *Rock-Water*-Persönlichkeit muß auf ihre irrealen Ideale verzichten. Wenn es ihr gelingt, aus dem Gleis zu springen und alte Gewohnheiten und Dinge hinter sich zu lassen, kann sie ihren »Jungbrunnen« finden und etwas völlig Neues in Gang setzen.

Die Blockade *Rock Water* kann auch vorübergehender Natur sein: Man unterdrückt z. B. aufgrund besonderer Umstände vitale Bedürfnisse oder aus Scham, Furcht oder Schuldgefühl Aspekte seiner Persönlichkeit, oder er trifft eine »vernünftige« Entscheidung, die sein Herz nicht akzeptieren kann. All dies verursacht großes seelisches Leid.

Die Persönlichkeit *Rock Water* mischt sich nicht aktiv in das Leben anderer ein, sondern sie versucht in erster Linie, sich selbst zu vervollkommnen und dann durch ihr Beispiel zu überzeugen.

Rock Water – Symptome in blockiertem Zustand:

– hohe Ideale und übertriebene Moralvorstellungen
– will ein beispielhaftes Ideal vorleben

- will alles perfekt machen, ist überzeugt, daß er weiß, wie, und leidet, wenn er es nicht schafft
- sucht Anerkennung durch andere, ohne es zugeben zu können
- erlaubt sich weder Genuß noch Freude, weil er glaubt, daß sich das nicht mit seinen hohen Prinzipien vereinbaren läßt
- Unterdrückung körperlicher und seelischer Bedürfnisse
- große Selbstdisziplin in allen Lebensbereichen, von der Arbeit bis zur Ernährung
- extreme Ansprüche an sich selbst, folgt seinen Richtlinien bis zur Selbstverleugnung
- falsch verstandene Spiritualität, die er nach »Rezepturen« sucht
- oft dogmatischer Anhänger einer Religion, Sekte, Gesundheitslehre
- strenger und intoleranter Makrobiot, Vegetarier, »militanter« Nichtraucher, Antialkoholiker etc.
- wartet auf Erleuchtung, indem er sein Leben ausschließlich mit Übungen und Meditation verbringt
- Selbstvorwürfe, wenn er seine Regeln nicht befolgen kann *(Pine!)*
- erreicht keine tiefe Meditation, weil er zu sehr »will«
- einmal für den »rechten« Weg entschieden, verzichtet er völlig auf Entscheidungsfreiheit und eigenen Willen
- glaubt, daß irdische Genüsse die spirituelle Entwicklung hindern
- opfert seine seelischen und körperlichen Bedürfnisse einem strengen, »reinen« Weg
- lebt einen Weg um des Weges willen
- wegen übertriebener Selbstkontrolle fehlt ihm jede Herzlichkeit und Spontaneität (darunter leiden am meisten seine Kinder!)

- die Starrheit der inneren Haltung zeigt sich mit der Zeit in Gelenksteifheit, Rheuma und Arthrose, Arteriosklerose, Nierensteinen
- unregelmäßige Menstruation, weil man Körperliches unterdrückt
- Streßsymptome wie Kopfschmerz, funktionelle Erkrankungen, vor allem aber Schmerzen in Rücken und Bewegungsapparat

Vorschläge zur unterstützenden Begleitung der Therapie:

- sich mitunter »weltliche« Freuden und Genüsse gönnen
- versuchen, herauszufinden, was man selbst braucht und wünscht, statt fremden Fahnen zu folgen
- tägliche Gewissenserforschung, ehrlich seine Gefühle zulassen
- Entspannungsübungen
- spielerische Sportarten betreiben wie Tanzen, Roll- oder Schlittschuhlaufen, einfaches Ballspiel ohne Regeln

Positive Leitsätze:

- Schöpferische Freude durchströmt mich.
- Ich vertraue mich dem Lebensstrom an.
- Ich vertraue der Weisheit meines Körpers.
- Ich lasse mich leiten von meiner Intuition.
- Alles entwickelt sich natürlich und ruhig.
- Ich bin flexibel und offen für neue Erfahrungen und Freuden.

Panta rhei. – Alles fließt. *Heraklit zugeschrieben*

Die Kutte machet nicht den Mönch.

Man muß nicht päpstlicher sein als der Papst. *Beide Deutschland*

Wasser ist das älteste Heilmittel. *Finnland*

Die Dinge geschehen auf die rechte Weise zur rechten Zeit. Zumindest, wenn du sie läßt, wenn du mitgehst und nicht mit aller Macht versuchst, dagegen anzugehen. *Ben Hoff*

Auf der Welt gibt es nichts, das so weich und nachgiebig ist wie das Wasser. Doch um Hartes und Starres zu bezwingen, kommt nichts ihm gleich. Daß Schwaches das Starke bezwingt und Weiches das Harte besiegt, jedermann auf Erden weiß es, doch keiner handelt danach. *Laotse*

Gott schätzt mich, wenn ich arbeite,
aber er liebt mich, wenn ich singe. *Rabindranath Tagore*

Der Pfad der falschen Freiheit führt zur Gefangenschaft; der Pfad der Disziplin dagegen führt zur Freiheit. *Hazrat Inayat Khan*

Unbewegliche Armee kann nie die Schlacht gewinnen;
unbiegsamer Baum zerbricht im Sturm. *Laotse*

28 Scleranthus

Einjähriger Knäuel –
Scleranthus annuus

Der Einjährige Knäuel ist ein Kraut, das auch auf sandigen und sehr kargen Böden gedeiht. Bach konnte es im Jahre 1930 noch auf vielen Wiesen und Roggenfeldern finden. Heute, nach starkem Einsatz von Unkrautvernichtungsmitteln, hat es sich mehr auf Brachland und Schutthalden zurückgezogen.

Der in Wäldern wachsende Knäuel ist eine äußerlich ähnliche, aber mehrjährige Pflanze, deren Blüte für unsere Zwecke ungeeignet ist.

Es ist nicht leicht, den Einjährigen Knäuel zu finden, er ist unauffällig und scheint sich zu verbergen. Mit seinen eng verknäulten Zweigen formt er kleine rauhe Krautkissen und kriecht, eng ans Erdreich geschmiegt, über den Boden.

Die kleinen stachligen Blätter wachsen paarweise um den Stiel herum, an dessen Ende sich die grünen Dolden finden, ohne Blütenblätter; die rauh behaarten Kelchblätter formen kleine Krönchen (von kaum vier Millimetern Durchmesser) um die graugrünen Stempel und Staubgefäße herum.

Das Kraut blüht von Juni bis Oktober. Der botanische Name kommt aus dem Griechischen und bedeutet »rauhe, harte Blume«.

Schlüsselsymptome: Psychisch-physische Instabilität – Unentschiedenheit zwischen zwei Möglichkeiten – Stimmungsschwankungen

Tugenden: Inneres und äußeres Gleichgewicht – Anpassungsfähigkeit – heitere Entschlossenheit – schnell im Entscheiden und Handeln

Allein durch seinen knäuelförmigen Wuchs gibt uns der *Scleranthus* ein treues Bild der blockierten Persönlichkeit; er wirkt unentschlossen, als könne er nicht in eine einzige Richtung wachsen, nicht einmal Farbe bekennen, also Partei ergreifen für Blüten von einer bestimmten Farbe. Kaum wagen sich die Kelchblätter zu zeigen, bei all ihrer Unauffälligkeit verbergen sie sich auch noch in den Blattachseln. In der Volksmedizin scheint die Pflanze unbekannt.

Scleranthus hat zu tun mit der Entscheidungskraft, der Entschlossenheit und der Beständigkeit, einigen sehr erdverbundenen Tugenden Saturns.

Und so wie die Pflanze zwischen Saturn – mit seiner Kargheit und Härte – und Merkur – mit seiner Unentschlossenheit – hin- und hergerissen zu sein scheint, bewegt der Charakter sich zwischen den beiden durch die Planeten verkörperten Extremen.

In der Blockade sind die Personen äußerst unbeständig in Stimmung und Meinung. Es sind »jene, die sehr darunter leiden, sich nicht zwischen zwei Dingen entscheiden zu können, weil abwechselnd das eine, dann das andere ihnen richtig erscheint. Sie sind im allgemeinen stille Menschen, die ihre Schwierigkeiten allein tragen, da sie nicht geneigt sind, mit anderen darüber zu sprechen.« (Bach) Da sie ihre Probleme allein lösen wollen, kann eine Entscheidung im Extremfall Jahre brauchen.

Die blockierte Persönlichkeit glaubt nicht daran, daß ihr Schicksal höheren Gesetzen folgt und daß in allen Ereignissen und Handlungen ein tieferer Sinn steckt. Sie hört nicht auf ihre innere Stimme, schwankt ohne Ziel und Richtung zwischen den Extremen, immer angezogen von den entgegenwirkenden Kräften; sie kann einfach nicht den richtigen Weg für sich erkennen und verschleudert bei diesem Hin und Her ungeheuer viel Energie. Sie ist dem Leben

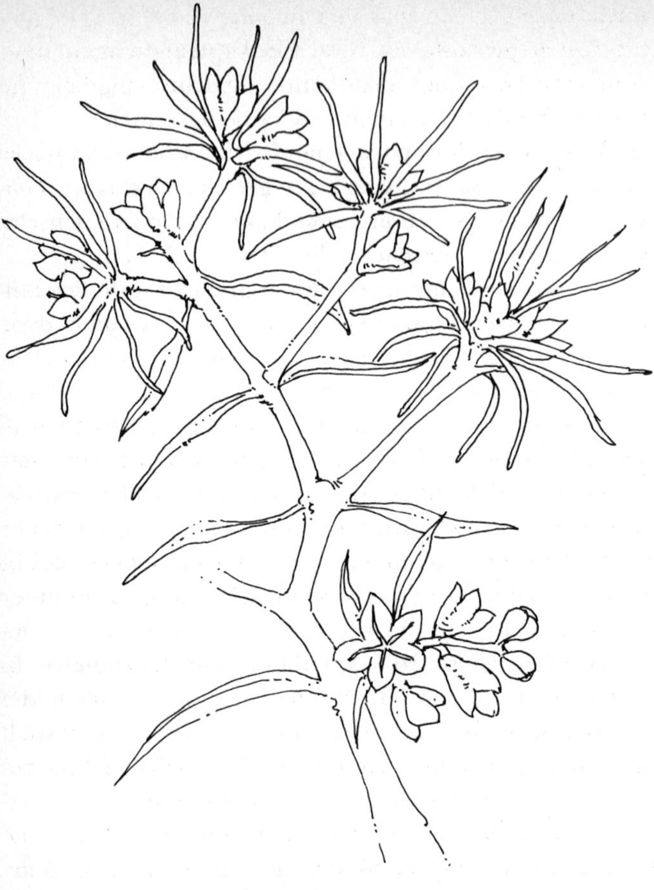

selbst gegenüber unentschieden, ohne seine Sinnhaftigkeit offen in Frage zu stellen. Indem sie von einem Standpunkt zum anderen springt, wechselt sie ihre Meinung beim geringsten Einfluß von außen.

Sie kann weder ihre Impulse noch ihre Ideale in sinnvoller Weise nutzen; sie kann sich einfach nicht auf eine Sache konzentrieren. So verliert sie viel Zeit, ohne daß ihre Persönlichkeit sich entwickelt.

Die *Scleranthus* im negativen Schwingungszustand sind starken Stimmungsschwankungen unterworfen; damit und mit ihrer Unsicherheit und Unzuverlässigkeit ermüden sie alle in ihrer Umgebung.

In gewissen Situationen kann ihre Unentschiedenheit sogar gefährlich sein. Seit über hundert Jahren kennt jeder deutsche Offizier folgenden Ausruf, der dem preußischen Generalstabschef Helmuth Graf von Moltke zugeschrieben wird: »Eine Entscheidung, meine Herren, eine Entscheidung! Es ist besser, eine falsche Entscheidung zu treffen als gar keine!«

Die körperlichen Begleiterscheinungen und Folgen der Unsicherheit und Unentschiedenheit sind das physische Abbild des Seelenzustandes: Schwindel, Übelkeit, Blutdruckschwankungen, Hautreizungen, unregelmäßige Menstruation, erratische Schmerzen und anderes mehr.

Die zu *Scleranthus* gehörigen Zeichen des Tierkreises sind logischerweise die »doppelten« Zeichen Waage und Zwillinge. Die Waage sucht immer das Gleichgewicht, die Ausgewogenheit zwischen zwei Gesichtspunkten oder Extremen; im Grunde sucht sie immer die Gerechtigkeit herzustellen, die Harmonie, weshalb sie so oft in die Unentschiedenheit und Unsicherheit von *Scleranthus* verfällt. Und die Zwillinge sind aufgrund ihrer großen Neugier und ihrer mannigfaltigen Interessen auch instabil in Charakter und Meinung, hüpfen zwischen den verschiedenen Möglichkeiten hin und her. Wenn sie das Blütenmittel nehmen, verschwinden nach und nach die durch ihre Unsicherheit hervorgerufenen Zweifel und Ängste. Sie können allmählich sogar eine gewisse Entschlossenheit entwickeln.

Wenn wir es akzeptieren können, daß es ein höheres ordnendes Prinzip in jedem Leben gibt, daß jedes Geschöpf seine Bestimmung hat, dann können wir uns unsere Ziele bewußtmachen und lernen, Entscheidungen zu treffen, selbst in dem Wissen, daß wir uns irren können, daß aber eine falsche Entscheidung immer besser ist als keine: Wenn wir unentschieden verharren, findet keine Entwicklung statt.

Wenn wir das Blütenmittel nehmen, können wir es mit der Zeit zu Entschlossenheit und Gleichgewicht in den drei Ebenen unserer Persönlichkeit bringen:

- Im seelischen Bereich sind wir nicht mehr diesen brüsken Stimmungswechseln ausgesetzt; selbst Manisch-Depressive werden stabiler.
- Im körperlichen Bereich hilft das Mittel bei allen Beschwerden, die mit Instabilität zu tun haben, bei jeder Art von Allergien und allen Hautreizungen und -erkrankungen (die Haut reagiert immer bei »irritierenden Gefühlen«, sei es äußerlich in Form von Flecken und Warzen, als Ekzem oder Juckreiz, oder sei es auf den Schleimhäuten, in Form von Schnupfen, Bronchitis, Asthma). Darum ist *Scleranthus* nicht nur Bestandteil aller Mischungen für Haut und Allergien, sondern auch für Reisen, Klimawechsel etc.
- Auf geistiger Ebene hilft es bei der Entscheidungsfindung.

Die positiv entwickelte *Scleranthus*-Persönlichkeit hat guten Kontakt zu ihrem höheren Selbst, was ihr Sicherheit und

Ausgeglichenheit in jeder Beziehung gibt. Mit Spontaneität und Anpassungsfähigkeit trifft sie im passenden Moment die richtige Entscheidung. Wegen ihres heiteren Wesens ist ihre Gesellschaft überall geschätzt.
Sie bewegt sich durchs Leben mit der nachtwandlerischen Sicherheit, die wir am Seiltänzer bewundern: Auf dem Seil kann ein Augenblick der Unsicherheit, des Zögerns das Ende sein. Er braucht völlige innere Sicherheit und totales Vertrauen, und mit diesen starken Verbündeten bewegt er sich auf dem Seil mit der gleichen Entschlossenheit, mit der wir anderen auf der festen Erde laufen; aber er ist in jedem Moment aufmerksam und beweglich, bereit, gegebenenfalls spontan zu reagieren.

Scleranthus – Symptome in blockiertem Zustand:

- energetische Instabilität, die sich auf allen Ebenen äußern kann
- heftige Stimmungsschwankungen
- Unentschlossenheit wegen fehlenden Gleichgewichts
- Zweifel bei zwei Optionen, Zögern, Schwanken, Unfähigkeit, Partei zu ergreifen
- Schwanken zwischen Freude und Kummer; häufig vorübergehend, zum Beispiel bei Verliebtheit; chronisch mitunter ausgeprägt bis zur manisch-depressiven Psychose
- Konzentrationsmangel durch plötzliche Richtungswechsel im Denken und in der Unterhaltung
- wegen ihrer wetterwendischen und unsicheren Persönlichkeit genießen sie normalerweise kein Vertrauen
- verlieren Energie, erschöpfen sich, indem sie zögern und schwanken

- selbst geschüttelt von den Extremen, suchen sie keine Hilfe, sondern versuchen, allein zu einer Entscheidung zu kommen
- fangen tausend Dinge an, ohne eine Sache zu Ende zu führen
- wegen ihrer Unentschlossenheit verlieren sie nicht nur viel Zeit, sondern verpassen auch viele Gelegenheiten im Leben
- fahrige, abrupte Gesten
- Hautirritationen, die plötzlich kommen und gehen, je nach dem mehr oder weniger ausgeglichenen Zustand der Nerven
- Warzen, Ekzeme, Hautflecken, Juckreiz
- extreme Wechsel zwischen Hunger und Appetitlosigkeit, Fieber und Untertemperatur, Verstopfung und Durchfall, Aktivität und Lethargie
- Übelkeit im Auto, Schiff, Flugzeug und durch Klimawechsel
- Schwangerschaftserbrechen
- Symptomverschiebungen und/oder erratische Schmerzen
- Prämenstruelles Syndrom

Vorschläge zur unterstützenden Begleitung der Therapie:

- Tai Chi, Zazen, autogenes Training zur Stärkung der Konzentration und des körperlichen, seelischen und mentalen Gleichgewichts
- Sportarten, die Gleichgewicht und Konzentration stärken (z. B. Roll- und Schlittschuhlaufen, Schwebebalken, Jonglieren)
- alle Extreme vermeiden; bewußt versuchen, die Richtung

nicht um 180 Grad zu ändern; einmal begonnene Arbeiten zu Ende führen
- sich möglichst in der »goldenen Mitte« bewegen
- den persönlichen Rhythmus für alle Dinge des Lebens finden

Positive Leitsätze:

- Meine Entscheidung ist sicher und spontan.
- Ich bin zentriert in meinem höheren Selbst.
- Aus meiner Mitte heraus finde ich meinen Weg.
- Ich bewege mich in der goldenen Mitte.
- Ich folge dem Rhythmus des Lebens – ruhig oder wechselnd.

Nie zu lange besinnen! Das Leben ist nicht lang genug dazu.

Wer nicht wagt, der nicht gewinnt! *Beide Deutschland*

Wer zögert, der bereut. *Albanien*

Die Zeit vergeht, und ehe man sich's versieht, ist für die Blumen, die man im Herbst nicht gesät hat, die Zeit gekommen, nicht zu blühen. *Anonym*

Auch ein Weg von tausend Meilen beginnt mit einem Schritt. *Laotse*

Himmelhoch jauchzend,
Zu Tode betrübt:
Glücklich allein
Ist die Seele, die liebt! *Johann Wolfgang von Goethe*

Der schlimmste Weg, den man wählen kann,
ist der, keinen zu wählen. *Friedrich der Große*

Die Welt ist wie eine lockende Tänzerin:
für eine Weile tanzt sie mit jedem. *Arabisch*

Feiger Gedanken
Bängliches Schwanken,
Weibliches Zagen,
Ängstliches Klagen
Wendet kein Elend,
Macht dich nicht frei.
Allen Gewalten
Zum Trutz sich erhalten,
Nimmer sich beugen,
Kräftig sich zeigen,
Rufet die Arme
Der Götter herbei. *Johann Wolfgang von Goethe*

29 Star of Bethlehem
Goldiger Milchstern –
Ornithogalum umbellatum

Dieses Liliengewächs ist eine mehrjährige Zwiebelpflanze, die auf trockenen Böden wächst. Sie ist eingewandert aus dem Mittelmeerraum und gehört schon lange zur transalpinen, mitteleuropäischen Flora, weit verbreitet auf Wiesen und in Gärten und Parks.
Der mit milchiger Flüssigkeit gefüllte Stengel ist etwa zwölf bis fünfzehn Zentimeter hoch und trägt eine lockere Dolde aus sechs bis zehn weißen Blütensternen. Die Blüten öffnen

sich im März und April und nur in den Sonnenstunden oder an sehr hellen Tagen. Während die schmalen, halmartigen Blätter, die aus der Zwiebel wachsen, grün sind mit einem weißen Streifen in der Mitte, haben die sechs weißen Blütenblätter einen grünen Streifen an der Außenseite; den verdanken sie ihrer Doppelfunktion als Kelch- und Blütenblatt, es ist der an der Außenseite der langgestreckten Knospe sitzende Teil.
Die Blüten wirken dadurch sehr zart und zerbrechlich. Sie zeigen die perfekte Symmetrie der Lilien. Inmitten des strahlend weißen Sechssterns erhebt sich die Stempelkuppel, umgeben von der Krone der sechs weißen Staubgefäße mit den goldgelben Köpfchen.

Schlüsselsymptome: Jede Art von Schockerlebnissen und ihre Folgen
Tugenden: Selbstschutz in widrigen Situationen – Leib und Seele bleiben frei von den Schlacken traumatischer Ereignisse

Die weiße Blüte vermittelt den Eindruck höchster Perfektion und Reinheit. Die weißen Lilien sind die Blüten der Gottesmutter, des Erzengels Gabriel der Verkündigung und vieler Heiliger. Der Legende nach trug der Jesusknabe einen Kranz von Milchsternen. Die englische Bezeichnung *Star of Bethlehem,* Stern von Bethlehem, bezieht sich nicht nur auf diese Legende, sondern weist auch auf die Häufigkeit der Blume in Palästina und Syrien hin.
In der abendländisch-christlichen Mythologie und Ikonographie spielt die weiße Lilie, zusammen mit der Rose, eine ebenso wichtige Rolle wie der Lotos in der buddhistischen und hinduistischen Welt.
Seit Urzeiten begegnen wir der archetypischen Dualität der

Rose und der Lilie. Das Pentagramm der Rose spricht von Materie, Magie, Eros (siehe Kapitel *Wild Rose*). Die Lilie verkörpert höchste Reinheit. Mit der Symbolik der Zahlen Drei und Sechs weist das Hexagramm auf die Harmonie nach der Dualität, auf das Durchdringen der Materie durch die göttliche Dreiheit; die Vereinigung und Harmonisierung der entgegengesetzten Pole. Der Sechsstern ist das Siegel Salomos, der Stern Zarathustras und Davids. Während die Rose – die Blume der Venus – durch kräftigen Wuchs ihre Lebenskraft demonstriert, wirkt der Milchstern im Gegensatz dazu immateriell, durch die Zartheit der Blätter und den weichen, »milchgefüllten« Stengel und weil er statt aus einer starken holzigen Wurzel aus einer tropfenförmigen, saftgefüllten Zwiebel wächst.

Lilien und Milch sagt man himmlischen Ursprung nach – nicht nur im griechischen Mythos, der die Lilie aus einigen Tropfen Milch aus der Brust der Göttin Hera entsprießen läßt. Beide stehen in Beziehung zum Mond, dem weiblichen Prinzip, den Flüssigkeiten, dem Immateriellen.

Star of Bethlehem ist die einzige Blüte im System Edward Bachs, die die perfekte Symmetrie der Sechs aufweist. Sie spielt eine wichtige, besondere Rolle im Blütensystem.

Möglicherweise besteht ein Zusammenhang zwischen *Star of Bethlehem* und dem fünften Chakra, dem Kehlchakra oder Vishuddha, was »der Reine« bedeutet. Dieses Chakra ist dem zunehmenden Mond zugeordnet, dem silbernen, und symbolisiert, wegen dieses und anderer Bilder, die Reinheit. Es hat seinen Sitz über der Kehle, dem Organ, das im Falle eines Schocks vom Typ *Star of Bethlehem* stark betroffen ist – das gleiche gilt für das Gehör, das auch der dem fünften Chakra zugeordnete Sinn ist.

In der Volksmedizin ist die Pflanze unbekannt; aber es gibt verschiedene homöopathische Zubereitungen der Zwiebel,

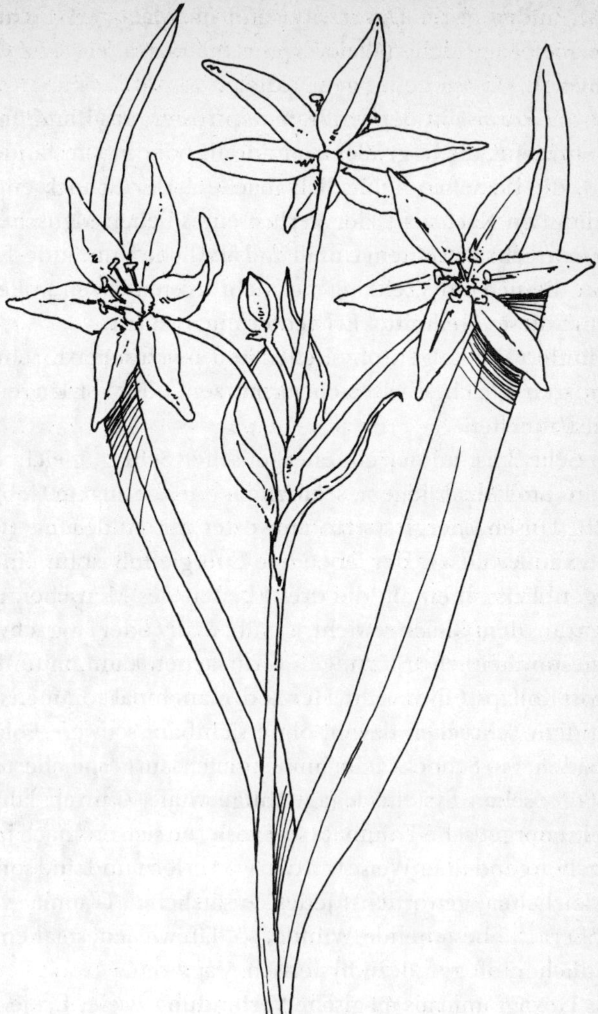

unter anderem für Depression und für Magenerkrankungen. In der arabischen Welt verzehrt man seit alters die Zwiebeln: roh, geröstet oder getrocknet.

Star of Bethlehem ist der große Seelentröster, das Blütenmittel »für jene, die in großer Bedrängnis oder in Umständen sind, die sie sehr unglücklich machen. Der Schock einer schlimmen Nachricht, der Verlust eines lieben Menschen, der Schreck nach einem Unfall und ähnliche Umstände. Für jene, die sich eine Zeitlang gar nicht trösten lassen wollen, bringt dieses Heilmittel Erleichterung.« (Bach)

Es lindert die Folgen physischer und psychischer Erschütterungen, gleich, ob sie sich vor kurzem oder vor längerer Zeit abspielten.

Ein Schock ist immer ein energetischer Schlag, gleich, ob er uns auf körperlichem, seelischem oder geistigem Gebiet trifft. Unser Energiesystem antwortet mit Auflösung (wir sind »außer uns«). Der lebendige Energiefluß ist für einen Augenblick gehemmt; die drei Ebenen des Menschen geraten aus dem Gleichgewicht, was über kurz oder lang schwere gesundheitliche Störungen verursachen kann, mitunter sofort Kollaps, Ohnmacht, Herztod; manchmal kommen wir mit dem Schrecken davon, ohne sichtbare schwere Folgeschäden. Ein Schock bleibt immer gleichsam gespeichert im energetischen System, legt wichtige vitale Zentren lahm. Viele energetische Traumata somatisieren sich erst nach Jahren. In irgendeiner Weise wurden wir verletzt und sind somit verletzlicher geworden. Jedes zusätzliche Trauma vergrößert die bestehende Wunde, so daß wir jedesmal empfindlicher, oft geradezu hysterisch reagieren.

Das Hexagramm als magische Verbindung zweier Dreiecke symbolisiert die Integration, die Harmonie, das Gleichgewicht; die Essenz der Blüte mit dem Sechsstern hilft, uns wieder zu reintegrieren, uns wieder in die natürliche innere

Ordnung zu finden, in einen ausgeglichenen und harmonischen Zustand.

Ein Schockzustand ist immer vorübergehend, aber seine Folgen dauern an, auch wenn der Betroffene sein gegenwärtiges Unbehagen nicht mit vergangenen und verdrängten traumatischen Situationen in Beziehung setzt oder mit dem plötzlichen Verlust eines geliebten Menschen, mit der Trauer, die einer Menschenseele den größten Schmerz überhaupt verursachen kann.

Wir kennen auch Personen mit angeborener Blockade *Star of Bethlehem.* Sie weigern sich sozusagen, aktiv am Leben teilzunehmen; möglicherweise sind ihre Lebensäußerungen reduziert und ihre Reaktionen schwach und verlangsamt (nicht zu verwechseln mit *Clematis*-Patienten!).

Sie handeln nicht gemäß den Weisungen ihres höheren Selbst. Ihnen fehlen das Gleichgewicht und der innere Friede, die ihnen helfen würden, in angemessener Form auf Ereignisse und Störungen von außen zu reagieren. Ihr geschwächtes energetisches System reicht nicht aus, sie zu schützen. Also verweigern sie die aktive Teilnahme, ziehen sich in ein Schneckenhaus zurück, um keinen neuen Schmerzen und Enttäuschungen ausgeliefert zu sein. Auf diese Weise verschlimmern sie ihren Zustand, weil sie nichts, auch die kleinste Aufregung nicht, verarbeiten.

Diese Blockade kann von den Geburtstraumata und all ihren Schocks herrühren (siehe auch Kapitel *Rock Rose* und »Die Konsultation beim Therapeuten«), weshalb wir der ersten Mischung immer *Rock Rose* oder *Star of Bethlehem* zufügen. Laut Scheffer kann die chronische Blockade von Drogenkonsum verursacht sein oder von alter Schuld, die jemand durch Mißbrauch von Macht oder Magie auf sich geladen hat.

In jedem Fall zeigt sich das Blütenmittel »als Seelentröster und Schmerzstiller« (Bach). Es kräftigt das Energiesystem, schenkt geistige und körperliche Frische, reinigt Leib und Seele von den Schlacken unangenehmer Erlebnisse. Damit bereitet es den Patienten darauf vor, mit anderen angezeigten Blütenmitteln zu arbeiten.

Die positiv entwickelte Persönlichkeit *Star of Bethlehem* hat ein sehr flexibles energetisches und Nervensystem, die auf jede Herausforderung mit schneller Erholung reagieren; das ist der größte Selbstschutz angesichts widriger Umstände. So bleibt die Seele frei von Spannungen und Schlacken unverarbeiteter schockierender Erlebnisse.

Star of Bethlehem spielt eine Schlüsselrolle beim *Rescue Remedy*. Nach Reintegrierung der Persönlichkeit können die selbstheilenden Kräfte zu wirken beginnen, es geht keine für die Wiederherstellung eines Unfallopfers wertvolle Zeit verloren. Die Blüte hilft unmittelbar. Bei Ohnmacht gibt man das Mittel oder *Rescue Remedy* oder *Clematis* direkt auf Lippen, Schläfen, Puls (siehe auch Kapitel *Rescue Remedy*).

Star of Bethlehem ist so harmonisierend, daß es nicht nur den natürlichen Heilprozeß einleitet, sondern auch auf der Gefühlsebene hilft: Es beruhigt und tröstet unmittelbar, schwächt Kummer und Schmerzen ab und nimmt uns die Spannung; wir können sofort wieder befreit atmen. Wir fügen es auch der Mischung bei, die die junge Mutter zur Geburtsvorbereitung oder unmittelbar nach der Entbindung nimmt und die das Neugeborene mit der Muttermilch aufnimmt, wenn man sie ihm nicht direkt verabreicht.

Im Falle von plötzlich auftretenden Sinnesstörungen sollte man immer diese Blüte probieren. Auch bei Schluckbeschwerden und einem Kloß im Hals; manchmal kann man ein schockierendes Erlebnis einfach nicht schlucken, die Kehle blockiert.

Nach einem großen Verlust im Gefühlsbereich sollte man

Star of Bethlehem während der ersten ein bis zwei Jahre wiederholt verordnen, gegebenenfalls in Verbindung mit *Chicory, Holly* oder *Honeysuckle.*
Schwankt man zwischen *Rock Rose* und *Star of Bethlehem,* greift man am besten zu *Rescue Remedy,* das beide Blüten enthält.

Star of Bethlehem – Symptome in blockiertem Zustand:

- alle Arten von Schocks und ihre psychischen und physischen Folgen
- der Schock kann ausgelöst worden sein durch: Unfall, Enttäuschung, schlechte Nachrichten, eine verletzende Auseinandersetzung, einen plötzlichen Verlust, einen chirurgischen Eingriff oder anderes
- der Ursprung des Traumas kann unbewußt sein, aus Schwangerschaft oder Kindheit stammen, wie die Geburtstraumata
- man braucht Trost, kann ihn aber nicht annehmen
- mögliche körperliche Symptome können sein: unsicherer Gang, fehlendes Körpergefühl, Hör- oder Sehstörungen, belegte Stimme, Schluckbeschwerden, Sprachschwierigkeiten (»stumm vor Schreck«)
- physische Schocks können sein: Brüche, Infarkte, Hirnquetschungen, Gehirnerschütterungen, Schleudertrauma, harte Stöße ...
- eine mögliche Folge nach zwei bis drei Monaten kann starker Haarausfall sein, mitunter kreisrund
- unerwünschte Schwangerschaft, Abort
- das Nicht-vergessen-Können einer Enttäuschung, eines Verlusts, einer Kränkung; das »Wiederkäuen« unangenehmer Ereignisse

- Depression aufgrund traumatischer Ereignisse (mit *Gentian* kombinieren)
- alte Schockfolgen können sein: Hysterie, Neurose, Phobie, funktionelle Herzbeschwerden, Gallenstörungen, Sexualprobleme, Schluckbeschwerden, Störungen der Schilddrüsenfunktion

Das Blütenmittel

- verabreicht man vor und nach chirurgischen Eingriffen und Geburten
- gibt man Kindern, die sich bei jeder Aufregung in eine vorgeburtliche Haltung flüchten oder die nur Mamas Busen tröstet
- soll den Organismus von alten Schockfolgen reinigen, daher z. B. bei Phobien in Kombination mit *Mimulus*
- gibt ausreichend Energie, um auch alte verdrängte Traumata bewußtzumachen und aufzuarbeiten
- hilft viele Depressionen vermeiden, weil es Trost spendet
- hilft Frauen mit Prämenstruellem Syndrom, bei der Menstruation, bei nachgeburtlicher Depression und bei jeder durch große Veränderungen ausgelösten Depression (zusammen mit *Walnut*)

Vorschläge zur unterstützenden Begleitung der Therapie:

- in schweren Fällen Übungen zum Aufarbeiten energetischer Traumata wie Hypnose, Rebirthing, Regressionstherapie, Rückführungen
- Lymphdrainage, Biodynamische Psychotherapie mittels Massagen (nach Gerda Boyesen)

– Musik hören, speziell der Renaissance und des Barock

Positive Leitsätze:

– Mein ganzer Körper atmet entspannt.
– Meine Seele findet Trost im göttlichen Licht.
– Ich lasse alle meine Blockaden los.
– Energie durchströmt alle meine Ebenen.
– Ich selbst habe die Kraft, mich zu stellen und zu heilen.

Wer beim erstenmal nicht erschrickt, erschrickt auch beim zehntenmal nicht. *Spanien*

Es fließt mir das Herz über vor Dankbarkeit gegen die Musik, die mich so oft erquickt und aus großen Nöten errettet hat.
Martin Luther

Jede wahr und tief empfundene Musik, ob profan oder kirchlich, wandelt auf jenen Höhen, wo Kunst und Religion sich jederzeit begegnen können. *Albert Schweitzer*

30 Sweet Chestnut
Edelkastanie, Eßkastanie –
Castanea sativa

Die Eßkastanie ist nicht mit den Roßkastanien verwandt; sie gehört zu den *fagaceae,* wie Buche und Eiche. Aus Westasien stammend, wird sie seit Tausenden von Jahren in Nordafrika und Südeuropa kultiviert; vor zweitausend Jahren brachten die Römer sie nach Nordeuropa.
Der Baum ist beeindruckend, nicht nur wegen seiner zwan-

zig, dreißig Meter Höhe, sondern auch wegen seines kräftigen Wuchses. Eine bejahrte Eßkastanie kann leicht zehn Meter Stammumfang haben.
Die großen glänzenden Blätter sind lanzettförmig und stachelig gezähnt; im Herbst färben sie sich golden.
Die Blüten erscheinen im Juli, im Hochsommer, wenn das Laub längst ausgebildet ist. Die männlichen Blüten sind cremigweiß durch die Staubgefäße; sie werden gebildet durch Bündel von langgestreckten, aufrechten Ähren (von etwa zwanzig bis fünfundzwanzig Zentimetern Höhe). Die weiblichen Blüten sind bescheidene hellgrüne Kätzchen, die in den Stielachseln oder am Fuß der männlichen sitzen.
Der Baum blüht und trägt Frucht frühestens mit zwanzig Jahren. In der sehr stachligen Samenhülle finden sich jeweils zwei oder drei Fruchtkerne. Diese Samen sind süß und genießbar (wie aus der Gattungsbezeichnung *fagacea,* »das Eßbare«, hervorgeht); tatsächlich war die Eßkastanie eines der Grundnahrungsmittel in Europa, nachdem Karl der Große im neunten Jahrhundert ihren Anbau angeordnet hatte, bis zum achtzehnten Jahrhundert, in dem die Kartoffel ihren Siegeszug durch Europa antrat (ebenfalls gefördert durch einen Monarchen, Friedrich den Großen von Preußen). Bis zum heutigen Tag hat die Eßkastanie ihren Platz in der feinen Küche und speziell in herbstlichen und Wildgerichten.

Schlüsselsymptome: Untröstlichkeit – äußerste Beklemmung, Angst – Verzweiflung, hart an der Grenze der Belastbarkeit
Tugenden: Fähigkeit, von einer Situation in eine andere zu »springen« – Vertrauen in die Notwendigkeit beängstigender Erfahrungen, das, einmal erlangt, erhalten bleibt

In den negativen wie positiven *Sweet-Chestnut*-Zuständen erkennen wir jeweils charakteristische Einflüsse von Saturn und Jupiter. Die kalte und dunkle Nacht der Seele, diese äußerste Grenzsituation, zeigt uns das pessimistische, hagere Gesicht Saturns; das Vertrauen, die Mäßigkeit und die Ausgeglichenheit dagegen sind Geschenke seines Sohnes Jupiter, der der Herrschaft des Vaters ein Ende machte.

In der Volksheilkunde kennt man seit der Antike Heilmittel aus der Rinde, den Blättern und Früchten des Baums, die aufgrund der darin enthaltenen Gerbstoffe giftig sind. Sie finden Anwendung gegen Husten, Durchfall, Verletzungen, Entzündungen. Die gelehrte deutsche Nonne des zwölften Jahrhunderts, Hildegard von Bingen, empfahl die Kastanie zur Anregung und Reinigung einer durch Unmäßigkeit erkrankten Leber. Einige nordamerikanische Indianerstämme verabreichten einen Heiltrunk aus den Blättern der *Castanea dentata* als Gegengift gegen Schlangenbisse.

Alle Kulturen betrachten den Baum als wohltätig und so mächtig, daß seine Samen als Amulette gegen die Mächte des Bösen getragen wurden.

Bach hatte solches Vertrauen in die Eigenschaften der Blüte, daß er sie empfahl »für jene Phasen, die manche Menschen zuweilen erleben, in denen die Seelenqual so groß ist, daß sie unerträglich scheint. Wenn man seelisch oder körperlich meint, bis zum Äußersten seiner Belastbarkeit geführt worden zu sein und jetzt nachgeben, zusammenbrechen zu müssen. Wenn es den Anschein hat, daß man nichts anderes mehr als Zerstörung und Auslöschung gewärtigen könnte.«

Die Blockade *Sweet Chestnut* ist eine der intensivsten und schmerzhaftesten. Die Person glaubt sich an der Grenze ihrer Widerstandskraft, sie sieht sich ungeschützt und hilflos vor dem Nichts.

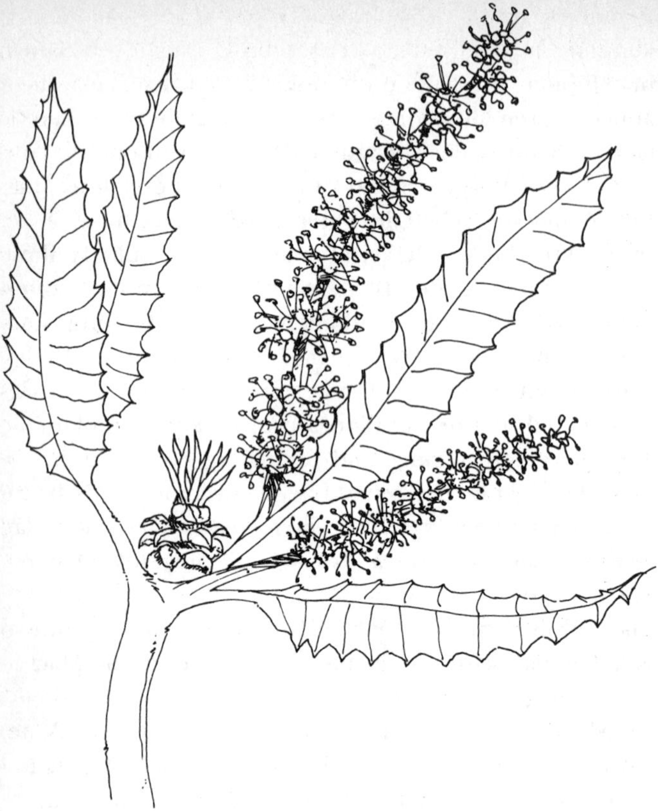

Sie hat das Gefühl, als ob sie in nächster Zeit von den Trümmern ihres bisherigen Lebens begraben würde. Es ist eine dieser Grenzsituationen, wie sie jede starke Krise begleiten, wie sie den erbitterten Widerstand der Seele angesichts einer entscheidenden und notwendigen Transformation zeigen. Nachdem sie durch diese »dunkle Nacht der Seele« (Bach) gegangen ist, hat sich die Persönlichkeit gewandelt. Sie ist völlig aus dem Gefüge, und sie beginnt, einen neuen Lebensabschnitt zu planen, mit einem erweiterten Bewußtsein. Eine Blockade *Sweet Chestnut* ist eine besondere Gnade, ein schmerzhaftes und wertvolles Geschenk, denn immer durchlaufen wir sie vor dem Erreichen neuer, mitunter spiritueller Entwicklungsstufen. Die Persönlichkeit braucht die Einsamkeit und ausweglose Verzweiflung, um sich für das Neue zu öffnen und die Transformation vorzubereiten.

Trotz ihrer tiefen Niedergeschlagenheit verheimlichen diese Personen ihren Zustand vor ihrer Umgebung. Daher ist es oft schwierig, ihn zu erkennen; man muß ein feines Gehör für das haben, was zwischen den Worten gesagt wird, für Ausdruck und Formulierung.

Die Betroffenen sehen keinen Ausweg aus ihrer Verzweiflung. Sie haben keine Empfindungen und keine Tränen mehr. Sie fühlen sich von Gott verlassen, glauben zu zerbrechen, aber sie geben auch angesichts der Trostlosigkeit nicht auf. Darum, und wegen ihrer starken Selbstkontrolle, besteht praktisch keine Selbstmordgefahr.

Nach einem Schicksalsschlag kann eine Blockade *Sweet Chestnut* plötzlich und unerwartet auftreten; aber immer gibt es eine Vorgeschichte. Die Verzweiflung von *Sweet Chestnut* ist das Ergebnis, die Antwort von Menschen, die ihre schmerzhaften Gefühle und Erschütterungen unterdrücken (siehe auch Kapitel »Die 12 Schienen nach Dietmar Krämer«). In extremen Situationen steigen alle unter-

drückten Inhalte, alle unterbewußten Konflikte an die Oberfläche. Die Folge ist eine abgrundtiefe Verzweiflung, vor allem, wenn ein plötzlicher Schlag der Person ihre Lebensaufgabe nimmt.
Selten findet man auch Menschen vom Charakter *Sweet Chestnut.* In ihrem blockierten Zustand erleben sie jeden Entwicklungsschritt durch extreme Ereignisse und brüske Veränderungen, sie kennen überhaupt keine allmähliche Entwicklung.
Menschen im positiv entwickelten Zustand *Sweet Chestnut* haben großes Vertrauen in ein gütiges Schicksal oder in Gottes Hilfe. Sie wissen, daß in Augenblicken schwerster Prüfungen wunderbare Fügungen möglich sind.
Der Wuchs der Eßkastanie, die sich der Sonne entgegenreckt, lenkt unsere Aufmerksamkeit nach oben, zum Licht, füllt uns das Herz mit Sonnenkraft, die uns in allen Transformationen stärkt. Der Baum hat eine außergewöhnliche Lebenskraft. Es gibt tausendjährige Exemplare, die den gleichen Überlebenswillen und die gleiche erneuernde Kraft haben wie der Ölbaum: Es sprießen immer neue Triebe aus alten Stämmen und Ästen.
In dieser Weise hilft uns die Blütenessenz: In der tiefsten Verzweiflung und Hoffnungslosigkeit läßt sie in uns neuen Lebensmut keimen, Vertrauen in einen verborgenen Sinn hinter allen Geschehnissen und Schicksalsschlägen; sie stärkt uns für neue Herausforderungen und einschneidende Veränderungen, wie sie schmerzhaften Krisen zu folgen pflegen.
Auch in den dunkelsten Tagen erinnert sie uns daran, »daß die Kinder Gottes nie Angst haben sollten, daß wir nur jene Aufgaben bekommen, die wir auch erfüllen können, und daß wir alle, die wir es intensiv anstreben, ans Ziel gelangen werden aus eigner Kraft und mit Gottvertrauen« (Bach).

Das Mittel hilft so schnell wie *Rescue Remedy.* Es zeigt uns in der Krise die Möglichkeit einer existentiellen Transformation und ermutigt uns, den neuen Weg zur Selbstverwirklichung zu gehen.
Wir können uns aus der Asche erheben wie der Vogel Phönix und voll Hoffnung neuen Horizonten entgegensehen.

Sweet Chestnut – Symptome in blockiertem Zustand:

- Hoffnungslosigkeit, Verzweiflung (viel stärker als *Gorse*!)
- an der Grenze der Widerstandskraft
- Angst vor dem totalen Zusammenbruch
- extreme innere Unruhe, Beklemmung
- Depression mit großer Seelenangst
- die »dunkle Nacht der Seele«
- manchmal Weinen und Schreien, ohne es erklären zu können
- oft völlige Appetitlosigkeit
- totales Verlorenheitsgefühl, Isolierung
- man fühlt, daß etwas Neues entstehen will, ist aber ohne Hoffnung
- Gefühl, verrückt zu werden
- man fühlt sich eingesperrt, ausweglos gefangen

Vorschläge zur unterstützenden Begleitung der Therapie:

- Spaziergänge und Aufenthalte im Freien, in der Natur und der Sonne
- Meditieren über das Prinzip der Evolution durch Leid
- Auseinandersetzung mit dem Erlösungsgedanken

- Meditieren über »Pforten«darstellungen: Wege aus dem Dunkel zum Licht

Positive Leitsätze:

- Leid läßt mich wachsen.
- Hinter jedem Schmerz steckt ein Sinn.
- Mein höheres Selbst ist unzerstörbar.
- Ich lasse mich leiten durch Gottes Liebe.
- Ich lasse mich führen durch die schöpferische Kraft der Liebe.
- Auf jedes Gewitter folgen Sonne und Frieden.

Gott läßt sinken, aber nicht ertrinken.

Wenn die Not am größten, ist Gott am nächsten.

Beide Deutschland

Wenn eine Tür sich schließt, öffnet sich eine andere. *Spanien*

Immer wenn du glaubst, es geht nicht mehr,
kommt von irgendwo ein Lichtschein her,
daß du es noch einmal wieder zwingst
und von Sonnenschein und Freude singst;
leichter trägst des Alltags harte Last –
und wieder Kraft und Mut und Glauben hast.

Deutscher Albumspruch

Das ist das Geheimnis der Gnade: es ist niemals zu spät.

François Mauriac

Das, was für die Raupe das Ende der Welt ist,
ist für ihren Herrn ein Schmetterling — *Richard Bach*

Nicht immer freut man sich der Ruhe und des Friedens.
Und doch sind Unglück und Zerstörung nicht das Ende.
Wenn das Gras vom Steppenfeuer verbrannt ist,
sproßt es im Sommer neu. — *Mongolei*

Gott, deine Gerechtigkeit ist hoch, der du große Dinge tust. Gott, wer ist dir gleich? Denn du lässest mich erfahren viele und große Angst und machst mich wieder lebendig und holst mich wieder aus der Tiefe der Erde herauf. — *Psalm 71,19-20*

31 Vervain

Verbene, Eisenkraut – Verbena officinalis

Zur Familie der *verbenaceae* gehören über zweitausend Pflanzen, darunter so verschiedene wie der tropische Teakbaum und die mediterrane *Verbena officinalis,* die Bach in sein System aufnahm. Letztere gedeiht auf kalkhaltigen, mageren Böden und braucht viel Sonne.

Sie ist eine Staude, bis zu einem Meter hoch, mit winterhartem Wurzelstock und jährlich neu austreibenden Stielen. Diese sind fest, zäh, behaart und im Querschnitt quadratisch. In Bodennähe wachsen die wenigen gegenständigen Blätter; sie werden nach oben hin immer kleiner, sind spitz zulaufend und unregelmäßig gelappt und gezahnt.

Die höchstens vier Millimeter kleinen Blüten wachsen in sehr aufrechten Ähren und öffnen sich allmählich von unten nach oben aufsteigend. Jede einzelne bildet einen winzigen gelappten Kelch, blaßlila oder zart rosafarben. Alte

Kräuterbücher geben als Blütezeit die Wochen zwischen Johannistag (24. Juni) und Michaelsfest (29. September) an bzw. zwischen Mittsommer und herbstlicher Tagundnachtgleiche.

Schlüsselsymptome: Übertriebener Enthusiasmus – Anspannung – Fanatismus – verzweifelt und verbittert angesichts von Ungerechtigkeiten
Tugenden: Begeisterungsfähigkeit, gepaart mit Selbstkontrolle – ruhiges und selbstsicheres Denken – »ansteckender« Idealismus

Trotz ihres bescheidenen Auftretens taucht die Verbene in Bräuchen und Riten des gesamten indogermanischen Kulturraumes auf. So gibt es die verschiedensten Riten zum Schneiden oder Ausgraben der Staude. Man gebrauchte sie für Verwünschungszauber und Exorzismus, zum Reinigen und Weihen von Altären oder Opferstätten.
Die Volksmedizin ordnete die Pflanze sowohl der Venus als auch deren Liebhaber Mars zu. Bei der Herstellung von Liebestränken und Arzneien gegen Frauenkrankheiten und für leichte Geburten vertraute man der Göttin. Mars stand Pate, wenn man mit Hilfe des Krauts Eisen zu Stahl härtete, Hieb- und Stichwunden heilte oder Amulette herstellte, die unverwundbar in der Schlacht machen sollten.
In der astrologischen Kräuterkunde empfiehlt auch Hildegard von Bingen (1098–1179) die Verbenen für alle sowohl von Mars als auch von Venus zugeordneten Krankheiten und Schwächen.
Im Jahr 1537 schreibt Paracelsus über die Analogie von Mikrokosmos und Makrokosmos, indem er von der Beziehung des Planeten Mars zur Pflanze spricht: »Wer den Mars am Himmel kennt, weiß auch um die Eigenschaften des Eisens

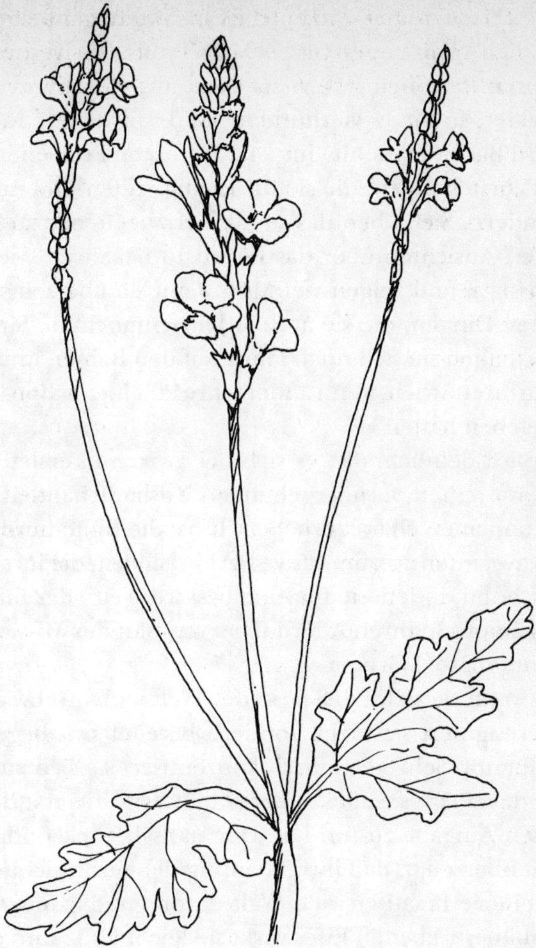

und des Eisenkrautes und um die Charaktereigenheiten der Menschen vom ausgeprägten Mars-Typus.« Er verordnete das Kraut Personen mit zu starkem, also negativem Mars-Charakter, so wie es vierhundert Jahre später sein Kollege Edward Bach empfiehlt »für jene mit festen Prinzipien und fixen Vorstellungen, die sie für richtig halten und nur selten ändern. Sie haben das starke Verlangen, alle zu ihren eigenen Ansichten über das Leben zu bekehren. Sie sind willensstark und zeigen viel Mut, wenn sie überzeugt sind von den Dingen, die sie andere lehren möchten. Sind sie krank, halten sie sich noch lange auf den Beinen und bleiben an ihrer Arbeit, wenn andere ihre Pflichten schon längst aufgegeben hätten.«

Hier wird deutlich, daß es sich bei *Vervain* in erster Linie nicht um einen vorübergehenden Zustand handelt, sondern um einen charakterlichen. Es ist die Blüte für die hyperaktive, intensive, impulsive Persönlichkeit, die ihre Kräfte erschöpft, indem sie für eine bessere Welt oder für eine Idee kämpft. In ihren Adern fließt das Blut der Missionare, Revolutionäre, Märtyrer.

Auch wenn sie sieht, daß es in der Welt immer schwieriger wird, resigniert sie nicht, sondern bereitet sich begeistert zum Kampf. Sehr idealistisch konzentriert sie sich auf ihre Idee; dabei läßt sie alles außer acht, was nichts mit der gewählten Aufgabe zu tun hat. Dogmatisch, dickköpfig und davon überzeugt, daß ihre Meinung die einzig richtige ist, versucht sie fanatisch, alle Welt davon zu überzeugen. In ihrem übertriebenen Eifer wirkt sie leicht lästig und ermüdend auf andere, womit sie ihrer Sache oft einen schlechten Dienst erweist – sie schadet ihr eher, als daß sie sie unterstützt. Sie kann nicht begreifen, daß nicht alle sich ihrem Kampf und ihrer Meinung anschließen; das bringt sie zur Verzweiflung.

Persönlichkeiten vom Typ *Vervain* sind bereit, alles ihrer Mission zu opfern: Familienleben, Freizeit und sogar Gesundheit oder Leben.
Aus Liebe zur Sache sind sie Tag und Nacht einsatzbereit und versuchen, alles nicht nur hundertprozentig, sondern wenn möglich zweihundertprozentig richtig zu machen. Sie erschöpfen sich leicht, obwohl sie viel Kraft haben. Da sie immer mit ganzem Willen und vollem Einsatz hinter allem stehen, verbrauchen sie oft zuviel Energie.
Wie der Typ *Oak* erkranken sie häufig wegen fehlender Abwehrkräfte. Sie können nicht vernünftig haushalten mit ihren Kräften, sondern setzen sie zu stark ein, indem sie zu überzeugen versuchen – besser gesagt, zu besiegen – und wenn sie kämpfen, leiden und sich opfern für ihre Ideen. Sie wollen immer die Besten sein, Mittelmaß ertragen sie nicht.
Nie gönnen sie sich Ruhe, und weil sie alles mit zuviel Anstrengung machen, werden sie nicht nur leicht selbst krank und erschöpfen ihre Umgebung, sondern zerbrechen auch leicht alles mögliche, was sie in die Hand nehmen. Ihre Muskeln sind verspannt, vor allem um die Augen herum und in der Schulter-Nacken-Partie, was häufig zu Kopfschmerzen führt. In ihrer Unfähigkeit, sich zu entspannen, und mit ihrer Überaktivität schaffen sie selbst eine andauernde Streßsituation, mit allen physischen und psychischen Folgen. Oft erkennt man am typischen »Knoten im Bauch«, daß das Sonnenchakra in Mitleidenschaft gezogen ist. Funktionale Störungen können sich mit der Zeit in organischen Schäden manifestieren, speziell alles, was mit Anspannung und Nervosität, Über- und Unterfunktionen zu tun hat (siehe Kapitel *Rock Rose*).
Will man schweren Gesundheitsstörungen vorbeugen, muß man diesen Teufelskreis aus pausenloser Hyperaktivität durchbrechen. Der Patient muß verstehen lernen, daß es

kein System gibt, das unter Dauerbeanspruchung nicht Schäden zeigt.

Die Haltung, stets besser zu wissen als andere, was not tut, der Bekehrungseifer, mit dem sie alle von ihren Ideen überzeugen wollen, mit dem sie mitunter sogar versuchen, das Leben der anderen besser einzurichten, sind typische Züge der Schütze-Geborenen; es überrascht also nicht, daß die schwachen Stellen von *Vervain* auch die der Schützen sind: Ischias und Hüften.

Der Charakter *Vervain*, der sein Leben aufs Spiel setzt, um die Welt zu verbessern – oder wenigstens die Lebensbedingungen in irgendeinem Sektor auf unserem Planeten –, dieser engagierte, energische und willensstarke Charakter ist notwendig in den Entwicklungsprozessen der Menschheit. Wir brauchen ihn, wie der Brotteig die Hefe braucht, um zu arbeiten. In seiner positiv entwickelten Ausprägung kann der Typ *Vervain* seine Ideale ohne Streß und Lärm verwirklichen. Die kleinen Blüten des Eisenkrauts, bescheiden selbst mit ihrer blassen Malvenfarbe, weisen uns mit der Ruhe, die sie ausstrahlen, hin auf eine Welt im Gleichgewicht, ohne Hast, Spannung und Konflikte.

Das Blütenmittel hilft uns, innere Harmonie zu finden und die Gegensätze auszugleichen. Die positiv entwickelte Persönlichkeit versucht, die allgemeinen Lebensbedingungen zu verbessern, um mehr Frieden und Gerechtigkeit zu schaffen. Sie tut dies mit Begeisterung, aber dennoch auf sanfte und ruhige Art, mit Selbstdisziplin und ohne Druck auszuüben. Sie versucht niemanden gegen seinen Willen zu überzeugen, kann im Gegenteil gut zuhören und gegebenenfalls die Meinung anderer akzeptieren. Mit ihrem inneren Feuer und dem ihr eigenen Enthusiasmus inspiriert und fasziniert sie andere. Sie setzt ihre Energie gezielt und beharrlich ein, fähig, jederzeit ihre Meinung zu revidieren; denn ihr Weitblick und ihre visionäre Vorstellungskraft schließen mehr als nur eine einzige Möglichkeit oder Idee ein.

Vervain – Symptome in blockiertem Zustand:

- idealistisch, impulsiv, intensiv
- Weltverbesserer bis zum Fanatismus
- begeistert von einer Idee, will er alle anderen davon überzeugen
- erträgt keine Ungerechtigkeit; mischt sich ein, um die Hilflosen zu unterstützen und die Schutzlosen zu verteidigen
- ist ein Revolutionär, kämpft für seine Ideale
- merkt in seinem Überzeugungseifer nicht, wenn er kein Gehör findet
- verlangt sich selbst viel ab, will alles perfekt machen
- ruht und rastet nicht, bis er am Ziel ist
- energisch und mutig, riskiert den Kopf für eine Idee oder für seinen hilflosen Nächsten
- übertreibt mit seinem Überzeugungseifer, ermüdet alle und bewirkt oft eher das Gegenteil des von ihm Erhofften
- mischt sich impulsiv und spontan in das Leben anderer ein, die das überhaupt nicht wünschen
- teilt ständig Ratschläge aus, um die ihn keiner gebeten hat
- ist davon überzeugt, daß er viel besser als alle anderen weiß, was in einer Situation zu tun ist
- ist fähig, andere auch durch gewissen Druck zu »überzeugen«
- ist ein unruhiger und nervöser Typ, der schnell spricht und sich bewegt

- macht sich selber Dauerstreß, daher funktionale Störungen
- neigt zu Ticks
- kann sich nicht entspannen, daher oft Schlaflosigkeit
- erschöpft sich schnell aufgrund seiner Überaktivität
- psychische und physische Anspannung, Kopfschmerzen, Schmerzen im Schulter-Nacken-Bereich, Spannungsschmerz um Augen und Schläfen
- Krämpfe, Koliken, Muskelverspannungen
- hoher Blutdruck, Schilddrüsenüberfunktion
- Bandscheiben- und Hüftprobleme, Ischiasanfälle
- kämpft unter Einsatz aller Kräfte, selbst bei Erschöpfung noch
- hyperaktive (*nicht* hyperkinetische!) Kinder, die nie schlafen wollen
- Kinder, die immer alles, was sie gerade in der Schule gelernt haben, den anderen zu Hause beibringen wollen
- Kinder, die schon früh andere führen, nicht wegen ihrer körperlichen Fähigkeiten, sondern wegen ihrer Überzeugungskraft und ihres Willens
- Kinder, die sich ständig hervortun, indem sie Schwächere verteidigen
- Kinder (und Erwachsene!), die nie Zeit haben, weil sie immer etwas zu »verbessern« haben

Vorschläge zur unterstützenden Begleitung der Therapie:

- einen anstrengenden Sport ausüben, um überschüssige Energie und Streß abzuarbeiten
- tagsüber regelmäßig Erholungspausen einlegen
- Entspannung mit Yoga, Tai Chi, autogenem Trainung nach J. H. Schultz

- verstehen lernen, daß jeder Mensch seine eigenen Bedürfnisse und Aufgaben hat und selber seine Erfahrungen machen muß
- sich die Aura des anderen vorstellen und respektieren

Positive Leitsätze:

- Energie durchströmt und entspannt meinen Körper.
- Ich gebrauche meine Energie liebevoll und sanft.
- Jedes Wesen hat seine eigene Aufgabe.
- Mein höheres Selbst inspiriert mich.
- Nur aus der Entspannung kommt die Energie.
- Ich bin offen für neue Eingebungen.

Die Dinge geschehen auf die rechte Weise und zur rechten Zeit,
zumindest, wenn du sie läßt, wenn du mitgehst,
statt mit aller Gewalt dagegen anzugehen. — *Ben Hoff*

Wenn man den Bogen überspannt, bricht er. — *Deutschland*

Die Gleichgültigkeit ist eine Lähmung der Seele,
ein vorzeitiger Tod — *Anton Tschechow*

Gott schätzt mich, wenn ich arbeite,
aber er liebt mich, wenn ich singe. — *Rabindranath Tagore*

Gott gebe mir die Gelassenheit,
Dinge hinzunehmen, die ich nicht ändern kann;
den Mut, Dinge zu ändern, die ich ändern kann;
und die Weisheit, das eine vom anderen zu unterscheiden.
Chr. F. Oetinger

Mit Halbheiten wird nichts Ganzes gewonnen,
der höchste Preis darf den höchsten Einsatz fordern.

Theodor Fontane

Dem tätigen Menschen kommt es darauf an, daß er das Rechte tue, ob das Rechte geschehe, darf ihn nicht kümmern.

Johann Wolfgang von Goethe

Jeder hat in tiefstem Dank derer zu gedenken, die Flammen in ihm entzündet haben.

Albert Schweitzer

32 Vine
Weinrebe –
Vitis vinifera

Seit dem vierten vorchristlichen Jahrtausend wird die Rebe in Mesopotamien, dem Nildelta und dem Jordantal angebaut. Ihre Herkunftsgebiete sind neben Mesopotamien der Persische Golf und das Kaspische Meer. Vom zweiten vorchristlichen Jahrhundert an beginnt ihre Verbreitung in Südeuropa und Nordafrika. Die römischen Kohorten brachten sie später allen unterworfenen Völkern.

Bis zum Jahr 1520, als die ersten Rebstöcke nach Mexiko gelangten, war der Wein nur in der Alten Welt anzutreffen, auf allen mineralreichen Böden, die starker Sonnenbestrahlung ausgesetzt waren. Heute gibt es keinen bewohnten Erdteil ohne Weinbau und Kellereiwirtschaft.

Weil dort die notwendige Sonne fehlt, überlebten in Südengland nur wenige Weinstöcke. Edward Bach erbat sich daher die Blütenessenz von Schweizer Freunden.

Die Rebe ist – wie der lateinische Name sagt – eine Kletterpflanze. Sie ist zäh und langlebig; man kennt Exemplare von über sechshundert Jahren! Ihr Stamm kann bei einem Durchmesser von fünfundzwanzig Zentimetern bis zu zwanzig Meter lang werden; schlangengleich windet er sich über die Erde. Wird der Rebstock dagegen kultiviert, so beschneidet man ihn regelmäßig und bindet ihn auf Spaliere oder Pfähle. Die elastischen Ranken ergreifen jeden Halt, um daran hochzuklettern, wickeln sich fest um ihn herum und erstarren dann.

Die großen, charakteristischen Blätter haben drei bis fünf Spitzen.

Um in extrem trockenen Sommern Wasser zu finden und zu überleben, kann die Pflanze ihre Wurzeln bis zu einer Tiefe von zwanzig Metern ins Erdreich oder in Felsspalten vortreiben.

Die kleinen grünen Blüten sehen aus wie Kügelchen, weil ihre Blütenblätter in der Form von winzigen Helmen zusammengewachsen sind. Sind die sechs gelben Staubblätter um den grünen Stempel herangereift, öffnet sich der Helm und fällt ab.

Die wohlriechenden Blüten wachsen in Trauben aus den Blattachseln; sie öffnen sich je nach Lage zwischen Mai und Juli.

Die Frucht ist eine Traubenbeere von blauer, roter, gelber oder grüner Farbe, die bis zum Herbst reift. Mit ihrem Reichtum an Vitaminen und Mineralien schenkt sie uns ein wertvolles Nahrungsmittel und Getränk.

Der Anbau von Wein hatte – wie der von Getreide und Ölbäumen – besondere Bedeutung im gesamten Mittelmeerraum und in Mesopotamien. Die Bibel ist in all ihren Teilen voll von Textstellen über die Rebe und den Wein. Schon vorzeiten nutzte der Mensch die Gärung der Trauben zur Weinherstellung: »Noah aber fing an, und ward ein Ackermann, und pflanzte Weinberge. Und da er von dem Wein trank, ward er trunken und lag in der Hütte aufgedeckt.« (Gen. 9,20–21)

Schlüsselsymptome: Machtgier – inflexibles Dominierenwollen – Autoritätsanspruch
Tugenden: natürliche Autorität – große körperliche und Willensstärke – führt andere und hilft ihnen

In der volkstümlichen und in der Naturheilkunde benutzt man gekochte Weinblätter, um Wunden und Entzündungen zu desinfizieren. Die Weinbeere und der daraus gepreßte Saft werden wegen ihrer entwässernden und abführenden Eigenschaften geschätzt. Viele Fastenkuren in aller Welt stützen sich auf die Traube oder den Wein.
Mäßig genossen, beugt Rotwein der Arterienverkalkung vor und Weißwein einem Nachlassen der Sehkraft (mittels Anregung der Blutzirkulation in Gehirn und Augenhintergrund).
Die Schroth-Kur (nach dem österreichischen Naturheilkundigen Johann Schroth, 1800–1856) stützt sich auf eine Diät aus trockenem Weißwein mit Haferschleim oder trockenen Brötchen; sie wird empfohlen zur Heilung schwerer chronischer Krankheiten inklusive Fettleibigkeit.
Der Traubenzucker, die Dextrose, gelangt sehr schnell in den Blutkreislauf und versorgt uns daher unmittelbar mit neuer Energie. Reiner Traubenzucker und Trauben, selbst in Form von Rosinen, sind daher beispielsweise von Sportlern sehr geschätzt zur raschen Erhöhung der Energiereserven.
Es gibt unzählige Rezepte mit Wein zur Stärkung der körpereigenen Abwehr, wie zum Beispiel Punsch oder Glühwein, oder den Heiltrunk aus dem Mark der Aloe mit

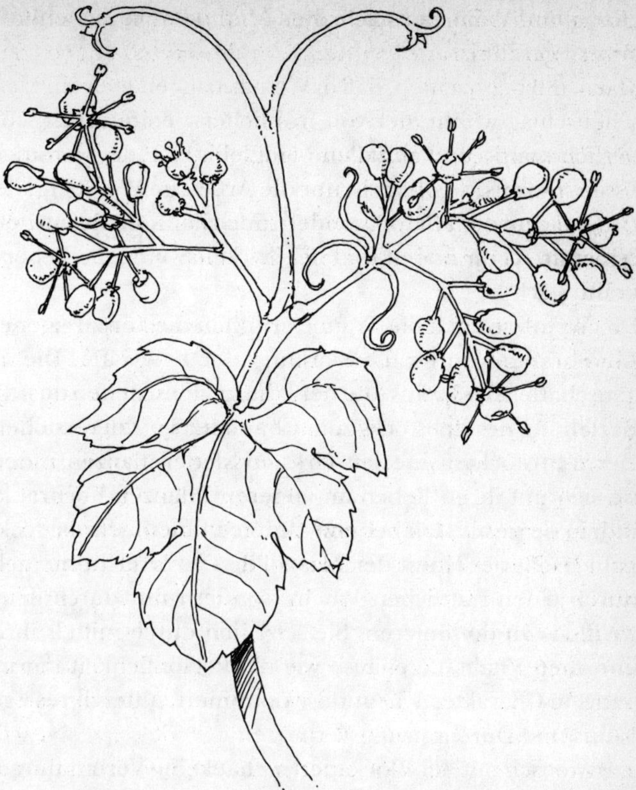

Honig und Wein, der nach alten Methoden in Eichenholzfässern gereift ist.
Man kann beobachten, daß in Weinanbaugebieten ein Menschenschlag wohnt, der von fröhlicher Gemütsart ist, körperlich kräftig und auffallend langlebig, wie der Rebstock. Es sieht so aus, als ob nicht nur die Arbeit im Weinberg, der Umgang mit der Pflanze, sondern auch der Kontakt mit dem mineralreichen Boden und der starken Sonne die Lebenskräfte stärkt.
Der Wein wie auch die Traube erhöhen die körpereigenen Abwehrkräfte durch die Stärkung der Ich-Kräfte. Die Eigenschaften des Weins und der Pflanze selbst helfen uns, die Beziehung des Rebstocks zum Charakter *Vine* zu verstehen. Der Weinstock ist eine der stärksten Kletterpflanzen; indem sie sich mit ihren Reben an anderen Pflanzen hochrankt, indem sie sie als Halt benutzt und sie immer mehr bedeckt, beherrscht sie sie mit der Zeit völlig. Das erreicht sie nicht durch einen stattlichen Wuchs, sondern nur durch ihren »Willen« zu dominieren. Sie setzt sich durch mittels ihrer enormen Vitalität, genauso wie die Persönlichkeit mit negativem Charakter *Vine* andere dominiert mittels ihres Egoismus und Durchsetzungsvermögens.
Ein Mensch mit der Blockade *Vine* hat keine Verbindung zu seinem höheren Selbst, zu seiner Spiritualität. Er ist von einem unüberbietbaren Egoismus und beherrscht die anderen. Wenn jemand, den wir als zurückhaltend und ruhig kennen, zuviel Wein genießt, kann er uns ebenfalls das dunkle Gesicht von *Vine* zeigen; der Trunkene gleicht manchmal dem Charakter *Vine* in seiner negativen und demaskierten Form.
Indem der Alkohol des Weins ins Blut gelangt, überflutet er sehr schnell das zentrale Nervensystem; er hebt unsere Hemmungen und Beschränkungen auf, den Respekt

und die Rücksichtnahme auf andere, er grenzt unsere physische und psychische Sensibilität ein, stärkt gewöhnlich unseren Egoismus und trennt uns von unserem höheren Selbst.

»*In vino veritas*«, im Wein liegt die Wahrheit, hieß es bei den alten Römern, weil das berauschende Getränk verborgene Instinkte ans Tageslicht bringt, nicht selten verbunden mit Gewalttätigkeit.

Die Rebe hat ihren Platz seit alters in den Mysterienkulten. Noah, der »in einer gewissen Beziehung in der nachatlantischen Zeit (nach der Sintflut) Stammvater wird, (...) erlebt als erster die Wirkung des Alkohols. (...) Der Alkohol (...) hatte nämlich eine Mission im Laufe der Menschheitsentwicklung. (...) [Er hatte] die Aufgabe, den Menschen so weit in die Materie hinunterzuziehen, damit der Mensch egoistisch wurde und daß der Alkohol ihn dahin brachte, das Ich für sich zu beanspruchen und es nicht mehr in den Dienst des ganzen Volkes zu stellen.« (Rudolf Steiner)

Die dem Bacchus-Dionysos auf seinen rauschhaften Zügen folgten, wurden in ihrer Enthemmung und Ekstase so wild, daß sie Tiere und Menschen zerrissen. Der Gott Dionysos sprengt Mauern und Fesseln, befreit von Sorgen und Ängsten; Christus auch, aber in anderer Weise.

Wir lesen, wie die jüdische Kultur im Materialismus erstarrte. Da kam Jesus Christus, um die Menschen aufzurütteln, zu wecken, damit sie sich verwandeln könnten. Rudolf Steiner sagt, »daß diese Mission des Alkohols erfüllt ist und daß für die verschiedenen Zeiten sich eben Verschiedenes schickt. Aber es tauchte auch in derselben Epoche, wo die Menschheit durch den Alkohol am tiefsten in den Egoismus heruntergezogen ist, die stärkste Kraft auf, die dem Menschen den größten Impuls geben kann, um wieder den Zusammenschluß mit dem geistigen Ganzen zu finden.« Jesus

Christus sagt, daß der unabhängige, selbständige Mensch sich mit der Gottheit verbinden kann durch seine Liebe, wenn sie die freiwillige Gabe des selbständigen Ich ist. Gottes Sohn, der zur Erde herabgestiegen ist, in die Materie, hat sich selbst geopfert, aus Liebe, aus Mitleid mit der Menschheit; der Abendmahlswein ruft sein Opfer in Erinnerung. Er hat sein Blut für uns vergossen, hat sich uns gegeben aus Liebe und Selbstlosigkeit. Indem wir den Wein trinken, das Blut des Gotteslammes, erinnern wir uns dieses Opfers und spüren die Möglichkeit, dem Egoismus zu entrinnen, uns mit Gott zu vereinigen, mit dem großen Ganzen. Aber zweifellos haben wir uns in diesen zweitausend Jahren seither wiederum von den geistigen Quellen entfernt, auch die Christen. Ein Großteil der Menschheit ist gefangen im Materialismus, im Egoismus und im Egotismus, beherrscht von den Instinkten, wie der Betrunkene.
Diese Überlegungen machen deutlich, daß der Wein, der Rebstock, seine bescheidene Blüte und folglich auch das Blütenmittel viel mit der Eigenliebe, dem Ego zu tun haben. Außerdem hat die darin wirksame Energie eine heftige, aufbrausende Qualität.
In blockiertem Zustand ist der Charakter *Vine* getrennt von seinem höheren Selbst, und aus eben diesem Grund wird er – in seiner sichtbarsten Form – zum Sklaven seines niederen Selbst. Er will seine Mitmenschen beherrschen, ist eine inflexible und äußerst willensstarke Führerpersönlichkeit. Er ist sehr fähig, ein großes Organisationstalent mit unerschöpflicher Energie. All dies gibt ihm eine große Selbstsicherheit. Er glaubt, daß er niemanden braucht, und so sind freundschaftliche Gefühle, Mitleid und Nächstenliebe Fremdwörter für ihn. Wie die Rebe benutzt er andere, um so hoch wie möglich aufzusteigen. Die *Vine* haben das Zeug zum Tyrannen, sie herrschen mit eiserner Hand, erbarmungslos.

Ihr diktatorisches Auftreten und Handeln hat für sie nichts Negatives, da sie vollkommen davon überzeugt sind, das Korrekte zu tun; sie zweifeln nicht daran, die Berechtigung zum Führen zu besitzen, und haben den Ehrgeiz und die Fähigkeit, andere zu deren Gunsten zu leiten. Sie erlauben keine Kritik an ihren Handlungen, weil sie glauben, immer recht zu haben. Im Gegensatz zu *Vervain* können sie keine andere Meinung gelten lassen; für sie gibt es nur eine Wahrheit: die ihre!

In ihrer erschreckendsten Form verschafft es ihnen Genuß, andere zu verletzten und zu quälen, sei es körperlich oder seelisch. Ihr Sadismus kann durchaus mit Masochismus gepaart sein, in diesem Fall richtet der Tyrann seine Handlungen gegen sich selbst.

In seiner freundlichsten Ausprägung zeigt *Vine* die typischen positiven Züge des Löwen: Er ist eine Führerpersönlichkeit mit großem Selbstvertrauen, der seine Talente zeigen will und ohne Aggressivität herrscht. Er kann gut organisieren, ohne sich im Detail zu verlieren. Er führt andere kraft seines gewinnenden und unwiderstehlichen Wesens. Er kann der Retter in Notfallsituationen sein durch sein sicheres und rasches Handeln.

Die Assoziation von *Vine* mit dem Zeichen des Löwen führt zu der Überlegung, ob *Vine* mit dem Herzchakra, dem Anahata, verknüpft ist. Julian und Martine Barnard stellen diesen Bezug her aufgrund der grünen Weinblüte.

Das Herz ist in vielen Kulturen nicht nur der Sitz der Liebe, sondern auch der Kraft und des Mutes (siehe auch Kapitel *Rock Rose*). Anahata bedeutet Glaube, Liebe, Hingabe. Der Charakter *Vine,* wenn er eine gewisse ethische Einstellung hat, kann mit seinem Herzen und durch Liebe alle egoistischen Züge umwandeln, um mit seinen Gaben dem großen Ganzen zu dienen.

Der Herrscherplanet des Löwen, die Sonne, ist unentbehrlich für alles Lebendige, nicht nur, um die Trauben mit ihrer starken Energie anzureichern. In ihrer Großzügigkeit schenkt sie uns bedingungs- und selbstlos ihr Licht und ihre Kraft.

Die im Zeichen des Löwen Geborenen können wie die *Vine* gute Schauspieler sein oder andere Künste ausüben; beide sind gewöhnlich sehr kreativ.

Auch bei den im Skorpion und im Schütze Geborenen finden sich viele Züge von *Vine*. Die Astrologin Graciela Latini beobachtet bei vielen Klienten mit einem starken Skorpion-Anteil die Charakteristika von *Vine*, versteckt hinter den Zügen von *Pine*, einer typischen Skorpion-Blüte. Im Laufe der Behandung mit *Pine* wird erst allmählich der Charakter *Vine* sichtbar.

Recht häufig trifft man auf eine Wechselbeziehung zwischen *Vine* und *Centaury*. Diese zwei augenscheinlichen Antagonisten schließen sich nicht wechselseitig aus. Es kommt oft vor, daß zum Beispiel ein äußerst autoritärer Chef sich im Familienkreis leicht lenkbar oder gar unterwürfig zeigt. Von den despotischsten Militärs, häufig hochrangigen Offizieren, erzählt man, daß sie sich im Haus ihren ehrgeizigen und herrschsüchtigen Ehefrauen unterordnen. Diese Rollenwechsel sind abhängig von der Prädisposition jedes einzelnen und seines Gegenübers, von ihrer Willensstärke und der Art der Beziehung. Es gibt Verbindungen von Personen vom Typ *Vine* und *Centaury* mit gegenseitiger Billigung. Wenn *Centaury* das Verhalten von *Vine* legitimiert, indem es ihm sein autoritäres Verhalten erlaubt, kann dieser immer tyrannischer werden, bis zu körperlicher oder seelischer Grausamkeit. Dieses Verhalten kann man ebenso häufig im Kindergarten wie bei Ehepaaren beobachten.

Manchmal dienen die Züge von *Vine* dazu, die Willensschwäche von *Centaury* zu kompensieren oder das Minderwertigkeitsgefühl von *Larch* oder *Crab Apple*, wie wir es bei besonders kleinen Menschen sehen können oder bei solchen, die sich von der Natur weniger begünstigt vorkommen als andere; diesen Mangel versuchen sie durch vorgetäuschte Stärke zu verbergen.

Der Irrtum der Persönlichkeit *Vine* besteht in ihrer beschränkten Weltsicht, die sie dazu verführt, ihre gewaltige Energie und vielseitigen Talente nur zur Befriedigung ihres persönlichen Ehrgeizes und ihrer Wünsche zu nutzen.

Die Blütenessenz gibt ihr den Anstoß, die Zielsetzung zu überprüfen und zu verändern und ihren Mitmenschen mit ihren Fähigkeiten zu helfen und zu dienen. Die *Vine* können große Führer sein, die zu delegieren und zu stützen wissen und sich dabei ganz in den Dienst einer großen Sache stellen. In dem Maße, in dem Bewußtsein und Selbstkritik zunehmen, sind sie weniger autoritär und egoistisch, nimmt ihre Machtgier ab. Sie nutzen ihre natürliche Autorität und ihre Fähigkeit, andere zu leiten in Notsituationen und bei Katastrophen. Wenn sie auf die materialistische Denkweise verzichten, können ihre Weisheit und ihre Liebe dergestalt zunehmen, daß sie mit ihrer starken und fähigen Persönlichkeit, mit ihrer natürlichen Herrschergabe beim Aufbau einer besseren Welt mitwirken können.

Die Gralslegende, die Sage von Parzival, zeigt uns, wie ein Mensch sein Gewissen und sein Verantwortungsgefühl, selbstlose Liebe und Mitgefühl entwickeln kann. Indem er lernt, sich von seinem Ich zu befreien, seine Begierden und Wünsche zu beherrschen, wird er befähigt, einen ganz besonderen Platz zu erreichen, das Sinnbild und die Essenz der Spiritualität.

Vine – negative und positive Symptome:

- Machtgier, Herrschsucht
- herrische, tyrannische Handlungsweise
- große Willensstärke und manchmal auch Körperkraft
- inflexibler Führungsstil
- Egoismus und Eitelkeit
- dominiert auf Biegen und Brechen, mitunter gewalttätig und grausam
- manchmal Sadismus und/oder Masochismus
- Herrschen durch bewußte Einschüchterung
- läßt keine Auseinandersetzung zu, weil er immer recht hat
- große Fähigkeiten, gepaart mit starkem Ich
- sehr selbstsicher, ein Besserwisser
- weiß in Gefahrensituationen, was not tut, handelt sicher und schnell
- kommandiert gerne, hat keine Zweifel an seiner Überlegenheit
- unerschütterlicher Glaube an den Erfolg
- ist er krank, gibt er die Art der Behandlung an
- glaubt, daß seine Überzeugungen allgemeingültig sind
- läßt nicht locker, bis alles so gemacht wird, wie er es für richtig hält
- oft Künstler mit Ehrgeiz, Willensstärke und großer Selbstdisziplin
- erwartet Gehorsam von seinen Kindern, Schülern, Untergebenen, ohne eigenes Denken und Meinungsfreiheit zuzulassen
- skrupellos, erbarmungslos, unnachgiebig
- mitunter folternde Polizisten oder Offiziere
- oft mit Liebenswürdigkeit maskierte Willenskraft, setzt sich durch

- herrschsüchtiger Chef oder Kollege, der sich zu Hause allem fügt
- Kinder, die ihre Spielkameraden mit Gewalt oder Grausamkeit behandeln
- Kinder, die all ihre Kameraden mit Körperkraft, Drohungen und Einschüchterungen beherrschen
- innere Starrheit und Spannung können u. a. zu Bluthochdruck, Gelenkschmerzen und Arterienverkalkung führen

Vorschläge zur unterstützenden Begleitung der Therapie:

- Tai Chi oder Yoga, um die starke Energie auszugleichen
- den anderen anhören, um seine Meinung fragen
- in Gruppen arbeiten als einer unter Gleichberechtigten
- z. B. an einen Mächtigen wie Friedrich den Großen denken, der nie mehr sein wollte als »der erste Diener« seines Staates!

Positive Leitsätze:

- Ich achte deine Gefühle und deine Meinung.
- Vorschlagen statt Vorschreiben!
- Ich will – aber mit Verständnis und Rücksichtnahme.
- Ich lasse geschehen, wenn ich nicht agieren muß.
- Herrschen ist Dienen.

Dein Wille geschehe, wie im Himmel so auf Erden. *Matth. 6,10*

Die menschliche Natur ist zu schwach, als daß sie die Macht verachten könnte. *Cicero*

Trachte so zu leben, daß du der Gewalt nicht bedarfst. Leo Tolstoi

Wer mit dem Leben spielt,
Kommt nie zurecht;
Wer sich nicht selbst befiehlt,
Bleibt immer Knecht. Johann Wolfgang von Goethe

Wer gefürchtet wird, bekommt das Seine.
Wer nichts ertragen kann, kann nicht herrschen. Beide Spanien

Zu Hause eine Spinne, draußen ein Tiger. Sri Lanka

Der Klügere gibt nach. Deutschland

Ein Tag ohne Wein ist wie ein Tag ohne Sonne. Frankreich

Zehn Wissende ersetzen noch keinen Handelnden. Kambodscha

Unter einem guten General gibt es keine schlechten Soldaten.
China

Eine Armee ohne Kommandeur ist wie ein Tiger ohne Kopf.
Vietnam

33 Walnut

Walnußbaum –
Juglans regia

Der Nußbaum stammt aus dem Südosten Europas, aber wegen seiner süßen Samenkerne und des wertvollen Nußholzes findet man ihn heute kultiviert in allen gemäßigten Zonen Europas, Asiens, Nordamerikas und an wenigen Plätzen in den Anden.

Wie der Rebstock breitete der Nußbaum sich zuerst durch die römischen Eroberer in ganz Europa aus. Auch Karl der Große verfügte seinen Anbau im gesamten fränkischen Herrschaftsgebiet. Wegen seiner süßen und ölhaltigen Frucht gilt er als Baum Jupiters. An den Göttervater erinnern auch seine Höhe (von bis zu dreißig Metern) und sein majestätischer Wuchs mit der ausgedehnten Krone.

Die großen lanzettförmigen Blätter sind von fünf bis zehn kleineren ovalen Nebenblättern begleitet; sie entfalten sich im April und sind anfangs rötlich-bronzefarben; erst im Sommer werden sie grün. Sie verströmen einen kräftigen, herben Duft.

Ein Nußbaum blüht nicht vor Erreichen von etwa fünfundzwanzig Jahren. Die männlichen Blüten sind dicke, gelblichgrüne Kätzchen, die an den Zweigen des Vorjahrs hängen. Die weiblichen sind grün, klein und feigenförmig; sie sitzen ohne Blütenstiel auf den Spitzen der neuen Triebe. Aus dem sich verjüngenden Ende wachsen zwei federförmige orange-rosa Stempel. Blütezeit ist im April und Mai; die weiblichen Blüten öffnen sich zuerst. Die Befruchtung erfolgt durch Windbestäubung.

Die runden grünen Früchte enthalten unter ihrer lederartigen Schale einen gefurchten, holzigen »Stein« von hellem Braun, der sich in zwei Schalenhälften öffnen läßt. Darin ist der Samenkern enthalten, tief gefaltet und gefurcht, süß und sehr ölhaltig.

Das Nußholz gehört zu den sogenannten Edelhölzern und ist in aller Welt beliebt bei der Herstellung feiner Möbel.

Schlüsselsymptome: Anfälligkeit für Einflüsse von außen, daher wenig Widerstandskraft bei Veränderungen – schwaches Ich

Tugenden: Beständigkeit des Ich in Wechseln und Transformationen – Selbstverwirklichung und Identifikation – innere Unabhängigkeit und Standhaftigkeit – Mut zum Neubeginn

Der Nußbaum ist auf mancherlei Weise mit der Geschichte des Menschen verknüpft, wegen seines Symbolcharakters und auch wegen seiner vielfachen Verwendung in der Heilkunde.

In seinem großen Schatten wächst keine andere Pflanze, seine Krone birgt weder Vögel noch Insekten; es scheint da eine erschreckende Zurückweisung, eine völlige Ablehnung anderer Lebewesen zu geben. Diese Kraft zur Abweisung erstreckt sich bis auf abgetrennte Pflanzenteile: Man hängt seine aromatischen Blätter in den Kleiderschrank, um Motten und anderes Ungeziefer fernzuhalten.

Es ist die gleiche Fähigkeit, die Edward Bach im Nußbaum suchte: Schutz gegen fremde Einflüsse.

Die Volksmedizin empfiehlt Aufgüsse aus Blättern und Perigonien (lederartige Fruchtschalen um die holzige Kernschale herum) als reinigend und entgiftend. Sie werden bei vielerlei Störungen eingesetzt, vor allem, wenn diese mit Verunreinigungen oder fehlender Widerstandskraft zu tun haben. Dieser Sud ist berühmt für seine Fähigkeit zur Stärkung Heranwachsender und zur Heilung von Kleinkindern bei Konjunktivitis (Bindehautentzündung), Skrofulose und Lymphknotenentzündung. Er hilft auch bei Erkrankungen der Atemwege und der Haut (Akne, Herpes, Ekzeme).

Man setzt den Nußbaum in Beziehung zu Anfang und Ende wichtiger Lebensperioden und des Lebens selbst. Er enthält toxische und entgiftende Substanzen und hat z. B. den Ruf, schädlich zu sein, aber auch fruchtbringend. Interessant in diesem Zusammenhang ist der wissenschaftliche Name *juglans*, von *Jovis glans*, d. i. Eichel Jupiters!

Der Baum des Vaters aller olympischen Götter ist Inbegriff

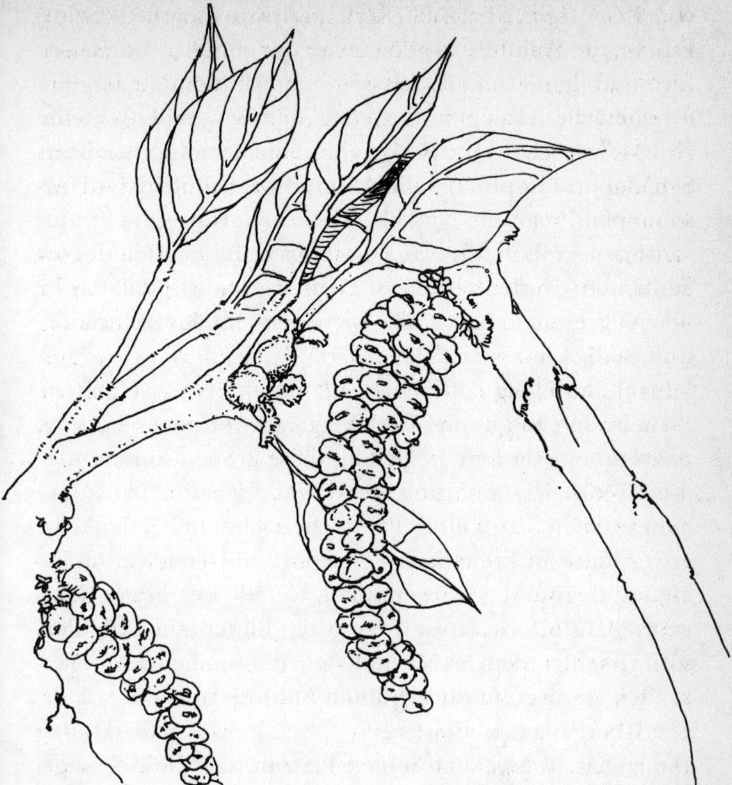

von Reichtum, Überfluß, Kraft und Fruchtbarkeit. Seine Frucht, die Walnuß, assoziiert man mit dem Kopf, dem Gehirn und dem Denken. Seit dem fünfzehnten Jahrhundert erregten die Analogien der Form und Beschaffenheit der Nuß (Kern, Schale und Perigonium) mit dem Kopf (Gehirn, Schädel und Kopfhaut) die Aufmerksamkeit der Ärzte. Also empfahl man die Nuß als »Gehirnnahrung«, nicht umsonst ist sie mit den Rosinen wichtigster Bestandteil des sogenannten Studentenfutters: Heute wissen wir, daß das in der Nuß enthaltene Cholin wichtig ist für Konzentration und Gedächtnis.

Jahrhundertelang hatten die Nuß und der Nußzweig ihren Platz in den Riten, die die Übergänge von einer Lebensphase in eine andere begleiten, diese großen Einschnitte, die oft eine Veränderung in der gesellschaftlichen Rolle, dem sozialen Status einer Person bezeichnen. Ich denke in erster Linie an Ereignisse wie Geburt und Tod, Verlöbnis, Heirat, Beginn der Witwenschaft. Gerade bei diesen Gelegenheiten unterstützt und stärkt das Blütenmittel die Persönlichkeit, indem es sie mit den notwendigen Abwehrkräften versorgt für die erhöhten Anforderungen in wichtigen Übergangssituationen.

Daher hat *Walnut* auch seinen Platz in den Entwicklungsperioden im Leben, wie Zahnen, Abstillen, Pubertät, Mutterschaft, Wechseljahre, und der Endphase einer tödlich verlaufenden Krankheit. Ebenso verordnen wir das Mittel in Zeiten »äußerer« Veränderungen wie Umzug, Eintritt in den Kindergarten, Schulwechsel, Berufswechsel, Scheidung, Verlust des Partners.

Wir dürfen nicht vergessen, daß jede einschneidende Veränderung uns die Möglichkeiten schenkt für etwas Neues und Besseres. Das griechische Wort *krisis* bedeutet Chance, Gelegenheit!

Aber die Blütenessenz schützt nicht nur unsere Seele vor fremden Einflüssen, die unser »Kraftfeld« in Krisenzeiten invadieren und schwächen: Sie stärkt unser Ich und macht es unabhängiger, damit wir unseren Weg frei und konsequent verfolgen können. Sie ist das Mittel für »jene, die bestimmte Ideale und feste Zielsetzungen im Leben haben und diese verfolgen, bei seltenen Gelegenheiten jedoch versucht sind, sich von ihren eigenen Vorstellungen, Zielen und Arbeiten ablenken zu lassen durch die Begeisterung, die Überzeugungen oder Ansichten anderer. Dieses Heilmittel gibt ihnen Standhaftigkeit und schützt sie vor Beeinflussung von außen.« (Bach)

Was uns stören kann, sind nicht nur fremde Meinung und Kritik, sondern auch die starren Strukturen der gesellschaftlichen Konventionen und die Fesseln der alten Sitten und Bräuche.

Walnut stärkt uns, damit wir die Ziele unseres höheren Selbst verstehen und unbeirrbar verfolgen. Geschützt vor allem in Übergangszeiten, können wir von neuem frei beginnen und unseren Überzeugungen treu bleiben.

Walnut hilft uns, Fesseln zu durchtrennen, die uns an alte Beziehungen oder Situationen binden, die wir längst als beendet ansehen, in die wir aber immer noch verstrickt sind. Diese Bande können ausgehen von der Macht und Wirksamkeit von Gewohnheiten, Sitten, alten Lieben und Beziehungen und manchmal auch von überholten Entscheidungen. Diese Fesseln, die uns keine freie Entwicklung erlauben, können auch karmische Bindungen sein, aus früheren Leben, unsichtbar und daher besonders stark.

All unsere Ängste vor Verwünschung, Zauber, bösem Blick und anderem beeinflussen unser energetisches Feld und unsere Entscheidungen.

Bei diesen Gelegenheiten – wie auch im Falle von karmi-

schen Einflüssen – kann *Walnut* uns von den Fesseln befreien. Mit Recht nannte Bach die Blüte »spellbreaker«, Bannbrecher. Sie ermöglicht uns die Kreativität und Spontaneität, die für jeden neuen Aufbruch nötig sind.
Jeder einzelne von uns hat sein besonderes Ziel und Schicksal. Um dieses zu erreichen, »müssen wir unsere Einzigartigkeit entwickeln und uns von allen weltlichen Einflüssen befreien, damit wir, nur unserer Seele gehorchend, (...) uns in unsere eigenen Herren verwandeln. (...) Wir müssen uns die absolute und vollständige Freiheit erobern, damit alle und jede einzelne von unseren Taten, auch alle und jeder einzelne von unseren Gedanken, ihren Ursprung in uns selbst haben.« Als Edward Bach diese Zeilen schrieb, war die Welt noch etwas ruhiger. Daher bezog er sich nur auf spezielle Einflüsse, die von Menschen der Umgebung, von der eigenen Haltung oder der persönlichen Geschichte ausgehen, aber auch von der öffentlichen Meinung und der herrschenden Moral, die uns in gewisser Weise beeinflussen.
Aber heute gibt es alle möglichen Medien, die uns pausenlos mit ihren Botschaften, Moden und Indoktrinationen überschwemmen. Im Zeitalter der ständigen Übertragung von Meinungen und »Werten« durch die Massenmedien – vor allem durch Fernsehen und Radio – sind wir unentwegt einer Massensuggestion ausgesetzt. Hinter dieser ganzen Maschinerie stecken die Interessen einiger mächtiger Gruppen, die uns – unter anderem – mit dem Terror des Massenkonsums »beglücken«.
Die fortwährende Berieselung mit fremden Meinungen stellt unsere Entschiedenheit und Beständigkeit auf eine harte Probe. Es ist einfacher, das zu denken, was man uns einflüstert, als sich eine eigene Meinung zu bilden und diese zu vertreten.
Das heutige Problem der Massensuggestion berührt neben

Walnut auch die Thematik von *Centaury* und *Cerato*. Störenden Einflüssen bei der Bildung einer eigenen Meinung sind besonders ausgesetzt die Persönlichkeiten *Scleranthus* und *Wild Oat*; diese Blockaden können unter Umständen in Momenten größerer Schwäche durch äußere Einflüsse ausgelöst werden.
Die Problematik von *Walnut* scheint in unserer Zeit ein Massenphänomen zu sein.
Wenn wir das im Sinn haben, können wir beobachten, daß vielen Patienten – vor allem Kindern und Heranwachsenden – von Zeit zu Zeit eine Behandlung mit *Walnut* wohltut, um ihre Energien auszugleichen und die Gesundheit zu festigen. Wenn wir diese Möglichkeit vernachlässigen, ist der von uns bereitete Blütenstrauß oft unfertig und erfolglos: Die betreffende Person kann sich nicht genug konzentrieren und ihren eigenen Wunsch und die Willensstärke einsetzen, um die Selbstheilung zu ermöglichen.
Sensible Personen, die täglich in die lärmerfüllten Zentren der Großstädte gehen müssen, erschöpfen sich physisch, psychisch und mental nur, weil sie so vielen verschiedenen Einflüssen ausgesetzt sind. *Walnut* hilft ihnen, ihre Chakras zu schützen und ihre Energie weder zu verlieren noch zu blockieren. Es macht sie immun gegen fremde Einflüsse und öffnet sie damit gleichzeitig für ihre Intuition.
Alle, die intensiv mit den Problemen anderer arbeiten müssen – wie Ärzte, Psychologen, Astrologen, jede Art von Therapeuten –, können sich mit *Walnut* und *Centaury* vor den energetischen Einflüssen ihrer Klienten schützen (siehe Kapitel *Heather*). Wie der Aufguß der Blätter den physischen Körper reinigt, »reinigt« die Blütenessenz den Geist von unerwünschten Einflüssen »und erlaubt uns, frei zu leben und uns den anderen zu geben, aus eigener Entscheidung und nur durch diese« (Bach).

Ich glaube nicht, daß es viele Personen mit dem Charakter *Walnut* gibt. Ich vermute, daß sowohl die Blockade als auch der positive, entwickelte Zustand meistens gelegenheitsbedingt und vorübergehender Natur sind.
Aber es gibt doch Personen, die sich nicht an Konventionen gebunden fühlen, sondern ihre ureigenste Weise finden müssen, in der sie leben, arbeiten und Verbindungen mit anderen eingehen können. Für sie ist der Selbstausdruck wichtiger als das Einordnen in irgendein Schema. Solche Menschen finden wir unter Künstlern, Freidenkern, Abenteurern und manchmal als revolutionäre Wissenschaftler, wie Dr. Bach selbst einer war.
Die Blockade tritt vorzugsweise auf in Zeiten wichtiger Veränderungen und Krisen; auch während des heftigen Kampfes um eine gute Sache, wenn fremde Interessen das Projekt stören wollen.
Dagegen scheint mir der positiv entwickelte Zustand der zu sein, den man erreichen kann, indem man durch die Blokkade hindurchgeht und sie überwindet.
Eine begeisterungsfähige Person wie *Vervain,* die erfolgreich alle Hindernisse auf dem Weg zur Realisierung ihrer Pläne überwindet, läuft Gefahr, sich den energetischen Einmischungen starker Gegner zu beugen.
Wenn es ihr gelingt, gegen diese Einflüsse zu bestehen, die Krise von Zweifel und Schwäche durchzustehen, wachsen ihre Kraft und Selbstsicherheit, und sie kann eine Person im positiv entwickelten *Walnut*-Zustand verkörpern; sie läßt alles hinter sich, was sie bei diesem Vorhaben hindern könnte: Einflüsse aus der Vergangenheit, persönliche Bindungen und Sicherheiten, um unbeirrt ihren Weg zu verfolgen, frei von fremden Meinungen, mitunter auf recht unorthodoxe Weise, nur der inneren Stimme ihres höheren Selbst gehorchend.

Walnut – Symptome in blockiertem Zustand:

- Mühe, sich auf neue Bedingungen einzustellen
- Zeiten des Übergangs oder Wechsels, Lebenskrisen
- Schwierigkeiten beim Lösen überholter Bindungen und beim Neuanfang
- hat gewöhnlich klar umrissene Ziele, fühlt sich aber bei manchen Gelegenheiten davon abgelenkt
- hat eine wichtige Entscheidung getroffen, kann sie aber noch nicht in die Tat umsetzen
- will sich von fremden Einflüssen und Hemmungen befreien
- ein Chakra ist blockiert
- muß eine Veränderung akzeptieren
- während der von Saturn beeinflußten Transite und Jahresabschnitte
- wenn jemand aufgrund äußerer Ereignisse sein ganzes Leben neu überdenken muß
- wenn ein sonst unabhängiger Mensch sich in Krisenmomenten von Sitte, Moral, persönlichen Bindungen, Kritiken verunsichern läßt
- Veränderungen wie Geburt, Abstillen, erstes und zweites Zahnen, Pubertät, Schwangerschaft, Wechseljahre, Sterben
- wichtige äußere Wechsel wie Eintritt in Kindergarten, Schule, Arbeitsleben, Heirat, Verlust des Partners oder anderer Angehöriger, Berufswechsel, Umzug, Pensionierung, Invalidität
- nach Beenden einer Liebesbeziehung zum Beispiel, wenn man noch in einigen Fesseln verstrickt bleibt
- Pubertätsakne
- fliegende Hitze oder andere Beschwerden der Wechseljahre

Walnut

- kappt Fesseln
- bricht Bann, Zauber und Frustration
- stärkt in eigenen Entscheidungen
- schützt empfindliche Therapeuten davor, die Symptome ihrer Patienten zu übernehmen

Vorschläge zur unterstützenden Begleitung der Therapie:

- gesund leben in Übergangszeiten (Ernährung, Schlaf, Pausen!)
- auf die innere Stimme hören
- Meditation zur Stärkung der Ichkräfte; Kronenchakra kontemplieren
- Märchen lesen und bedenken, in denen der Held leiden muß, weil er nicht seinem höheren Selbst gehorcht (in Gestalt des weisen Alten, des schlauen Fuchses, des Wundervogels oder anderer), und wo er sich verleiten läßt durch schlechte Ratgeber, besitzgierige Angehörige, seine eigene Ungeduld oder seine Wünsche, die ihn manchmal alles Erreichte wieder verlieren lassen
- sich vorstellen, wie eine schützende Kuppel aus unzähligen Bergkristallen um einen entsteht:
  Kristallene Glocke:
  stülp dich über mich,
  form dich um mich her,
  laß nichts als Licht herein zu mir.

Positive Leitsätze:

- Auch wenn andere reden, folge ich meiner inneren Stimme.
- Ich bin beständig.
- Ich verfolge treu meinen Weg.
- Ich lasse los und lasse geschehen; frei erreiche ich mein Ziel.

Meditationsworte, die den Willen ergreifen (von Rudolf Steiner):

Sieghafter Geist
Durchflamme die Ohnmacht
Zaghafter Seelen.
Verbrenne die Ichsucht,
Entzünde das Mitleid,
Daß Selbstlosigkeit,
Der Lebensstrom
Der Menschheit,
Wallt als Quelle
Der geistigen Wiedergeburt.

Wahre Freiheit ist in uns selbst.
Wenn die Seele frei ist, gibt es nichts in der Welt,
um uns zu binden – überall finden wir Freiheit,
im Himmel wie auf Erden. *Hazrat Inayat Khan*

Man entdeckt keine neuen Weltteile, ohne den Mut zu haben, alle Küsten aus den Augen zu verlieren. *André Gide*

Das beste Mittel gegen Sterben ist Gebären. *Kamerun*

Der Mensch ist zur Freiheit verdammt. — *Jean-Paul Sartre*

Was wir Anfang nennen, ist oft das Ende.
Und am Ende steht oft ein neues Beginnen.
Das Ende ist, wovon wir neu ausgehen. — *T. S. Eliot*

... Und solang du das nicht hast,
dieses: Stirb und werde!
Bist du nur ein trüber Gast
auf der dunklen Erde. — *Johann Wolfgang von Goethe*

...Es muß das Herz bei jedem Lebensrufe
Bereit zum Abschied sein und Neubeginne. (...)
Es wird vielleicht auch noch die Todesstunde
Uns neuen Räumen jung entgegensenden,
Des Lebens Ruf an uns wird niemals enden...
Wohlan denn, Herz, nimm Abschied und gesunde! — *Hermann Hesse*

34 Water Violet
Sumpfwasserfeder –
Hottonia palustria

Die Wasserfeder ist eine *primulacea* der gemäßigten Klimazonen Europas; sie ist winterhart und lebt nur wenige Jahre. Mit ihren Wurzeln findet sie Halt im sumpfigen Grund sehr sauberer, stehender oder langsam fließender Gewässer (*palustris* = sumpfig, schlammig).
Der feine Stiel erhebt sich aufrecht und blattlos etwa zwanzig Zentimeter über die Wasserfläche. Die großen gefiederten Blätter bleiben im Wasser; sie erhalten so das stolze Gleichgewicht der Pflanze.

Die bescheidenen quirlständigen Blüten erscheinen im Mai und Juni und sind dreifarbig: Die tiefe Blütenmitte mit den fünf Staubblättern und dem Stempel ist gelb, nach außen zu werden die fünf Blütenblätter erst weiß, von der Hälfte an bis zum Rand zart malvenfarben.
Nach der Befruchtung zieht sich der Stiel mit den runden Samenkapseln unter die Wasseroberfläche zurück, wo die Samen ausreifen.

Schlüsselsymptome: Stolz – Zurückgezogenheit – Einsamkeit – kümmert sich nicht um die Angelegenheiten anderer
Tugenden: Vornehmheit und Würde – Gelassenheit – weiser und angenehmer Ratgeber – fühlt sich bescheiden als Teil des großen Ganzen

Der Lebensraum und der Wuchs der Pflanze geben uns die ersten Hinweise zum Verständnis der entsprechenden Persönlichkeit. Aus dem Schlammgrund von Seen oder Wasserläufen emporwachsend, ist sie fast unsichtbar und damit unerreichbar für uns. Aus freiem Entschluß lebt sie in Einsamkeit, wie der Typ *Water Violet.* Durch ihre aufrechte und vornehme Haltung strahlen beide Unberührbarkeit und Unzugänglichkeit aus. Dieser Ausdruck von Stolz und Herablassung, fast Geringschätzung, verstärkt die Einsamkeit dieser Menschen.
In der englischen Volksmedizin nutzte man die Wasserfeder in Fällen von Ekzemen, Skrofulose und vaginalem Weißfluß. Nehmen wir die körperlichen Folgen einer blockierten *Water-Violet*-Haltung vorweg – Steifheit und Schmerzen in manchen Gelenken –, können wir sagen, daß die Pflanze beeinflußt wird von den Planeten Merkur und Saturn und daß die Wirksamkeit der Mittel davon abhängt, welche der beiden Kräfte im Einzelfall die Oberhand hat.

Die Einsamkeit, die insensible und starre Haltung – körperlich wie seelisch – verweisen auf unseren alten Freund Saturn; er zeigt sich auch in der Skrofulose, einer Entzündung der Lymphknoten, die auf eine starre Person schließen läßt, die sich abkapselt und ihren Schmerz nicht einmal sich selber eingesteht.

Merkur dagegen beherrscht die Flüssigkeiten und die Kommunikation, den Kontakt: Sowohl der Weißfluß als auch das Ekzem deuten auf Kontaktschwierigkeiten. Beim Ekzem will oder kann die Haut keinen Kontakt mehr ertragen und verkapselt sich, verhärtet bis zur Verhornung. Dieser saturnische Prozeß kann durch das Einwirken merkurialer Kräfte umgekehrt werden, in Offenheit gegenüber Kontakten, in das Genießen von Kommunikation. Im allgemeinen läßt Merkur wieder fließen, was unter dem Einfluß Saturns erstarrt ist.

Wie der Lotos – die mystische Pflanze des Ostens – senkt *Water Violet* seine Wurzeln tief in den Schlamm und reckt dann aus dem reinen Wasser seine vollkommene Blüte, unbefleckt, spirituell. Der Lotos gilt als heilige Pflanze der Ägypter, Buddhisten und Hindus. Er symbolisiert die Erleuchtung. Er ist die Materialisation höchster Schönheit und Reinheit.

Wie alle Sumpf- und Wasserpflanzen umgibt auch die Persönlichkeit *Water Violet* immer ein besonderer Hauch: Sie ist fein und aristokratisch. Gewöhnlich ist sie begabt, intelligent, von angeborener Souveränität und scheint vollkommen. Sie vermeidet enge Kontakte, erträgt sie nicht, macht sich nicht gemein, sucht immer ihre persönliche Unabhängigkeit und Selbständigkeit. Sie schafft einen gewissen Abstand zu ihren Mitmenschen, der sie mit der Zeit einsam machen kann.

Mit der Sumpfwasserfeder fand Dr. Bach das Mittel »für je-

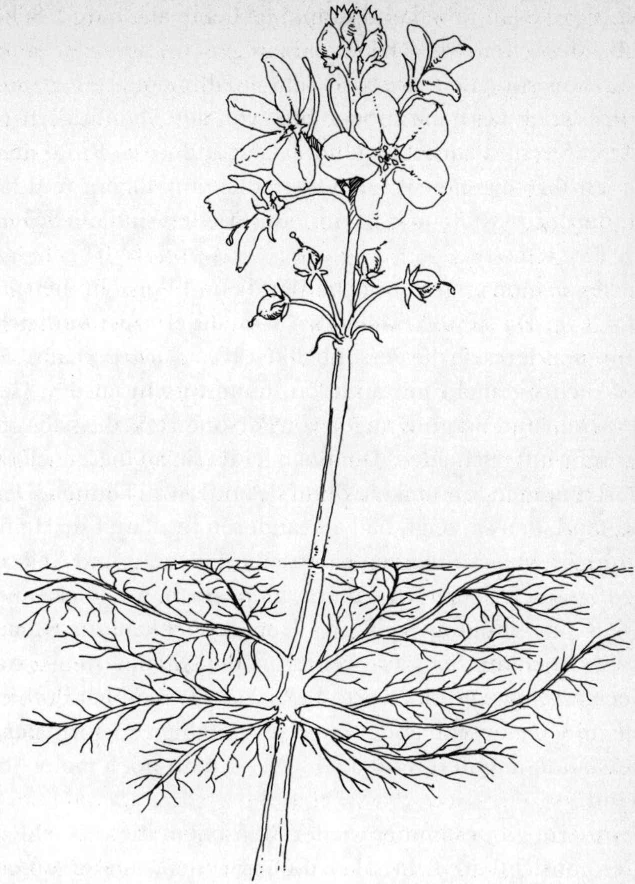

ne, die in Gesundheit und Krankheit lieber allein sind. Sehr stille Menschen, die sich lautlos bewegen, wenig und in sanftem Ton sprechen. Sie sind sehr unabhängig, fähig und selbstsicher, fast ganz unbeeinflußt von den Meinungen anderer. Sie sind zurückhaltend, lassen andere in Ruhe und gehen ihre eigenen Wege. Oft sind sie intelligent und talentiert. Ihre Ruhe und ihr innerer Frieden sind ein Segen für ihre Umwelt.«

Sie legen eine ungewöhnliche Würde und Vornehmheit an den Tag. Da sie so verschieden von anderen ist und sich fühlt, sondert sich die Persönlichkeit *Water Violet* gern ab. Sie hat nichts gemein mit anderen, nimmt nicht an den Gesprächen und Vergnügungen von Personen teil, die sich von ihr sehr unterscheiden. Dennoch leidet sie an dieser selbstverschuldeten Einsamkeit, ohne sie ändern zu können. Der Abstand, den sie zeigt, hält alle anderen fern, weil sie Hemmungen haben, sich einer so überlegenen und selbstgenügsamen Person zu nähern, mehr noch, weil diese mitunter unverhüllten Stolz und Überheblichkeit zur Schau trägt. Aber die Schwierigkeiten in der Annäherung sind wechselseitig: Die blockierte *Water-Violet*-Person hat Probleme im Umgang mit anderen, sie ist unfähig zu »normaler« Verständigung und Kontakten. Dies schafft noch mehr Abstand.

Trotzdem gibt es immer wieder Menschen, die versuchen, diese unsichtbare Schranke zu überwinden, um Rat zu erbitten oder um sich ihre Probleme von der Seele zu reden; denn der *Water-Violet*-Charakter gilt als sehr objektiv und hilft gerne, wenn er darum gebeten wird. Wenn solche »Eindringlinge« sein energetisches Kraftfeld zu sehr schwächen, zieht er sich körperlich und seelisch zurück. Weil sie ihn zu sehr erschöpfen und er sie auch für unter seiner Würde hält, vermeidet er im allgemeinen Polemiken und emotionale Konflikte. Er selbst sucht nirgendwo Rat, zieht es vor, alles allein zu lösen, zeigt keine Gemütsbewegung und erlaubt anderen nicht, sich in seine Angelegenheiten zu mischen.

Obwohl auch er davon überzeugt ist, alles besser zu wissen, mischt er sich – im Gegensatz zu *Chicory, Vervain, Vine* – nicht ein.

Die Blockade zeigt sich in der verschlossenen Haltung: in seiner Unfähigkeit zur Kommunikation, der Mauer, die er errichtet, um alle anderen fernzuhalten. Mit seinem Hochmut isoliert er sich von allen und von seinem eigenen höheren Selbst. Er unterbindet so das freie Fließen von Energie.

Die Blockade *Water Violet* ebnet den Weg für die Blockade *Beech* mit ihrer blinden Arroganz und ihrer Kritiksucht.

Water Violet ist eine der wenigen Persönlichkeiten, die meist schon entwickelt zur Welt kommen, in positivem Zustand, während die meisten Typen, die den anderen Bachblüten entsprechen, ihr positives Potential im Laufe der Jahre entwickeln müssen.

Bei *Water Violet* herrschen also die negativen Züge nur zeitweise vor. Aber je nach Behandlung durch die Umgebung ist es möglich, daß der Stolz mit der Zeit die Oberhand gewinnt über die Bescheidenheit und die Person sich mehr und mehr distanziert.

Mit der Zeit wandelt sie sich in einen unberührbaren Einzelgänger, den alle fliehen. In dem Maße, in dem sein Stolz zunimmt, wächst der Abstand zu seinen Mitmenschen und verringern sich sein Verständnis und jegliches positive Gefühl ihnen gegenüber.

Die Starrheit in Ideen und Haltung verursacht Probleme in der Beweglichkeit, weil sein Überlegenheitsgefühl, seine Arroganz und sein Stolz ihm nicht gestatten, den Nacken oder

die Knie zu beugen; diese Gelenke pflegen sich zu verhärten, rheumatisch zu schmerzen.
Die *Water Violet* sind gewöhnlich sehr geschätzt als Lehrer, Chefs, Eltern, Ärzte. Nie verlieren sie ihren Abstand und ihre Gelassenheit, nie nehmen sie an Auseinandersetzungen und Intrigen teil. Sie versuchen, alles ruhig und diskret zu erledigen, ohne dabei ihre Mitarbeiter, Schüler, Kunden usw. zu »belästigen«. Sie versuchen, deren Unabhängigkeit und Verantwortungsgefühl zu stärken, um unaufdringlich vom Hintergrund aus leiten zu können und nicht befehlen und zwingen zu müssen.
Wenn jemand sich sehr von der Masse abhebt, aufgrund seiner Lebensumstände oder durch eigene Kraft (ein ausgezeichneter Athlet, ein extrem begabtes Kind, »der« Modemusiker, ein Millionenerbe, der Protagonist eines im Fernsehen übertragenen Ereignisses...), kann die Blockade *Water Violet* gelegentlich auftreten. Der Stolz – berechtigt oder nicht – errichtet eine Schranke zwischen dem Betreffenden und »dem Rest der Welt«. Diese Schranke verhindert positive Gefühle und freundschaftliches Verhalten anderen gegenüber. Vor allem verhindert der Stolz eine positive persönliche Entwicklung, sehr auffällig im Falle einiger »Wunderkinder« oder berühmter Jugendlicher (siehe auch Kapitel »Die 12 Schienen nach Dietmar Krämer«, Schiene 5).
Water Violet begegnet uns ebenso häufig bei Menschen, die aus besonders reichen Häusern kommen, wie bei besonders Armen, die aber später in eine andere Umgebung kamen; bei denen, die eine Eliteerziehung genossen haben, und bei anderen, die in einer hochproblematischen Familie aufwuchsen. Sie alle zeichnen sich eben dadurch aus, daß sie anders sind als ihre Umgebung, und schon das Anderssein kann sie – je nach Veranlagung – mit Stolz erfüllen.

Die Person muß lernen, daß ihre Talente und ihre Überlegenheit – sofern sie existieren! – sie dazu verpflichten, den weniger Begabten zu helfen. Sie muß die Barrieren abbauen, um anderen helfen und sie inspirieren zu können.
Im positiven Zustand ist sie tolerant und unabhängig; sie strahlt Gelassenheit und eine gesunde Sicherheit aus; sie ist gern mit sich allein. Ihre Haltung und Gesten sind vornehm, würdevoll und angenehm, und sie handelt bescheiden, mit Weisheit und Liebe.
Edward Bach erkannte, daß die Sumpfwasserfeder ein Mittel für alle ist, die an der Welt leiden, ein Mittel, das uns verstehen hilft, daß das Leid uns reinigt und heilt, damit wir befreit unseren Mitmenschen und der Welt dienen können. Bach unterstreicht, daß nur der seine Pflicht tut, der sich dem Leben aktiv stellt und sich nicht zurückzieht.
Die Pflanze aber befindet sich auf erschreckendem Rückzug. Schon in den dreißiger Jahren war sie recht selten zu finden, und heute hat sie praktisch keinen Lebensraum mehr: Zahlreiche Bäche und Flüsse wurden in Kanäle umgewandelt, mit großer Fließgeschwindigkeit und fast ohne Schlammgrund; Sümpfe wurden trockengelegt, und alle Gewässer sind mehr oder weniger verseucht. Daß die Sumpfwasserfeder in unserer brutalen und materialistischen Welt im Begriff ist, ausgelöscht zu werden, stellt die Errungenschaften unserer Gesellschaft ernsthaft in Frage.
Zu anderen Zeiten galt das Individuum, die Persönlichkeit des herausragenden Einzelgängers als Vorkämpfer, als Antriebskraft in Wissenschaften und Künsten. Heute leben wir in einer gleichmachenden Gesellschaft. Es gibt z. B. extrem begabte Kinder, die in den staatlichen Schulen nicht ausreichend gefördert werden. Das Zeitalter der Vermassung kennt keine Individualisten oder Outsider: Selbst die Wissenschaftler forschen und arbeiten größtenteils im Team.

Auch die Politiker sind heute nur noch das Gesicht oder Aushängeschild einer Partei oder einer Gruppe.
Selbst die Sprachen der einzelnen Völker sind heute durchsetzt mit englischen Ausdrücken, und nicht nur auf technischem Gebiet.
Aber wir sollten uns nicht mit Klagen und Resignation darüber aufhalten, daß es in dieser Zeit der Massen keinen Platz mehr zu geben scheint für die Vornehmen und für die Individualisten: Gerade heute brauchen wir dringend diese Beispiele der unberührbaren Standhaftigkeit, die uns vormachen können, wie man der modernen Vermassung entgegenwirkt.
Für die Persönlichkeit *Water Violet* gibt es heutzutage eine besondere Aufgabe, wie sie viele zeitgenössische Künstler bereits erfüllen: Sie darf sich nicht in ihren Elfenbeinturm zurückziehen, auch wenn die Berührung mit der Welt sie leiden läßt. Bescheiden und mitleidend sollte sie ihren Mitmenschen zur Seite stehen, ohne dabei auf ihre Individualität und Selbständigkeit zu verzichten, einen freien Austausch von Energien erlaubend.
So wird sie ihre vornehmste Aufgabe finden: Inspiration und Beispiel für andere zu sein, indem sie Vertrauen, Sicherheit und Ruhe ausstrahlt.

Water Violet – Symptome in blockiertem Zustand:

- zieht es vor, unabhängig und allein zu sein und zu handeln
- sucht selbst in Unglück und Krankheit keinen Beistand, will alles allein durchstehen
- ruhiges und verschlossenes Wesen
- meist geschickt, intelligent und begabt

- distinguiert, vornehm, höflich und charmant, aber mit verdecktem Hochmut und Stolz und kaum verhüllter Arroganz
- will sich mitunter aus allem zurückziehen
- Kontaktschwierigkeiten, findet nicht aus seinem Elfenbeinturm
- Schwierigkeiten der anderen bei Annäherung, es existiert eine unsichtbare Schranke
- bleibt stumm und beiseite, da unsicher im Umgang mit anderen
- überzeugt, etwas Besseres zu sein, alles besser zu wissen, mischt sich aber nicht ein, ist tolerant
- verbittet sich Einmischung Außenstehender
- flieht Polemiken und emotionale Konflikte
- sucht die Einsamkeit, um nicht unerwünschten (energetischen) Einflüssen ausgesetzt zu sein
- isoliert sich, fühlt sich anders, aber leidet an dieser Einsamkeit
- arbeitet still und diskret
- innerlich unabhängig, gesucht als Ratgeber
- erfolgreich in Studium und Beruf
- um Leiden zu vermeiden, lebt und zeigt er keine Gefühle
- mitunter Depression, da Gefühle nicht geäußert werden
- kann nicht gut entspannen, ist immer einsatzbereit
- die starre innere Haltung führt zu Unbeweglichkeit
- Rheuma in Knien, Nacken und Rücken
- erlaubt sich nicht, zu weinen (und jede unterdrückte Träne macht uns krank!)

Vorschläge zur unterstützenden Begleitung der Therapie:

- ein Tier oder einen Garten versorgen, Pflanzen ziehen

- sich dem Schutz Hilfloser widmen (Kinder, Alte, Tiere, Pflanzen)
- das Einzigartige und Positive in jedem Menschen suchen
- bewußt versuchen, sich nicht vor jedem neuen Kontakt zurückzuziehen
- bewußt Freundschaften pflegen
- die Entfernung zu verringern suchen zu anderen und zu sich selbst

Positive Leitsätze:

- Leben ist Nehmen und Geben.
- Ich kann Liebe und Hilfe geben und empfangen.
- Ich höre andere an, bescheiden und voll Verständnis.
- Ich öffne mich und nehme teil.
- Gemeinsam sind wir stark.

Ein tiefer Fluß ist still, ein gebildeter Mensch bescheiden. *Mongolei*

Aus klugen Kindern werden oft alte Narren. *Schweden*

Liebe deinen Nachbarn, reiß aber den Zaun nicht ein.

Besser allein als in böser Gemein.

Ein Lächeln ist die kürzeste Verbindung zwischen zwei Menschen.

Dummheit und Stolz wachsen aus einem Holz.

Hochmut kommt vor dem Fall. *Alle Deutschland*

Größe ist immer bescheiden. Indien

Rühme nicht deine Bescheidenheit, sie geht dadurch verloren.
Jiddisch

Wenn einer glaubt, etwas zu sein, hört er auf, etwas zu werden.
Bengalen

Reichtümer und Ruhm sind nur Träume unter den Menschen;
Verdienst und Berühmtheit sind nur Möven,
die auf dem Wasser treiben. China

Nichts wird ohne Einsamkeit vollendet. Pablo Picasso

Und ich erkannte, daß sie die Stille nötig hatten. Denn nur in der Stille kann die Wahrheit eines jeden Früchte ansetzen und Wurzeln schlagen. Antoine de Saint-Exupéry

Wo die Eitelkeit anfängt, hört der Verstand auf.
Marie von Ebner-Eschenbach

Sieh, des Berges Mond
scheint ja voller Nachsicht auch
auf den Blütendieb! Matsuo Basho

Denn welchem viel gegeben ist, bei dem wird man viel suchen; und welchem viel befohlen ist, von dem wird man viel fordern.
Lukas 12,48

Über alles Geistige und Intellektuelle, über Philosophie und Theologie erhaben ist die Hilfsbereitschaft von Mensch zu Mensch – die Aufgabe, Bruder zu sein. Albert Schweitzer

35 White Chestnut

Weißblühende Roßkastanie –
Aesculus hippocastanum

Dieser Baum ist uns schon bekannt durch *Chestnut Bud*, die Knospe der weißblühenden Kastanie. Er ist beheimatet auf dem Balkan, von wo aus man ihn im frühen siebzehnten Jahrhundert in allen gemäßigten Zonen Europas einführte, angeregt durch die Schönheit und barocke Pracht seiner Blüten. Er entwickelt sich gut auf jedem Boden, wenn er viel Licht und genug Raum hat. Wir finden ihn vorwiegend angepflanzt in Parks und großen Gärten.

Er wächst rasch bis zu seiner vollen Höhe von dreißig Metern und erreicht ein Alter von maximal hundertfünfzig Jahren. Der Stamm ist aufrecht und robust, die Rinde tiefgefurcht und abblätternd. Seine Zweige streckt er strahlenförmig weit aus. Die großen handförmigen Blätter, die aus fünf bis sieben »Fingern« zusammengesetzt sind, entfalten sich gemeinsam mit den Blüten je nach Standort zwischen April und Juni.

Die üppigen Blüten wachsen in aufrechten Kerzen (von fünfzehn bis zwanzig Zentimetern Höhe), die kurzen Blütenstiele sitzen an einer kräftigen Mittelachse. Die Einzelblüte ist spiegelsymmetrisch, mit tiefem Kelch und großen, wie ausgefransten Blütenblättern. Sie ist weiß, aber die weißen Staubgefäße ragen weit aus einem rosafarbenen Kelchgrund mit gelben Flecken. Diese Flecken ziehen Insekten an. Wenn der Nektar sich erschöpft hat, werden sie rot.

Nur wenige Blüten sind zweihäusig und haben einen langen, geschweiften Stempel.

Die Frucht gleicht der der rotblühenden Kastanie; in einer lederartigen, ovalen Fruchthülle mit kurzen, kräftigen Stacheln finden sich ein bis drei harte, braunglänzende Samen mit weißem Nabelfleck.

Schlüsselsymptome: Pausenlos rotierende, unerwünschte Gedanken – (man zermartert sich das Gehirn durch quälenden inneren Dialog)
Tugenden: Gelassenheit beim Denken, das sich weder durch äußere Einflüsse noch in schwierigen Situationen verwirren läßt

Zum drittenmal begegnen wir innerhalb des Bachschen Systems der Kastanienblüte. Der therapeutische Nutzen in Medizin und Volksheilkunde entspricht den Beschreibungen in den Kapiteln *Chestnut Bud* und *Red Chestnut* über die Kastanienknospe und die rotblühende Kastanie.
Der wissenschaftliche Name *hippocastanum*, Roßkastanie, ließ uns im Kapitel *Chestnut Bud* der Beziehung zwischen dem Blütenmittel und dem Pferd nachgehen, mehr noch dem Zentauren, dem Pferdmenschen. In den Mythen und Märchen aller indogermanischen Völker spielt das Pferd eine wichtige Rolle. Nicht nur die Reitervölker schätzten das Tier mit dem großen Kopf, dem sie die Fähigkeit zur Vorhersage und Wahrsagerei zuschrieben; Kopf und Schädel werden in vielen Gegenden bis heute als kräftiges Amulett zur Abwehr und zum Schutz von Gebäuden gebraucht. Redewendungen, die aus der Pferdezucht oder -haltung kommen, bereichern unsere Sprachen. Den gesunden Menschenverstand nennt man in England »horse sense«, Pferdeverstand, und wenn ein Nordamerikaner jemandem nahelegen will, seine ausufernden Gedanken zu zügeln, sagt er: »Hold your horses!«, halte deine Pferde im Zaum!
Parallelen sehen wir auch zu *White Chestnut*: Die unerwünscht und pausenlos rotierenden Gedanken lassen sich genausowenig anhalten wie ein zügelloses, durchgehendes Pferd. Im Deutschen zügeln wir unsere Pferde, aber auch unsere Gedanken, Ideen und Phantasien. Die schäumen-

den Rosse Poseidons, die Springfluten und sturmgepeitschten Wogen symbolisieren ungezähmte Gedanken und ausufernde, mit uns durchgehende Phantasie. Poseidon-Neptun, der das Meer regiert, symbolisiert das Unterbewußte, aus dem Phantasien und unkontrollierbare Gedanken aufsteigen.

In der Blockade *White Chestnut* werden wir, vorwiegend nachts, von all unseren Unsicherheiten, Zweifeln und Ängsten gequält. Sie äußern sich als fortdauernde, unstillbare Gedankentätigkeit, die uns nicht zur Ruhe kommen läßt, wie endlose Schnüre, die uns in einem ausweglosen Teufelskreis gefesselt halten.

Wir erleben eine Beklemmung, ähnlich der in *Red Chestnut* beschriebenen, mit einem Unterschied bezüglich der Thematik des Leidens: Statt unsere Ängste zu projizieren und uns um das Wohlergehen anderer zu sorgen, richtet sich unsere Besorgnis jetzt auf alles, was uns gerade durch den Kopf geht. Es sieht so aus, als könnten wir kein Problem ruhig und vernünftig angehen; unsere Gedanken beherrschen uns zwanghaft. So lassen sie uns nicht die Ruhe und Klarheit finden, die wir brauchen, um uns mit unserem höheren Selbst in Verbindung zu setzen und den nötigen Abstand zu finden, um unsere Probleme lösen zu können.

Wenn der Baum in Blüte steht, mit seinen großen weißen Kerzen, vermittelt er auf die Entfernung ein Bild von Ruhe und Klarheit. Wenn wir uns ihm nähern, verschwimmen die Konturen, die ausgefransten Blüten sind nicht klar gezeichnet, scheinen weiße Flecken zu sein, hingespritzt, um unseren Blick zu irritieren; in gleicher Weise verwirren uns die unerwünschten inneren Dialoge den Verstand.

Bach wählte die weiße Kastanienblüte »für jene, die sich nicht dagegen wehren können, daß ihnen Gedanken, Vorstellungen und Argumente in den Sinn kommen, die ihnen

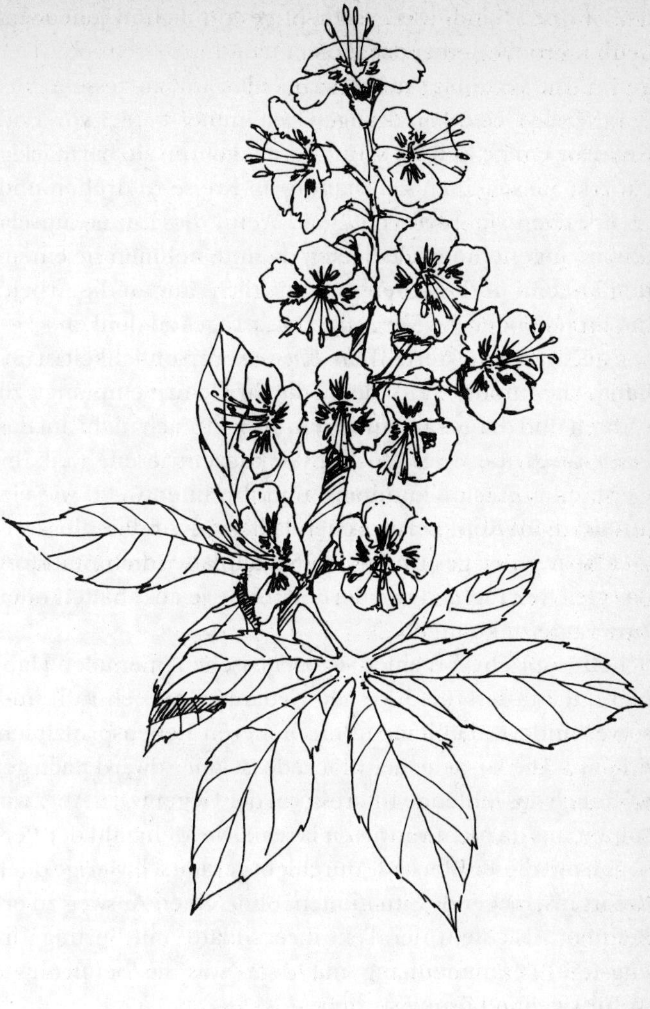

unerwünscht sind. Das geschieht gewöhnlich in jenen Augenblicken, in denen das momentane Interesse nicht stark genug ist, um ihre Aufmerksamkeit ganz zu fesseln. Bedrückende Gedanken drängen sich immer wieder vor, und wenn sie einige Zeit verbannt waren, kehren sie hartnäckig zurück. Sie scheinen sich ständig im Kreise zu drehen und verursachen viel seelische Qual. Wenn diese unerwünschten, unangenehmen Gedanken da sind, nehmen sie einem den Frieden und machen es unmöglich, nur an die Arbeit, die Freude oder das Vergnügen des Tages zu denken.«

Die negative, blockierte *White-Chestnut*-Persönlichkeit ist unfähig, alle Impulse und Ideen, die ihr Gehirn empfängt, zu ordnen und daraus auszuwählen. Sie kann sich nicht auf das Nächstliegende oder Wichtigste konzentrieren, weil ihr Geist jeden Anstoß aufnimmt und ihn unentwegt, wie ein Mühlrad, im Kopf herumgehen läßt, sinn- und endlos, vergleichbar einer gesprungenen Schallplatte, die immerfort das gleiche Fragment wiederholt, ohne je anzuhalten oder zum Ende zu kommen.

Scheffer spricht von einer »egozentrischen, mentalen Habgier«, die unterschiedslos alle Gedanken an sich rafft und so verhindert, daß jemand die höheren Lebensprinzipien erkennt. Die Ursache der Blockade ist laut Edward Bach gewöhnlich das fehlende Interesse an der Gegenwart. Aber wir sollten uns da nicht verwirren lassen: Die Mehrzahl der Personen mit dieser Blockade durchlebt gerade schwierige oder besorgniserregende Situationen, ohne einen Ausweg zu erkennen. Also steht der Text ihrer »Platte mit Sprung« in engstem Zusammenhang mit dem, was sie beunruhigt, wofür sie eine Lösung suchen.

Natürlich gibt es auch den Fall, daß jemand im Moment seine Situation weder lösen kann noch will und sich in rotierende Gedanken flüchtet, die nichts mit dem Grund seiner

Sorgen zu tun haben. Er greift gierig jeden geistigen Impuls auf, bis er ausweglos in seinen Gedanken gefangen ist. Diese Flucht können wir häufig bei Schülern und Studenten beobachten, die über Konzentrationsschwierigkeiten klagen (aus diesem Grund gehört *White Chestnut* meist in die Examensmischung).

Für alle, die an dieser mentalen Überfrachtung leiden, verursacht der ewige innere Monolog zweierlei Probleme: Erstens können sie sich nicht auf wichtige Arbeiten und Pflichten des Augenblicks konzentrieren, zweitens können sie einfach nicht ausruhen und sich entspannen, weil es ihnen unmöglich ist, ihre Gedanken abzuschalten. Sie sind so in ihren eigenen Sorgen und Gedankenschnüren gefangen, daß sie nicht den nötigen Abstand gewinnen können, um ihre Schwierigkeiten zu beurteilen; sie stehen da wie jemand, der den Wald, in dem er steht, vor lauter Bäumen nicht sieht. Sie sind unfähig, zwischen wichtigen und zweitrangigen Dingen zu unterscheiden. Sie sind mit dem Gedankenkarussell in ihrem Kopf oft so beschäftigt, daß sie nicht hören, wenn man sie anspricht, und nicht erkennen, wen sie sehen.

Unter den üblichen körperlichen Folgen fällt eine starke Anspannung des Gesichts auf, vor allem der Stirn und der mittleren Brauenpartie, mit Schmerzen über und hinter den Augen. Sie runzeln die Stirn, ziehen die Brauen zusammen, knirschen mit den Zähnen, während sie ihre Gedanken gleichsam wiederkäuen.

Gegen den »nervösen«, den Spannungsschmerz empfiehlt es sich, einige Kastanien in der Kleidung zu tragen oder ins Bett zu legen.

Das Blütenmittel kann uns helfen, den Teufelskreis der ständig wiederkehrenden Gedanken zu durchbrechen, Ruhe und geistige Klarheit zu erlangen und wieder Verbindung zu unserem höheren Selbst aufzunehmen.

Wenn wir unsere Mitte und unsere innere Ruhe gefunden haben, sind wir eher in der Lage, unsere Lebensumstände objektiv zu betrachten und unter allen aufsteigenden gedanklichen Impulsen diejenigen auszuwählen, die uns weiterhelfen, und alle außer acht zu lassen, die nur stören, weil sie unnütz und überflüssig sind.

Personen im positiv entwickelten Zustand von *White Chestnut* strahlen Harmonie und inneren Frieden aus, sie sind konzentriert und entschieden; ihr ruhiger Geist findet konstruktive Antworten und Lösungsmöglichkeiten für alles, was sie bewegt.

In der ganzen westlichen Welt wurden in den letzten Jahrzehnten die Klagen der Pädagogen, Lehrer und aller mit der Erziehung von Jugendlichen und Kindern Betrauten immer lauter. Sie beschweren sich über den Mangel an Aufmerksamkeit und Konzentration und über die ständige Zerstreutheit ihrer Schützlinge. Jahre des ständigen engen Kontaktes mit Schülern, Lehrern und Eltern bestätigen mir, daß diese Besorgnis wohlbegründet ist. Heutzutage ist die Welt voll von Zerstreuungen und unser Geist ständigem Bombardement von visuellen und auditiven Reizen ausgesetzt.

Es ist schwierig, sich die Lebensumstände unserer Urgroßeltern vorzustellen, in einer Kleinstadt oder vielleicht einem Dorf des vergangenen Jahrhunderts: alles ruhig, kein Auto, keine Lautsprecher, keinerlei Werbung außerhalb der Zeitung (wenn es überhaupt eine gab!). Illustrierte? Flugzeuge? Kino? Radio? Fernsehen? Nachts keine Leuchtreklamen, Gasbeleuchtung nur in großen Städten, Dampflokomotiven, weitab von den bewohnten Zentren, Straßenbahnen und andere Fahrzeuge von Pferden gezogen.

Die Evolution der Menschheit in den letzten hundert Jahren zeigt sich vorwiegend in ihren Erfindungen; Körper oder Geist blieben nahezu unverändert all diesem Neuen ausgeliefert. Zu sehr setzen wir uns und unsere Kinder Sinnesreizen und anderen Anregungen aus und vernachlässigen die Notwendigkeit von Muße, Spiel und Erholungspausen für unsere Sinne. Schon im Kindergartenalter stellen wir unseren Kindern Aufgaben, die sie auf den Konkurrenzkampf »im Leben« vorbereiten sollen; die Zahl der Kinder mit Symptomen von Dauerstreß nimmt laufend zu. Die Toleranzschwelle gegenüber allen Reizen sinkt ständig bei den Sensibleren – während andere immer dickfelliger werden, sich an immer stärkere Stimulanzien gewöhnen und nach immer gröberen Reizen und Befriedigungen suchen. So gesehen macht die moderne Zivilisation uns krank. Ich will hier nicht behaupten, daß die Blockade *White Chestnut* eine »Erfindung« mehr unseres Jahrhunderts sei, aber ich möchte bestätigen, daß jemand mit Tendenz zu *White Chestnut* in Momenten der Besorgnis oder des Entscheidungsdruckes in dieser mit Zerstreuungen überfrachteten Welt mehr Schwierigkeiten hat, sich zu konzentrieren und ruhig zu bleiben. Ein Geist, der prädisponiert ist, sich in endlosen inneren Monologen zu verfangen, kann sich nicht gegen dieses Überangebot von Anregungen wehren, sondern wird zum Spielball von Fremdimpulsen.

Daher bitte ich besonders um eine stärkere Bewußtmachung der Probleme bei der Behandlung der Jüngsten und Schutzlosen. Der vielleicht besorgniserregendste Gesichtspunkt in diesem Zusammenhang ist der ständige Anstieg der Gewalttätigkeit in aller Welt, in Gang gesetzt und gefördert durch unsere Lebensbedingungen. Was wir tun können, ist: uns die Mittel ins Gedächtnis rufen, die es uns erlauben, unsere Kleinsten vor einer Vielzahl möglicher Schäden zu schützen. Wo möglich, sollten wir stärkere Stimulanzien zu vermeiden suchen; das heißt etwa: keinerlei Fernsehen für die Kleinsten. Später erlauben wir es, aber in bescheidenem Umfang und immer unter Kontrolle! Schließlich hat jedes Elektrogerät einen Knopf zum Abschalten! Vermeiden wir auch die ständige Berieselung mit Musik oder Information. Jedes Kind braucht bis zum Alter von elf, zwölf Jahren noch ziemlich viel Zeit zum kreativen und phantasievollen Spielen, zum Träumen, zum Nachdenken über das Erlebte. Es braucht Stunden der Muße, ohne Anregung von außen. Wenn es keinen Freiraum hat, um seine Erfahrungen mittels Spiel zu verarbeiten, kann es nichts daraus lernen, kann es seine Persönlichkeit nicht entfalten (siehe Kapitel *Chestnut Bud*, die Knospe der weißen Kastanie!).

Vielleicht besteht eine Verbindung zwischen dieser Thematik und einer anderen Erscheinung, die wir in den letzten Jahren beobachten: In dem Maße, in dem die Jugendlichen körperlich früher reifen, verzögert sich ihre geistige und vor allem ihre seelische Entwicklung. Die Diskrepanz im Entwicklungsgrad der verschiedenen Ebenen ist auffallend. Heutzutage pflegen wir sehr unseren physischen Körper und vernachlässigen fast völlig unsere seelischen und spirituellen Bedürfnisse. All diese Bereiche brauchen jedoch Nahrung und Pflege. Wenn wir unseren Kindern nicht die Zeit und Ruhe einräumen, ihre Erfahrungen zu machen und zu überdenken, reifen sie nicht. Und sie werden nicht nur zerstreut und unkonzentriert sein, sondern auch leichter erkranken.

Aus all diesen Gründen sollten wir soweit wie möglich auf zusätzliche Anregung und Zerstreuung verzichten, vor allem beim Kleinkind. Wir sollten die Einschulung verschieben, bis das Kind mindestens sechs, noch besser sieben Jahre alt ist. Außerhalb der Schule sollten wir seine Zeit nicht zusätzlich mit Sport, gesellschaftlichen Verpflichtungen und Zeitvertreib verplanen. Was es wirklich braucht, sind kreativ ausge-

füllte Freiräume, von denen es leider in den meisten Schulen zu wenig gibt. Welche zweifelhaften Ergebnisse erzielen wir für diese Kinder, die angefüllt sind mit Kenntnissen, aber zerrüttete Nerven haben und seelisch und mitunter körperlich krank sind! Der wichtigste Schritt vor der Einschulung kann die Information über verschiedene Schultypen und ihre Lehrpläne sein. Es gibt an vielen Orten humane und entwicklungs- bzw. kindgemäße Schulen.
Was als Warnung für unsere Kinder gilt, kann auch uns helfen! Nicht nur, wenn eine Tendenz zur Blockade *White Chestnut* vorliegt, ist es angeraten, über unsere Gewohnheiten nachzudenken. Wenn wir einige Schwerpunkte verlagern und die Quantität unserer Zerstreuungen verringern, können wir ungeheuer viel an Lebensqualität gewinnen.

White Chestnut – Symptome in blockiertem Zustand:

- ständige ungewollte Wiederkehr von besorgniserregenden Gedanken
- unerwünschte Vorstellungen, fixe Ideen drängen sich dem Geist auf
- mentale Überaktivität
- Grübeleien über Probleme, man tritt gedanklich auf der Stelle
- diese »gesprungene Platte« läßt sich nicht anhalten
- stumme oder hörbare Selbstgespräche
- Grübeln über bestimmte Ereignisse oder Gespräche; Nachdenken, was man besser gesagt oder getan hätte (falls in Verbindung mit Schuldgefühlen und Selbstvorwürfen: mit *Pine* kombinieren!)
- der innere Dialog dreht sich im Kreis, es gibt weder Antworten noch Lösungen

- Ideenfolgen, die sich verselbständigen, nicht dem Willen gehorchen
- fühlt sich eingesperrt, in seinen Gedanken gefangen
- Konzentrationsmangel
- Zerstreutheit, sieht und hört nichts (Unfallgefahr!)
- Schlaflosigkeit; findet keinen Schlaf oder wacht gegen Morgen auf mit allen Sorgen, fängt an zu grübeln
- Muskelanspannung an der Stirn und Schmerzen über und hinter den Augen
- zusammengebissene Zähne, zusammengezogene Brauen
- (nächtliches) Zähneknirschen, Schmerzen im Kiefergelenk
- nervöse oder Spannungskopfschmerzen
- chronische Müdigkeit

Vorschläge zur unterstützenden Begleitung der Therapie:

- Atemübungen zur Entspannung und zum Energieausgleich
- körperliche Aktivitäten zum Ausgleich gegen mentale Überaktivität
- Tai Chi, Yoga, autogenes Training (letzteres speziell zur Stärkung der Konzentration)
- Sauna, heiße Fußbäder, heiße Abreibungen vor dem Schlafengehen
- anregende Getränke vermeiden (Kaffee, Coca-Cola, Mate, Alkohol, Tee)
- geführte Meditation, in Gruppen oder mit einem Text
- Ruheräume schaffen, ohne Lärm und Zerstreuung
- kreative Hobbys oder Spiele, die die rechte Gehirnhälfte beschäftigen, z. B. modellieren, kochen, bauen, malen, musizieren

- unerwünschte Bilder und Vorstellungen durch Visualisierung abstellen (verbrennen, begraben, versenken, in die Wüste schicken, sich mit einer Dusche oder einem Bad im See »reinigen« u. a.)

Positive Leitsätze:

- Mein Denken ist konzentriert, klar, konstruktiv.
- Klarheit, Konzentration, Konstruktivität!
- Alle meine Ebenen sind im Gleichgewicht.
- Harmonie und Friede durchströmen mich.
- Ich konzentriere mich auf das Wesentliche.
- Jede Lösung entspricht meiner inneren Ruhe.
- Die Lösung taucht im rechten Augenblick auf.

Daß die Vögel der Sorge und des Kummers über deinem Haupte schweben, kannst du nicht ändern; aber du kannst verhindern, daß sie Nester in deinem Haar bauen. *China*

Der Mensch denkt, und Gott lenkt. *Deutschland*

Wenn man schlafen geht, soll man
die Sorgen in die Schuhe stopfen. *Schweden*

Glück hilft nur manchmal, Arbeit immer. Kümmerst du dich um ein Unglück drei Jahre lang nicht, wird es dir zum Segen. *Indien*

Die Weisheit des Lebens besteht darin,
das Unwesentliche auszuschalten. *China*

Das beste ist die tiefe Stille, in der ich gegen die Welt lebe und wachse und gewinne, was sie mir mit Feuer und Schwert nicht nehmen können. *Johann Wolfgang von Goethe*

Darum sorget nicht für den anderen Morgen; denn der morgende Tag wird für das Seine sorgen. Es ist genug, daß ein jeglicher Tag seine eigene Plage habe. *Matth. 6,34*

36 Wild Oat

Waldtrespe, Wildhafer –
Bromus ramosus

Der Wildhafer, auch Hafergras genannt, ist eine hohe Graspflanze, die auf feuchten Böden wächst, vorzugsweise im Schatten von Hecken oder Waldrändern. Jede Pflanze besteht aus einigen schlanken, behaarten Halmen von eineinhalb Metern oder mehr. Der Halm ist umhüllt von schmalen, behaarten Blättern, die nicht breiter sind als fünfzehn Millimeter.
Die Waldtrespe blüht in lockeren, hängenden Rispen, mit kleinen Ähren an den Enden. Die Blüten haben weder Kelch noch Farbe oder Duft. Es sind harte Spelzen, die – wenn sie sich zwischen Juni und August öffnen – zwei winzige federartige Stempel und drei lange und feine Staubgefäße hervorstehen lassen.
Die Bestäubung erfolgt durch den Wind, wie bei allen Gräsern und Getreidepflanzen.

Schlüsselsymptome: Unzufriedenheit wegen Zweifeln an der Bestimmung – Unentschiedenheit
Tugenden: Klarheit bezüglich Bestimmung und Lebensziel – Fähigkeit, verschiedene Berufe zu integrieren – Identifikation und Selbstverwirklichung

Der Wildhafer gehört zur Familie der *peraceae*, die Gräser und Getreide einschließt. Vor Urzeiten folgten die nomadisierenden Jäger den Zügen der großen Herden, die als Pflanzenfresser über die Grasgründe der großen Ebenen zogen. Das Seßhaftwerden als Voraussetzung für Zivilisationen und Großkulturen begann mit dem Anbau von Getreide; nach den langen Wanderjahren des Nomadenlebens entschieden sich viele Stämme für die relative Sicherheit des häuslichen Lebens und des Ackerbaus.

Im Gegensatz zu dem starken und entschiedenen Wachstum der Getreide wächst der Wildhafer verstreut und vereinzelt. Mit seinem feinen, biegsamen Halm ist er ein Spielzeug des Windes, ohne definierte Wuchsrichtung. Weil er sehr hoch und leicht ist, scheint er fast nichts Irdisches an sich zu haben, scheint unsicher zu sein in bezug auf Sinn und Ziel seines Lebens.

Es ist möglich, daß die unauffällige Pflanze gerade deshalb die Aufmerksamkeit von Dr. Bach erregte, der sie all jenen zudachte, »die den Ehrgeiz haben, in ihrem Leben etwas Außerordentliches zu leisten, die viel Erfahrung sammeln und alles genießen möchten, was das Leben ihnen zu bieten hat, die sich des Lebens in vollen Zügen erfreuen wollen. Ihre Schwierigkeit besteht darin, zu entscheiden, welcher Beschäftigung sie nachgehen sollen; denn obgleich ihr Ehrgeiz groß ist, fühlen sie sich von keiner Berufung besonders angezogen. Dies kann zu Verzögerungen und Unzufriedenheit führen.«

Die Blüte ist typisch für Heranwachsende mit weitgefächerten Begabungen, die – gleichsam nomadisierend – sich nicht festlegen wollen, um sich alle Möglichkeiten offenzuhalten. Auch mancher Erwachsene hat diese Charakteristik, scheint unreif zu sein, der ewige Jugendliche, der Verpflichtungen meidet und von einer wichtigen Rolle in der Zukunft träumt,

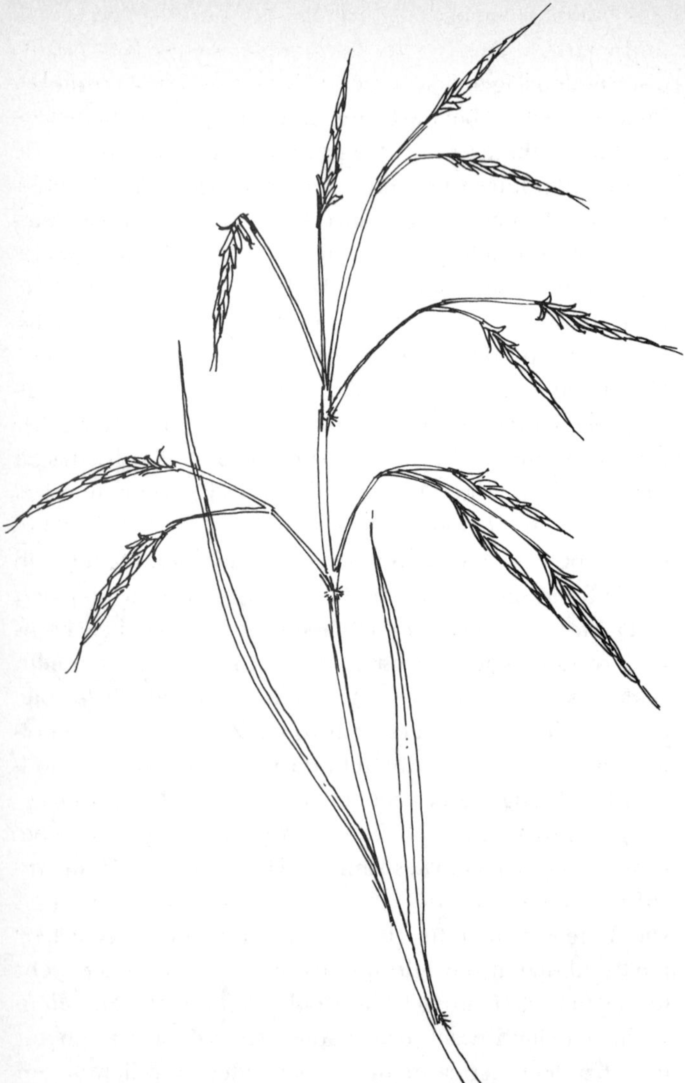

von einem Leben außerhalb der eingefahrenen Normen. Er verliert leicht den Kontakt zur Realität, wie die *Clematis*, die Gefangene ihrer Träume und ihrer Luftschlösser sind. Die *Wild Oat* bleiben in der Unentschiedenheit stecken, wegen ihrer vielen Interessen und Begabungen und ihrer Sehnsucht danach, etwas Außergewöhnliches zu leisten. Sie können tausend Dinge anfangen und keines beenden, weil nichts sie befriedigt oder ihnen sinnvoll erscheint. Gelangweilt und enttäuscht, fangen sie etwas Neues an, nur um es auch wieder aufzugeben. Sie können mehrmals das Studienfach wechseln, den Beruf, das Haus, den Partner, und sie finden doch nie Ruhe.

Sie wollen in keiner Weise und mit niemandem eine Verpflichtung eingehen. Daher lieben sie auch alles Unkonventionelle, wollen in ihrer eigenen, unüblichen Art leben und handeln. Da sie das Außergewöhnliche suchen, kann es sein, daß sie sich mit seltsamen – manchmal gefährlichen – Personen oder Gruppen einlassen oder irgendeiner Sekte verfallen, der sie gewöhnlich bald wieder entfliehen möchten, wenn sie nicht durch starke Beeinflussung und Kontrolle zurückgehalten werden.

Indem sie immer neue ehrgeizige Projekte aufnehmen, sind sie doch nie zufrieden, denn ihre Unentschiedenheit verhindert, daß sie sich einer Sache vollständig verpflichten. Da sie so ihre Energie und ihre Fähigkeiten zersplittern, können sie auch ihre Talente nicht alle voll nutzen. Auf diese Weise wiederholen sich häufig unbefriedigende Situationen, und aufgrund unerfüllter Berufungen oder Wünsche können Depressionen auftreten.

Weil sie ständig im Zweifel sind, ob sie das Rechte tun oder nicht, können sie sich nie richtig verpflichten – aber eine oberflächliche Arbeit befriedigt sie nicht.

Ich möchte hier noch einmal auf die Ähnlichkeit der Worte Suche und Sucht hinweisen (siehe Kapitel *Agrimony*). *Wild Oat* scheint in ewiger Jugend zu leben: immer auf der Suche nach dem Sinn, dem richtigen Leben, der Seelenaufgabe. Da die Person den rechten Weg nicht sieht, ist es wahrscheinlich, daß sie den falschen einschlägt oder in der Sackgasse einer Abhängigkeit landet, z. B. dem Hunger nach Zerstreuung, nach Vergnügungen; der Freß-, Arbeits- oder Karrieresucht; oder vielleicht dem unstillbaren Drang, Personen des anderen Geschlechts zu erobern.

Sie versucht also, die vage Sehnsucht, die innere Leere völlig unangebracht mit Vergnügungen oder extravaganten Ausschweifungen zu füllen. In ihrer jugendlichen Egozentrik bleibt sie im Materiellen hängen und sucht ihre Befriedigung nur in der Außenwelt.

Aber weder der Kauf von Luxusartikeln noch exotische Reisen oder eine besonders interessante Arbeit, ein ausgefallener Sport, auch nicht das schnellste und eleganteste Auto können die innere Leere ausfüllen; im Gegenteil verstärken sich die Frustration und Depression, weil der Betreffende im Unterbewußtsein sehr wohl weiß, daß er den falschen Weg eingeschlagen hat und (noch) nicht seiner Berufung nachgeht.

Wild Oat erinnert uns an zwei Tierkreiszeichen, die Zwillinge und – mehr noch – den Schützen. Die entsprechenden Herrscher, Merkur und Jupiter, sind die beiden Planeten mit der »jüngsten« Ausstrahlung, sie haben sehr viel mit dem Verhalten Heranwachsender zu tun. Merkur und die Zwillingegeborenen zersplittern ihre Aktivität und ihren Geist in tausend Dinge gleichzeitig; und Jupiter (dessen Name z. B. im Spanischen noch in den Worten *joven, juvenil* für jung und jugendlich enthalten ist) läuft immer Gefahr, sich in der Suche zu irren und bei einer Sucht zu landen. Das Thema des Schützen ist die spirituelle Suche, die Suche nach dem Wesentlichen, dem Sinn; aber der Materialismus, in dem wir heute leben, führt gerade auch viele Schützegeborene auf den falschen Weg des Konsums und der Sucht.

Die Blockade *Wild Oat* ist in der Jugend normal: Die Jungen müssen sich erst orientieren, ihnen stehen alle Möglichkeiten im Leben noch offen, und selten sehen sie ihre Zukunft so klar vor sich, daß sie sich ernsthaft auf eine Sache einlassen.

Aber auch der Erwachsene kann vorübergehend von dieser Blockade betroffen sein, vorzugsweise in den schwierigen Jahren der Lebensmitte, der Midlife-crisis, wenn ein Mann fühlt, daß sein Leben ohne Höhen und Tiefen dahingeht, daß seine Blütenträume nicht gereift sind. Es demütigt und deprimiert ihn, daß er seine Bestimmung und seine Wünsche enttäuscht sieht. Dann macht er sich häufig durch pubertäres Verhalten lächerlich: Er sucht sich eine jüngere Frau, ein sportliches Auto, trägt jugendliche Kleidung und überfordert sich nicht selten, indem er versucht, jugendliche Kraft zu demonstrieren bei Sport oder Tanz.

Eine vergleichbare Situation durchläuft die Frau zu Beginn der Wechseljahre oder wenn ihre Kinder aus dem Haus gehen. Die Reaktion kann die gleiche sein, wie wir sie für den Mann beschreiben. Kinder, die in diesem Lebensabschnitt ihrer Mutter geboren werden, verdanken ihr Dasein nicht selten der Angst vor der Leere, die die Mutter auf sich zukommen sieht.

Wenn eine Frau Probleme mit der Sexualität hat, kann eine *Wild-Oat*-Blockade vorliegen – falls sie nicht bereit ist, Verantwortung zu übernehmen, wenigstens nicht in diesem Lebensbereich.

Aber sowohl ein Mann als auch eine Frau können noch in der Lebensmitte *Wild Oat* positiv leben, wenn sie fähig sind, andere Ziele anzusteuern und etwas völlig Neues anzufan-

gen – manchmal das, was sie in ihrer Jugend erträumten – und so sich endlich ihrer Lebensaufgabe zuzuwenden.
Die positiv entwickelte Persönlichkeit *Wild Oat* pflegt trotz ihrer zahlreichen Talente und Fähigkeiten sich nicht zu zersplittern, sondern schafft es, einer Hauptrichtung zu folgen. Obwohl sie sich auf den verschiedensten Gebieten ausgebildet hat und mehrere Berufe gleichzeitig ausüben kann, verliert sie ihren roten Faden nie aus dem Auge und ordnet alles, was sie tut, einem übergeordneten oder höheren Ziel unter. Sie ist voll einverstanden mit allem, was sie realisiert. Mit Begeisterung und Interesse führt sie zu Ende, was sie anpackt, immer mit einer gewissen schöpferischen und fruchtbaren Unruhe, offen für neue Möglichkeiten. Und das Leben bietet ihr immer neue Gelegenheiten, es verläuft abwechslungsreich.
Nimmt eine Person das Blütenmittel ein, beruhigt sie sich, hört auf mit dieser atemlosen Suche und Erwartungshaltung. Indem sie sicherer wird und klarer sieht, kann sie ihre Ziele ohne große Umwege ansteuern. Selbst wenn ihre Erfahrungen jetzt weniger verschiedenartig sind, lebt sie sie intensiver und weniger oberflächlich; sie versucht, nicht nur immer das Rechte zu tun, sondern es auch gut und richtig zu machen. Ihre Lebensfreude wächst mit einer Vielzahl von neuartigen Erfahrungen. Mit der Zeit kann sie guten Kontakt zu ihrem höheren Selbst herstellen, erfühlt auf diese Weise, was jede Situation von ihr erfordert, und kann mit ihren vielfältigen Talenten dem großen Ganzen dienen.
Edward Bach sagt, wir »wollen im Leben die Aufgabe finden, die uns am meisten fesselt, und uns ihr verschreiben. Wir wollen diese eine Sache zu einem Teil von uns machen, so daß sie so natürlich ist wie unser Atem. So natürlich, wie es für die Biene ist, Honig zu sammeln, und für den Baum, seine alten Blätter im Herbst abzuwerfen. (...) Wenn wir die

Natur erforschen, stellen wir fest, daß jedes Geschöpf (...) seine Rolle darin spielt, seine eigene und besondere Aufgabe darin hat, mit der es das gesamte Universum unterstützt und bereichert.«

Wild Oat ist, gemeinsam mit *Holly*, einer der »Katalysatoren« unter den Blüten. Immer wenn es so aussieht, als brauche jemand eine Vielzahl von Blüten gleichzeitig, hilft *Wild Oat* die Situation klären. Schon nach einer Einnahme von wenigen Tagen sieht man deutlich, welche Blüten der Patient braucht. Und so wie *Holly* geeignet ist für die raschen, aktiven Menschen vom Typ Yang, gibt man *Wild Oat* den eher langsamen, ruhigen Yin-Typen. Es leitet einen Prozeß der Reinigung und Erleichterung ein, der anregend wirkt in passiven Zuständen mit Energiedefiziten.

Die Unentschlossenheit ist der gemeinsame Zug der beiden Blüten, die sich durch das Fehlen von Blütenblättern und Farbe von anderen unterscheiden: dem Wildhafer und dem Einjährigen Knäuel. Aber auch der Unterschied zwischen beiden ist klar: *Scleranthus* kann sich nicht zwischen zwei Möglichkeiten entscheiden, und aufgrund seiner größeren Erdnähe handelt es sich dabei meist um praktische, aktuelle Probleme, während *Wild Oat*, die leichte, luftige Pflanze, mehr mit Konzepten, Seelenproblemen und Lebenszielen zu tun hat.

Wild Oat – Symptome in blockiertem Zustand:

- Orientierungslosigkeit, Ziellosigkeit
- Langeweile, Unsicherheit und Frustration, weil man seinen Weg noch nicht gefunden hat
- weitgestreute Talente und Ideen
- Ehrgeiz, etwas Wichtiges im Leben zu leisten; weiß aber nicht, was

- Schwierigkeiten, sich bis zum Ende auf eine Sache zu konzentrieren
- sieht zu viele Möglichkeiten, kann sich keiner richtig widmen
- probiert ständig etwas Neues aus, ohne je zufrieden zu sein
- Beschäftigung mit vielen Dingen gleichzeitig
- hat unangemessene Berufe, Häuser, Beziehungen
- beständig auf der Suche nach Sinn oder Ziel, um die innere Leere auszufüllen
- Unzufriedenheit und Langeweile bis hin zu totalem Fehlen von Lebensfreude wegen unangemessener Lebenssituationen
- Depression oder Krise in der Lebensmitte
- Depression und Unzufriedenheit wegen unerfüllter Träume und Berufswünsche
- aus Mangel an Konzentration vergeudet man seine Energien
- vielfältige, aber ungenutzte Talente und Möglichkeiten
- fixe Idee, etwas Außerordentliches und Wichtiges leisten zu müssen
- immer Lust, sich auf neue Projekte zu stürzen
- will und kann sich nicht festlegen, findet sich daher wiederholt in unbefriedigenden Situationen
- vor lauter Orientierungslosigkeit kann man nicht einmal die täglichen kleinen Freuden genießen – man wartet immer auf etwas
- Tendenz, den Kontakt zur Wirklichkeit zu verlieren
- Depression, weil weder Beschäftigung noch Perspektiven
- ständige angespannte Erwartungshaltung und Suche
- Kompensierung dieser Haltung durch Arbeit, Vergnügen, Konsum, Eroberungen...

Das Blütenmittel hilft

- Personen vom Typ Yin, die eine Vielzahl von Charakteristika ohne klare Tendenzen zeigen
- Personen, die durch Kaiserschnitt entbunden wurden (weil sie sich bei der Geburt nicht klar »entscheiden« mußten, sie müssen das erst lernen)
- Arbeitswütigen, Schürzenjägern, allen Süchtigen
- den unentschieden herumvagabundierenden »Nomaden«
- Wurzeln zu schlagen!
- das Lebensziel, die Lebensaufgabe zu finden
- bei sexuellen Schwierigkeiten, wenn sie durch Ablehnen der Eigenverantwortung entstanden sind
- bei undefinierten Krankheitsbildern wie z. B.: allgemeines unspezifisches Unwohlsein – Übelkeit ohne konkrete Störungen – Schwäche ohne erkennbaren Grund – Entzündungen, die nicht zum Ausbruch kommen

Vorschläge zur unterstützenden Begleitung der Therapie:

- Meditation oder Tai Chi zur Übung von Konzentration und Disziplin
- Erbitten geistiger Hilfe
- weniger neue Pläne schmieden und erst einmal alles Angefangene zu Ende führen
- die verschiedenen Interessen nach Wichtigkeit ordnen und einige parallel ausüben (Arbeit, Kurse, Hobby etc.), so daß kein Berufswechsel nötig ist
- die »weltlichen« Wünsche einem Ziel unterordnen

Positive Leitsätze:

- Ich finde meinen Weg und meine Aufgabe.
- Ich gehorche meiner Berufung.
- Ich erfülle mein Schicksal.
- Ich öffne mich für die Intuition.
- Ich höre auf mein höheres Selbst.
- Ich vertraue meiner inneren Stimme.
- Mit meinen Talenten diene ich dem großen Ganzen.
- Meine Begabungen sind Teil des großen Ganzen.

Die Zeit vergeht, und ehe man sich's versieht, ist für die Blumen, die man im Herbst nicht gesät hat, die Zeit gekommen, nicht zu blühen. *Anonym*

Wer lange wählt, geht am Ende leer aus. *Rumänien*

Das Alter ist die zweite Kindheit. *Rumänien*

Eine Alte, die tanzt, wirbelt viel Staub auf.

Unzufriedenheit findet keine Ruhe.

Feuer, Feuer, viele Töpfe, und in jedem nur eine Erbse.

Ein Hund, der viele Hasen aufscheucht, tötet keinen.

Viel Knoblauch im Mörser kann der Stößel nicht zerstoßen.
Spanien

37 Wild Rose

Hagrose, Heckenrose –
Rosa canina

Eine Wildform der Rose stammt aus den gemäßigten Klimazonen Europas; sie findet sich geschützt an Waldrändern, auf Lichtungen, in Dornenhecken, Hainen und an sonnigen Wegrändern.
Der Strauch mit den langen, gebogenen Zweigen kann bis zu drei Meter hoch werden. Die Zweige sind glatt, aber mit starken, gebogenen Stacheln besetzt. Die Mehrzahl der gefiederten Blätter wächst gegen die Zweigspitzen hin. An einem Blattsiel sitzen sieben, manchmal fünf ovale gesägte Blättchen von dunklem Grün.
Je nach Standort blüht die Rose zwischen Mai und August. Eine bis drei Blüten sprossen an den Zweigenden. Sie recken sich dem Sonnenlicht entgegen, öffnen weit die fünf herzförmigen Blütenblätter, weiß oder rosafarben, die in ihrer Mitte unzählige orangegelbe Staubblätter haben. Der Stempel verbirgt sich fast in der Tiefe, in der Mitte, geschützt von den Kelchblättern. Dort entwickelt sich zwischen August und Oktober die Frucht, die charakteristische rote Hagebutte mit ihrer schwarzen Kappe.

Schlüsselsymptome: Resignation – Apathie
Tugenden: Lebenslust, vitales Interesse an den täglichen Dingen – Hingabe an das eigene Schicksalsgesetz – Freude an der Gestaltung

Von alters her ist die Rose bekannt als »Königin der Blumen«. In den Hochkulturen von Kreta, Mesopotamien, Ägypten und anderen wurde selbst die schlichte Wildform verehrt als heilige Blume der Großen Göttin. Sie ist das Symbol der Liebe, des Blutes, des Weiblichen. Sie hat – wie alle *rosaceae* (siehe Kapitel *Cherry Plum*) – mit Venus zu tun; darum verordnet man bis in unsere Tage Aufgüsse ihrer Frucht, der Hagebutte, um die von Venus geschützten Organe zu reinigen. Der »Wasserdoktor« Sebastian Kneipp beteuerte, daß diese Behandlung Grieß und Steine aus Niere und Blase zum Verschwinden bringe.

Die Hagebutte enthält neben anderen heilenden Substanzen reichlich Vitamin C; sie steigert die körpereigene Abwehr derart, daß man sie sogar bei Krebserkrankungen anwendet. Rosenpräparate setzt man ein gegen Sterilität, als Aphrodisiakum und gegen Falten- und Narbenbildung.

Wie so oft ist Mars nicht fern von seiner Geliebten Venus: Wir finden ihn in den harten »Dornen«, im Rot des Blutes und des Eisens der Früchte und einiger Rosenarten. Mars schreibt man auch die blutstillenden und zusammenziehenden Eigenschaften der Pflanze zu.

Der wissenschaftliche Name *rosa canina*, »Hundsrose«, erinnert daran, daß der Rose im Altertum gegen die Tollwut wirksame Kräfte zugeschrieben wurden.

Die Darstellung der Rose in der bildenden Kunst, der Literatur, in Mythen, Märchen, Legenden und Sitten zeigt – neben ihrer großen Schönheit – ihren symbolischen Stellenwert.

Der Kontrast zwischen den zarten und schönen Blütenblättern und den spitzen Dornen wiederholt sich in der Symbolik: Die Rose bedeutet Liebe und Tod, Vergnügen und Weisheit. Sie begleitet orgiastische Fruchtbarkeitsriten, Bankette mit lasterhaften Ausschweifungen und Totenfeiern. In den Orakeln kündet sie den Tod; daher bringt man den Kranken in England und Deutschland keine Rosen.

Eine Unterhaltung *sub rosa*, das heißt mit einer über dem Tisch aufgehängten Rose, verpflichtete in der Antike alle

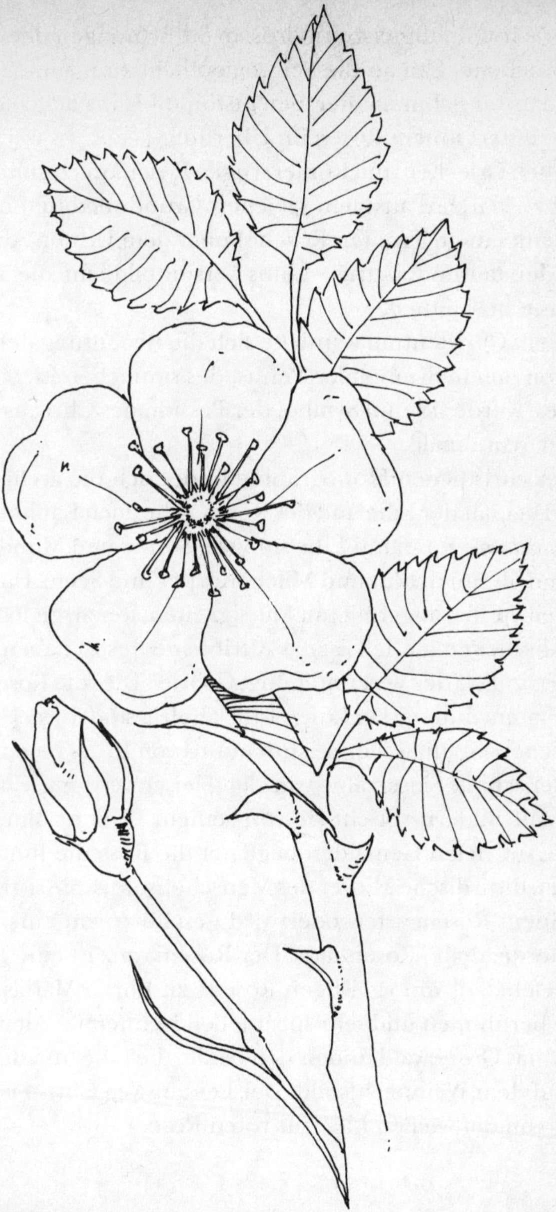

Gesprächsteilnehmer zu rigorosem Stillschweigen über das Gesprochene. Um an die Schweigepflicht zu mahnen, findet man im Schmuck der Beichtstühle bis ins achtzehnte Jahrhundert hinein Rosen im Überfluß.
Die alten Griechen und Römer trugen Rosenkränze, um den Geist zu stärken; aus dem gleichen Grund meditieren die Sufis mit einem Tropfen Rosenöl über dem Dritten Auge. Wie der tausendblättrige Lotos versinnbildlicht die Rose höchste Bewußtheit.
Mit dem Christentum wandelte sich die Bedeutung der Rose. Von einem Symbol der Venus, des sinnlichen Liebesgenusses, wurde sie zum Symbol der Passion des Christus und seiner Wundmale.
In der christlichen Ikonographie findet sich die archetypische Dualität der Lilie und der Rose (siehe auch Kapitel *Star of Bethlehem*). Rose und Lilie sind wie Sonne und Mond, Erde und Himmel, Blut und Milch, Körper und Seele. Die reine weiße Lilie, angefüllt mit Flüssigkeiten, weich, gleichsam unirdisch, immateriell, ist das Attribut des Jesusknaben und des Erzengels der Verkündigung, Gabriel. Die rote Rose, deren Stamm und starker Wurzelstock holzig sind, ist viel »körperlicher« als die Lilie; sie spricht uns von Erde, Liebe und Leidenschaft. Sie erzählt von der Fleischwerdung Christi, und auf Bildern spricht sie von seinem Leiden, Blut und Tod. Auf vielen Gemälden begleitet die Rose die Jungfrau Maria, die irdische Mutter des Menschensohns. Sie sitzt dort in einem Rosengarten oder wird geschützt von einer Rosenhecke, dem »Rosenhag«. Der Rosenkranz ist eine Kette von Gebeten, von »geistigen Rosen« zu Ehren Marias. Auf dem berühmten und sehr spirituellen Isenheimer Altar von Matthias Grünewald finden sich beide, die Lilie und die Rose, auf dem Weihnachtsbild. Der Leidensweg Christi ist der Weg von der weißen Lilie zur roten Rose.

In alten Zeiten konnte der Mensch nicht aus eigener Anstrengung sein geistiges Ziel erreichen. Wie das Hexagramm, der zusammengesetzte Sechsstern der Lilie, symbolisiert, war das Eindringen der göttlichen Dreiheit in die Materie notwendig; der Mensch mußte von oben her vom Numinosen, vom Geistigen durchdrungen werden. Die rote Rose dagegen symbolisiert den für unser Zeitalter angemessenen Weg: die bewußte Vergeistigung des Menschen. Sie entspricht dem Pentagramm, dem Fünfstern, der entsteht, wenn man einen Stern über die äußere Mitte der fünf Blütenblätter zeichnet, immer eines überspringend.
Um zu verstehen, was uns die Rose lehren kann, betrachten wir die Bedeutung der Zahl Fünf in der Numerologie. Bei den Ägyptern stand sie für die Tiefe, das Grab, die Unterwelt; bei den Hebräern für Gerechtigkeit, Strenge, Furcht; bei den Griechen bestand ein Zusammenhang zwischen dem Wort Fünf, *penta*, und dem Universum, *pan*. Für Plutarch verkörperte die Fünf die »Ehe«, die Polarität, Trennung und Vereinigung der Geschlechter, das Kreative, Schöpferische; bei den Hindus steht sie für die Schaffung der Individualkräfte; Fünf entspricht der Anzahl der Elemente bei den Chinesen, den Manichäern und bei Aristoteles. Fünf sind die Wesensglieder des Menschen, deren Harmonie Gesundheit anzeigt (Paracelsus und Kepler).
Die fünf Sinne dienen uns zum Be-greifen der materiellen Welt; mit den fünf Fingern der Hand greifen wir in die Materie hinein, um frei zu agieren, wie die Wurzel des Rosenstocks beim Wachsen in die Erde eindringt.
Das noch aktuelle astrologische Zeitalter, das fünfte, wird vom Sternbild der Fische beherrscht. Der entsprechende Himmelsabschnitt weist sehr wenige Sterne auf, er gilt als dunkle Region, wo Leid, Verzweiflung und Tod herrschen und die Dämonen. Aber mit dieser Ära entsteht der neue

Mensch aus dem alten, der noch von Gott geschaffen und geführt wurde.
In der Anthroposophie ist die Fünf die Zahl der Entscheidung, der *krisis*. Das fünfte Glied des Menschen ist das höhere Selbst, das für Entscheidungsfreiheit steht, für den Willen zum Guten oder zum Bösen.
Für den in den Geheimlehren der Ägypter geschulten Pythagoras war die Fünf das Numinose, das über den vier körperlichen Gliedern des Menschen angebracht war. So entstand das Pentagramm, als Geheimzeichen der Pythagoreer. Der Fünfstern, der auf zwei Spitzen steht, zeigt die Proportionen eines Menschen mit ausgebreiteten Armen und gespreizten Beinen; die fünfte Spitze markiert den Ort, wo – nach Sokrates – der reinste Teil der Seele schwebt, ein Stern, der *daimon*, der uns leitet.
Er ist ein heiliges und magisches Symbol. Wie der Rosenhag gewährt er Schutz und Schirm gegen die Mächte des Bösen. Er steht für den freien und schöpferischen Willen, das mögliche Ergebnis des vom Göttlichen durchdrungenen Menschen. Drehen wir ihn, daß er auf einer Spitze steht, scheint er ein fallender Stern oder Engel zu sein, steht so für das Tier in der Apokalypse, den Menschen als bloßes Geschöpf, ohne Freiheit und schöpferische Kraft.
Die Bedeutungen und Begriffe, die etwas mit der Zahl Fünf oder mit dem Pentagramm zu tun haben, ordnen sich zu einer gemeinsamen Aussage. Die Rose, durch ihre Verwandtschaft mit der Fünf und dem Pentagramm, ist eng mit unserem Zeitalter verknüpft. Getrennt von der »automatischen« Quelle, die uns mit dem Geist durchdrang, müssen wir heute Gebrauch machen von der erreichten Entscheidungs- und Handlungsfreiheit. Selbst schöpferisch, ohne Guru, ohne Meister, muß jeder von uns sich bereiten, den Meister in sich zu finden, in Kontakt zu kommen mit seinem

geistigen Ich, seinem höheren Selbst. Es scheint so, als brauchten wir die dunklen, dämonischen Kräfte und das Leid unseres Zeitalters, damit jeder einzelne seinen inneren Meister und seinen besonderen Weg finde.
Gemäß der Symbolik der roten Rose und ihrer Verknüpfung mit dem Leiden Christi erreichen wir die Vergeistigung nur über das Kreuz und den Tod und erhöhtes Leid, durch die bewußte Läuterung der Triebe.
Goethe, der hierin den Schriften des Plutarch folgt, drückt diese Überzeugung im »Lied des Harfners« aus:

Wer nie sein Brot mit Tränen aß,
Wer nie die kummervollen Nächte
Auf seinem Bette weinend saß,
Der kennt euch nicht, ihr himmlischen Mächte!

Das Rosenkreuz, das alte Symbol der ersten Rosenkreuzer, zeigt einen Kranz aus sieben roten Rosen, die sich um den Schnittpunkt eines schwarzen Kreuzes ordnen. »Das Kreuz steht für das vernichtete Niedere der Triebe und Leidenschaften; die Rosen dagegen sind Sinnbild für ein Blut, das Ausdruck ist für geläuterte, gereinigte Leidenschaften und Triebe.« (Rudolf Steiner)
An keltischen und germanischen Traditionen kann man das Vertrauen dieser Völker in die Abwehrkräfte der Rose gegen Dämonen und gegen das Böse erkennen. Die Bezeichnungen Heckenrose und Hagrose erinnern an den uralten Brauch, schützende Rosenhecken um heilige Orte zu pflanzen. Das Motiv wurde in vielen Märchen und Mythen dieser Kulturen überliefert.
In »Dornröschen« umschließt eine Einfriedung aus wilden Rosen das Schloß, und während hundert Jahren kann sie niemand durchdringen. Der Grund: Als die Prinzessin, un-

sere Seele, in die Pubertät eintritt und ihr Verstand erwacht, vergißt sie ihre wahre, spirituelle und unschuldige Natur und fällt in einen tiefen Schlaf; erst als der Prinz, unser höheres Selbst, kommt und sie küßt, können sie und alle Gefährten ihrer – und unserer – Unschuld wieder erwachen.
Wir erlauben uns eine oberflächlichere Betrachtung des Märchens: Der negative *Wild-Rose*-Zustand gleicht einem tiefen Schlaf aller Lebensgeister. Er ist die Resignation vor den Anforderungen des Lebens. Die Ursache scheint mitunter geringfügig – wie die Spindel, an der die Prinzessin sich verletzt –, aber die betreffenden Personen fallen in Apathie, wie jene, »die sich ohne genügenden Grund in Gleichgültigkeit allem ergeben, das geschieht, die einfach durchs Leben treiben, es annehmen, wie es sich bietet, ohne irgendeine Anstrengung zu unternehmen, die Dinge zu bessern und etwas Freude zu finden. Sie haben sich dem Lebenskampf klag- und widerstandslos ergeben.« (Bach)
Die Person fühlt weder Trauer noch Niedergeschlagenheit; die Blockade *Wild Rose* geht viel tiefer als die Verzweiflung von *Gorse*. Sie lebt den Zustand der Dekompensation von *Willow* (siehe Kapitel »Die 12 Schienen nach Dietmar Krämer«); sie läßt jetzt das Jammern und Klagen, bemitleidet sich auch nicht, fühlt lediglich Resignation. Apathie und Fatalismus sind so groß, ihre Bewegungen so langsam und die Stimme so tonlos, daß alle in ihrer Umgebung vor Langeweile fast einschlafen (wie der Hofstaat der Prinzessin!).
Die Person ergibt sich der völligen Tatenlosigkeit – nicht wie *Willow*, die Besserung fordert –, glaubt, daß sich nie wieder etwas zum Guten wenden könne; sie kämpft nicht mehr, verliert jegliches Interesse daran, zu handeln und etwas zu verändern. Aber nichts bleibt stehen, alles fließt, das Leben ist ein ständiger Wechsel; so nähern wir uns mit *Wild Rose* dem Tod. »Resignation, die dazu führt, daß man nur ein

teilnahmsloser Passagier auf der Lebensreise wird, öffnet unsagbar schädlichen Einflüssen Tor und Tür, die ansonsten niemals Gelegenheit hätten, in uns einzudringen, solange unserem täglichen Leben der Geist und die Freude des Abenteuers innewohnt.« (Bach)

Manchmal stammt die Blockade aus den ersten Tagen des Neugeborenen, wenn die Mutter nicht auf sein verzweifeltes Weinen reagiert. Erschöpft und müde gibt es schließlich auf. Es fühlt sich vollständig verlassen und versinkt in Apathie. Es kann weder Lebensinteresse entwickeln noch Eigeninitiative, sondern nur noch vegetieren.

Eine unpassende Arbeit, die keinerlei Befriedigung vermittelt, eine unglückliche Ehe, auch eine chronische Krankheit der Person selbst oder eines Angehörigen können in einen negativen *Wild-Rose*-Zustand führen: Es gibt keine Hoffnung mehr, lediglich Resignation; der Zustand ist passiver als *Sweet Chestnut,* wo die Person sich fast am Ende fühlt, am Rande der Resignation.

Der Betreffende hat keine Kraft mehr, ist immer müde, blaß, mit niedrigem Muskeltonus, er spricht mit schwacher, ausdrucksloser Stimme.

Es kann vorkommen, daß die Blockade unterschwellig existiert, schwer zu erkennen ist, weil die Person sie mit Aktivität zu kompensieren trachtet; möglicherweise aus Pflichtgefühl, beeinflußt durch *Oak;* möglicherweise auch, indem sie ihren wahren Zustand hinter der jovialen und fröhlichen Maske von *Agrimony* verbirgt.

Eine vorübergehende Blockade kann auftreten nach einem großen Verlust, vor allem nach dem Tod eines Kindes oder nach einer Fehlgeburt; aber auch im umgekehrten Fall, wenn jemand viele Kinder und wenig Mittel hat, sie zu ernähren, und es kündigt sich ein weiteres Kind an.

Liegt eine unsichtbare Blockade vor und wird nicht behandelt, vereitelt sie die erfolgreiche Behandlung auch anderer Blockaden. Wenn jemand irgendwann einmal eine Zeit der Resignation durchlief, ist es wahrscheinlich, daß er immer noch *Wild Rose* braucht, auch wenn es nicht sichtbar ist. Der Blockade geht fast immer ein *Willow*-Zustand voraus; wahrscheinlich manchmal einer von *Hornbeam*, wenn jemand die Routine seines unglücklichen Lebens einfach nicht mehr erträgt und klaglos zu einer apathischen Akzeptanz aller Umstände findet.

Nimmt er das Blütenmittel, wachsen ihm sichtbar neue Kräfte zu. Er scheint befreit aufzuleben. Das Interesse am Leben nimmt wieder zu.

Im transformierten *Wild-Rose*-Zustand gewinnt die Lebenslust die Oberhand. Die täglichen Pflichten führen nicht zur Langeweile durch Routine, da man jetzt ein lebhaftes Interesse an den alltäglichen Dingen hat. Es kann sein, daß man stark motiviert wird, neue Ziele anzusteuern. Mißerfolge dienen dazu, sie energisch in Erfolge umzuwandeln und um die eigene Beweglichkeit und Kreativität unter Beweis zu stellen.

In positivem Zustand gestaltet man sein Leben, man verwirklicht sich selbst, indem man den eigenen Gesetzen des höheren Selbst folgt, und man gibt sich angesichts unerwarteter Schwierigkeiten und hoffnungsloser Situationen nicht geschlagen.

Die Blockade *Wild Rose* scheint in den letzten Jahren dieses Jahrhunderts zum Massenphänomen geworden zu sein, und es gibt – ich weiß es zumindest von Europa und Südamerika – immer mehr Patienten mit einer Blockade *Wild Rose*. Viele Menschen fühlen sich ohnmächtig angesichts der großen Herausforderungen unserer Zeit. Wenn sie sehen, daß die Politiker und andere Mächtige und Verantwortliche die Hoffnungen der Mehrheit enttäuschen, fühlen sie sich

schutzlos deren Machtinteressen ausgeliefert und verfallen der Resignation, der Apathie.
Wie sehr brauchen wir also gerade heute die Botschaft der Rose! Wir müssen ganz bewußt durch Dunkelheit und Leid gehen, müssen unseren inneren Meister suchen. Wir müssen aus unserem Schlaf erwachen, um unsere Entscheidungsfreiheit zu nutzen und den zerstörerischen Kräften widerstehen zu können. Die Eigenschaften der Rose werden uns dabei helfen: die Liebe, die schöpferische Kraft und die Lebensenergie.
Unsere Widerstandskraft und zähe Beständigkeit werden uns helfen, damit eines Tages die Menschheit den Materialismus hinter sich lassen und aus ihrem hundertjährigen Schlaf erwachen kann zu einer neuen Spiritualität.
Und schon in diesen Jahren kann man Zeichen der Hoffnung wahrnehmen.

Wild Rose – Symptome in blockiertem Zustand:

- Resignation angesichts einer für die Person unangemessenen Situation
- Apathie und Resignation auf allen oder nur auf einem Sektor
- kämpft nicht mehr, gibt sich geschlagen
- Fehlen von Energie, Lust, Antrieb und Motivation zu Veränderung oder Verbesserung der Lage
- Resignation trotz günstiger Lebensumstände (Langeweile derer, die nichts tun müssen oder nichts tun können)
- Langsamkeit in Gestik und Bewegungen, Blässe
- schwache, ausdruckslose Stimme
- geistige Apathie, Interesselosigkeit, unterschwellige Traurigkeit

- sexuelle Apathie: Frigidität, Impotenz, keine Lust
- niedriger Blutdruck, Eisenmangel
- Appetitlosigkeit, Arbeitsunlust
- Langeweile, innere Leere durch ereignis- und problemloses Leben
- kraftloses, apathisches Dahinvegetieren, Gleichgültigkeit
- keine Freude, keine Spontaneität, überhaupt kein Gefühl
- Fatalismus nach Jahren unglücklicher Ehe, ungeliebter Arbeit
- Resignation und Apathie angesichts fruchtloser Versuche, in der Welt etwas zum Besseren zu wenden, den Frieden zu erhalten u. a.
- Resignation angesichts der fortschreitenden Zerstörung unseres Planeten oder einzelner Bereiche: Regenwald, Flüsse, Landschaften
- Überdruß durch Alltäglichkeit, Ereignislosigkeit
- Resignation nach Verlust eines Kindes, nach einer Fehlgeburt
- Resignation nach langer Arbeitslosigkeit: Niemand braucht mich!
- Resignation durch Überlebenskampf in der Armut, keine Aussicht auf Besserung der Situation
- jahrelanger Gefängnis- oder Zuchthausaufenthalt
- kein Selbstmitleid oder Klagen, hält Blockade für Normalzustand
- bei chronischer Erkrankung gibt der Patient sich auf, kämpft nicht mehr, vernachlässigt seine Pflege und Behandlung
- kommt nur in die Sprechstunde aus Pflichtgefühl oder auf Druck von Angehörigen; kein Vertrauen in die Behandlung

Vorschläge zur unterstützenden Begleitung der Therapie:

- eigene negative Haltung erkennen und Notwendigkeit einsehen, sie zu verändern
- kreative Hobbys, die Kraft und Phantasie erfordern, z. B. Tonarbeiten, Holzschnitzen oder Bildhauern
- Mannschaftssport betreiben, der Wendigkeit und Kreativität erfordert

Positive Leitsätze:

- Froh nehme ich mein Leben in die Hand.
- Das Leben schenkt mir die Möglichkeit der Freiheit!
- Ich nutze meine Freiheit für ein schöpferisches Leben.
- Ich entscheide mich für Freiheit und Veränderung!
- Mein Leben wird reicher und froher von Tag zu Tag.
- Wenn ich will, scheint mir morgen die Sonne!

Nicht immer freut man sich der Ruhe und des Friedens.
Und doch sind Unglück und Zerstörung nicht das Ende.
Wenn das Gras vom Steppenfeuer verbrannt ist,
sproßt es im Sommer neu. *Mongolei*

Es ist besser, eine Kerze anzuzünden, als über die Dunkelheit zu klagen. *China*

Bis zum Tod ist alles Leben! *Spanien*

Hoffnung ist das Brot der Unglücklichen. *Frankreich*

Solange man singt, ist die Kirche nicht aus. *Deutschland*

Auch aus Steinen, die in den Weg gelegt wurden, kann man Schönes bauen. *Johann Wolfgang von Goethe*

Ich habe Brot gekauft und rote Rosen geschenkt bekommen; wie glücklich bin ich, beides in meinen Händen zu halten!
Katahara Hakushu

38 Willow
Dotterweide, Gelbe Weide -
Salix vitellina

Die Weide gehört, wie auch die Espe, *Aspen,* zur Familie der *salicaceae.* Mit ihren dreihundert Arten und zahlreichen Kreuzungen ist sie in allen gemäßigten und kalten Zonen der Nordhalbkugel zu Hause. Einige Arten finden sich auch in Südamerika.
Sie wachsen bevorzugt in feuchten Wiesengründen und im sandigen Gelände entlang den Fluß- und Bachläufen, am liebsten in zeitweiligem Überschwemmungsgebiet. Manchmal wachsen sie direkt im Wasser.
Die von Bach gewählte *salix vitellina* ist eine Unterform der Silberweide, der *salix alba.* Sie wächst sehr schnell bis zu einer Höhe von fünfundzwanzig Metern; der Stamm mit seiner gelblichgrünen, grob gefurchten Rinde verzweigt sich nach vier, fünf Metern. Die biegsamen, dotterfarbenen Zweige haben dem Baum den Namen gegeben: *vitellina,* dotterartig.
Die schlanken lanzettförmigen Blätter mit fein gesägtem Rand sind etwa sechs bis zehn Zentimeter lang. Ihre Oberseite ist glatt und dunkelgrün, die Unterseite bläulichgrün, mit dichten weißen Härchen.
Die Pflanze ist zweihäusig; die grünen weiblichen Kätzchen

und die kleinen männlichen wachsen auf verschiedenen Bäumen. Letztere sind die typischen silbrigen runden Kätzchen, die sich im April und Mai üppig mit gelben Pollen bedecken. Sie haben keine Kelchblätter.
Der Baum stellt eine wichtige Bienenweide dar, weil er zu den ersten Blühern im Frühjahr zählt und seine gelben Kätzchen und leuchtenden Tragblätter vor allem Bienen und Hummeln zur Bestäubung anlocken.
Die Frucht ist eine Doppelkapsel, die einen leichten Haarschopf hat, mit dem der Wind sie davonträgt.

Schlüsselsymptome: Verbitterung, Groll, Ressentiment – Aufsässigkeit
Tugenden: Fähigkeit, das Schicksal anzunehmen und es flexibel und aktiv zu erwidern – Optimismus und Selbstverantwortung – Auflehnung gegen alte Regeln

Die Weide mit ihrer überbordenden Lebensenergie bietet, mit all ihren Unterarten, ein gewohntes Bild an den Ufern der Flüsse, wo sie genug Wasser für ihr rasches Wachstum findet.
Das weiche Holz dient höchstens zu Pfosten, »Weidepfählen«; früher nutzte man die starken Wuchskräfte der Weide für besondere Einzäunungen: Man steckte frische Zweige in den feuchten Grund, wo sie Wurzeln trieben und ausschlugen.
Der Nutzen der Weide wurde immer bestimmt durch die Biegsamkeit ihrer Ruten, die man zu allen Arten von Korbarbeiten verwendete, auch – bis in unser Jahrhundert hinein – für die geflochtene Basis der Lehmausfachungen von Fachwerkhäusern. Der geringe Wert des Holzes und die Nützlichkeit der Ruten formten das bekannte Bild des Baums: ein niedriger Stamm, aus dessen grobwuchernden

Narben strahlenförmig die begehrten glatten und gelben Winterzweige wachsen.
Der Baum ist auch wertvoll durch ein Glykosid, das natürliche Salizin seiner Rinde und Blätter. Daraus bereitete man während Hunderter von Jahren Aufgüsse, die man so einsetzte wie heutzutage das Aspirin, eine synthetische Salizylsäure (siehe Kapitel *Aspen*). Im Mittelalter waren Heiltees aus Weidenrinde das übliche Mittel gegen Kopfschmerzen. Das Salizin des Baumes, der im Sumpf- oder Überschwemmungsgebiet gedeiht, lindert Schmerzen, die durch feuchte Kälte hervorgerufen werden, reinigt den Körper von Harnsäure, die rheumatische Beschwerden oder Gichtschmerzen verursacht. Außerdem wirkt es schweißtreibend und damit fiebersenkend – es scheint, als würde das Salizin die hohen Körpertemperaturen in die kalten Wasser seines Ursprungs ableiten.
Das Studium der Märchen und Mythen, Lieder und Bräuche verschiedener Völker zeigt, daß die Weide seit Urzeiten als Zauberbaum gilt, daß sie zu tun hat mit der Melancholie, dem Tod und dem Selbstmord; mit Schicksal, Bann und Entzauberung. Sie ist ein »Mondbaum«, wie man aus ihrem raschen Wachsen an Flüssen, Seen und Quellen erkennt, Orten, die immer etwas Beunruhigendes haben. Der Volksglaube bringt sie in Verbindung mit der Nacht und den Katzen, mit Nymphen und Hexen; die Mythologie mit Hekate und Proserpina-Persephone, den Schicksals-, Zauber-, Mond- und Todesgöttinnen.
Die Korkenzieherweide nimmt eine Sonderstellung ein: Man sagt ihr nach, daß sie wie mit einer Antenne negative Einflüsse der Umgebung wie Neid und Verwünschung anzieht und sie auf das Haus überleitet, wo sich die Mißgeschicke häufen.
In alten Zeiten fühlte der Mensch sich in bestimmten Situationen ohnmächtiger als heutzutage. Er war in größerem

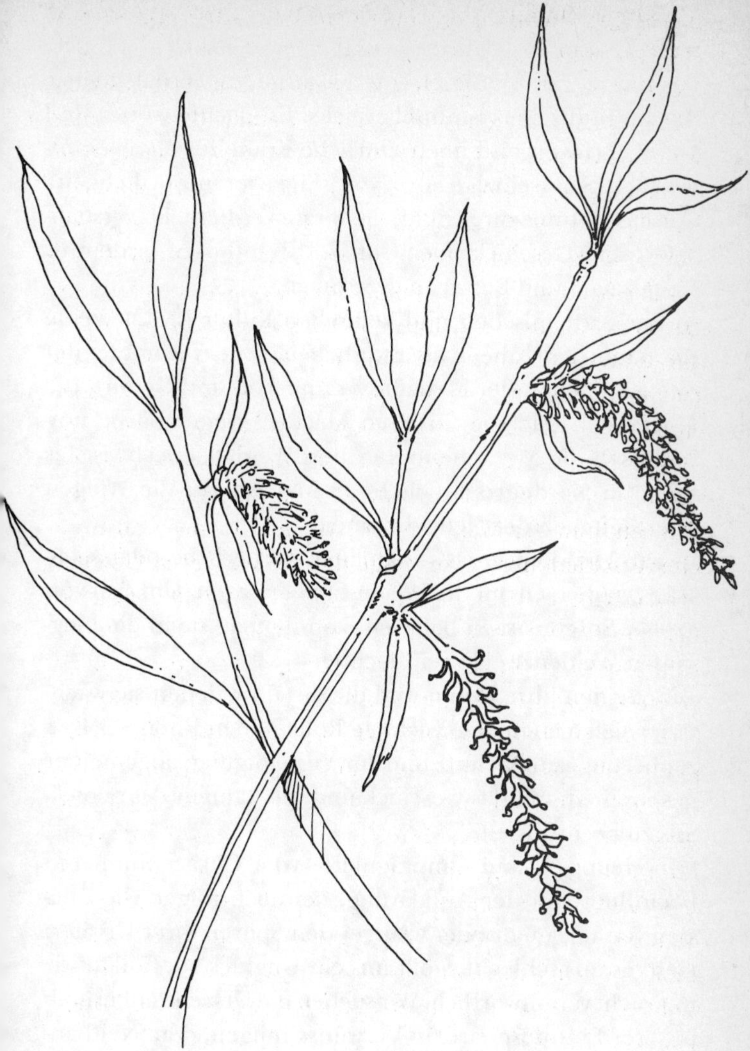

Umfang abhängig von den Unbilden der Natur und einem – oft grausamen – Geschick ausgeliefert. Für jedes Unglück, das ihn betraf, suchte er eine Erklärung außerhalb seiner Person und seines Einflußbereichs. Er machte Götter und Geister, Hexen und übernatürliche Kräfte für alles verantwortlich. Seine einzige Form von »Eigenverantwortlichkeit« war das Gefühl von Schuld, die Strafe verdient. So versuchte er, sein Geschick oder Gott zu beeinflussen, indem er Reue zeigte und Besserung versprach.

In der germanischen und keltischen Kultur ist die Weide der Baum des Unheils, aber wir haben es hier wie immer mit den zwei Seiten der Medaille zu tun: Tod und Geburt, die lebendigen und die finsteren Mächte. Weidenkörbe umschlossen die Menschenopfer, und Weidengeflecht ist bis heute in Nordeuropa beliebt als Material für die Wiegen oder Bettchen der Neugeborenen.

Es gab Heilriten, um Krankheiten, körperliche oder seelische Schmerzen auf die Weide zu übertragen. Um sich von großer Sorgenlast zu befreien, konnte man sie in die biegsamen Weidenzweige »einflechten«.

Die Weiden, ihre Ruten und die Orte, an denen sie wachsen, spielen auch eine wichtige Rolle in den Riten zur Entzauberung, zum Schutz und zur Verteidigung; allgemeiner gesprochen, um das Geschick und die Launen des Schicksals zu beeinflussen.

Wir Heutigen sind »imprägniert« vom Christentum und beeinflußt von der Aufklärung, dennoch folgen die meisten von uns mehr oder weniger den Spuren ihrer Urväter: Geht es uns schlecht, stößt uns ein Unglück zu, fühlen wir uns nicht verantwortlich. Wir suchen die Ursache außerhalb unserer Einflußsphäre, in Verwünschungen, dem Neid anderer, einer Laune Gottes, einem bösen Geschick.

Für manche ist es nicht genug, die Verantwortung abzuschieben, sie sind auch unfähig, Leid, Mißerfolge und Unglück zu akzeptieren, weil sie davon überzeugt sind, ein gutes und leichtes Leben verdient zu haben. Für sie soll das Leben ein vergnüglicher Sonntagsspaziergang sein, nicht etwa eine Schule oder Prüfung. Diese Personen hatte Edward Bach im Sinn, als er herausfand, wie die Weide über ihr Blütenpräparat, *Willow*, wirkt:

»Für jene, die ein Mißgeschick oder Unglück erlitten haben und dies schwer ohne Klagen und Verbitterung annehmen können, da sie das Leben vor allem nach dem Erfolg beurteilen, den es ihnen bringt. Sie haben das Gefühl, so schwere Prüfungen nicht verdient zu haben; sie meinen, es sei ihnen Unrecht widerfahren, und werden verbittert. Oft zeigen sie weniger Interesse und sind weniger aktiv in bezug auf jene Dinge, die ihnen früher Freude und Befriedigung gebracht haben.«

Zwar explodieren sie nicht oder werden aggressiv, aber sie beschweren sich ununterbrochen, ihren Groll und ihre Wut wiederkäuend. Sie vergiften das Klima mit ihrer destruktiven Haltung und ihrem Neid. Sie suchen ständig das Haar in der Suppe. Sie entdecken Schwierigkeiten bei jedem Schritt, sind immer schlecht gelaunt und echte Spielverderber.

Es sieht so aus, als genössen sie ihre Rolle als Opfer, als Mißhandelte, die alle Ungerechtigkeit der Welt erleiden.

Sie nähren ihren Neid und ihre Verbitterung, indem sie alles Negative auf sich beziehen. Im Katastrophenfall sehen sie nicht, daß alle leiden, sondern sie betrachten jede Unannehmlichkeit als ihr privates Pech. Diese Haltung entbehrt nicht einer gewissen Lächerlichkeit: Regnet es z. B., reagieren sie, als würden sie als einzige naß. Es scheint, als würden sie sich unentwegt die rhetorische Frage stellen:

»Warum ausgerechnet wieder ich?!« – auch wenn allgemeine Schwierigkeiten alle berühren.
Außerdem vergleichen sie ständig ihre Situation mit der der anderen, anscheinend mit dem einzigen Zweck, sich vom Schicksal, den Institutionen, den Ärzten, der Politik usw. ungerecht behandelt zu fühlen: »Ich habe soviel im Leben gelitten, ich verdiene jetzt ein besseres Leben. Was haben der und jener getan, daß sie mehr Glück haben als ich?!« Manchmal fühlen sie sich schon in jungen Jahren als Opfer, verglichen mit ihren Geschwistern oder Spielkameraden; sie glauben, daß ihre Eltern und Lehrer immer die anderen vorziehen. In einigen Fällen grenzt der negative Zustand von *Willow* an Verfolgungswahn.
Es gibt *Willow*-Personen, die, obwohl schon hochbetagt, immer noch die Schuld für all ihre Fehlschläge den Eltern in die Schuhe schieben. Bedauerlicherweise gibt es in der Psychotherapie immer noch eine Strömung, die diese unreife Haltung unterstützt, statt dem Patienten dabei behilflich zu sein, die Verantwortung für sich und sein Leben selbst zu übernehmen.
Gewöhnlich pflegen diese Menschen all ihre Enttäuschung über nicht gelebte Träume und Ideale und übertragen ihre negativen Gefühle auf eine geeignete Person oder Institution. Manchmal hüten sie ihren Groll lange, ohne ihn zu zeigen, käuen ihn wieder, schlucken ihn herunter. Ihre Bitterkeit nimmt zu und schädigt in selbstzerstörerischer Weise ihren Verdauungstrakt: Die »heruntergeschluckte« Aggressivität kann zur Folge haben, daß der Magen sich selbst verdaut, sich also ein Magengeschwür bildet.
Die Blockade kann Leber-, Darm- und Magenprobleme verursachen, in Form von Gastritis, Geschwüren oder Krebs. Ein anderer Effekt der Autoaggression ist Rheuma. (Bei rheumatischen Schmerzen ist es gut, sich zu fragen, wem sie

in Wirklichkeit zugedacht waren.) Viele Menschen leiden gleichzeitig an Rheuma und Magen-Darm-Störungen.

Der Gesichtsausdruck einer blockierten *Willow*-Persönlichkeit ist bitter. Tiefe Falten, die von den Mundwinkeln zum Kinn verlaufen, zeigen die negative Einstellung deutlich. Nach Auskünften von Sehern zeigt sich die negative Ausstrahlung auch in einer dunklen, opaken Aura.

Der große Irrtum der *Willow* ist, daß sie jeglichen Zusammenhang zwischen ihrer inneren und der sie umgebenden Welt und ihren Ereignissen leugnen. Sie erkennen nicht, daß die Außenwelt der getreue Spiegel ihrer Vorstellungen und Erwartungen ist.

Erwarte ich ständig den Mißerfolg, werde ich natürlich versagen. Meine Angst zieht das Unglück an. Jede negative Projektion ist fatal, weil sie sich in der materiellen Welt manifestieren wird. Jemand, der immer auf das Schlimmste gefaßt ist und sich ewig als Opfer fühlt, wird mit der Zeit Opfer sein.

Willow wirkt wie eine Verstärkung, eine Fortsetzung von *Gentian.* Krämer sieht die Blockade *Willow* als Kompensation vom *Gentian* (siehe Kapitel *Wild Rose* und »Die 12 Schienen nach Dietmar Krämer«, Schiene 4), ein logischer, sehr verbreiteter Prozeß. Diese vierte Schiene ist zusammen mit der achten eine der wichtigsten der therapeutischen Praxis.

Die blockierte Persönlichkeit ist unfähig, einen kausalen Zusammenhang zu erkennen. Sie fürchtet und flieht die Eigenverantwortung. Indem sie immer die Ursache, die »Schuld« an ihrem Unglück nach außen projiziert, hindert sie sich selbst daran, aktiv und konstruktiv in ihr Schicksal einzugreifen.

Darin zeigt sich eine äußerst materialistische und unreife Haltung; der blockierte Charakter *Willow* nährt sich nicht an geistigen Quellen, er ignoriert sein höheres Selbst und seine innere Stimme. Er richtet seinen Blick nur nach außen und sucht – und findet! – all das Schöne und Gute, was er nicht hat: materielle Güter, Erfolg, gute soziale Stellung, berufliche Anerkennung. Gleichzeitig sieht er mit Bitterkeit und Selbstmitleid alles Unglück und alle Widrigkeiten, die er – nach seiner Meinung – als einziger Unglücklicher erdulden muß.

Blind für die Probleme der anderen, scheint es ihm nur natürlich, daß alle Welt ihm hilft und ihn bemitleidet. Eigentlich verlangt er das direkt von den anderen, während es ihm kaum in den Sinn kommt, selbst anderen zu helfen. Er ist kein Schmarotzer, er fühlt sich lediglich so vom Schicksal übergangen, daß es ihm nur recht und billig scheint, eine Kompensation seitens der vom Schicksal »Begünstigteren« anzunehmen.

Die Blütenessenz fördert eine Bewußtmachungsarbeit, um das Schicksal annehmen zu können, und stärkt gleichzeitig unsere Eigenverantwortlichkeit und konstruktiven Möglichkeiten.

Das ist Schwerstarbeit für jemanden mit einer charakterlichen Blockade. Es ist viel einfacher, einen vorübergehenden Zustand zu besiegen, wie er zum Beispiel bei jemandem auftritt, der durch Krankheit oder Unfall behindert ist. Es ist verständlich, daß er in einer ersten Etappe auf die Gesunden blickt und bitter fragt: »Warum ausgerechnet ich?« War die Grundtendenz vorher aktiv und positiv, wird es nicht lange dauern, bis die Person ihren neuen Zustand annehmen und bessern und ihm sogar positive Seiten abgewinnen kann.

Nicht immer sind es die großen Verluste, die schweren Schicksalsschläge, die einen solchen vorübergehenden Zustand *Willow* auslösen. Manchmal genügt ein kleiner Mißerfolg, eine verpaßte Gelegenheit, ein materieller Verlust, damit jemand, der zu *Willow* tendiert oder *Gentian* verkörpert, sich geschädigt und machtlos fühlt und die anderen, »Glücklicheren«, mit Neid betrachtet.

Bei Heranwachsenden ist diese Blockade weit verbreitet und äußert sich vorwiegend in Rebellion gegen die Autorität der Alten und Institutionen, gegen festeingewurzelte Traditionen, Schemata, Sitten. Die Halbwüchsigen lehnen alles ab, aber ihre Aufsässigkeit führt nicht zur aktiven Revolution, die die Bedingungen ändern könnte.

Um aus dem negativen Zustand herauszufinden, muß die Person den alten Groll loslassen und ihre Negativität und ihr Selbstmitleid besiegen. Danach erst kann sie sich mit ihrem Schicksal aussöhnen.

Wenn sie die Analogien zwischen Mikrokosmos und Makrokosmos kennt und versteht, die Beziehungen zwischen Innenwelt und Außenwelt, zwischen dem Denken und Fühlen einerseits und den äußeren Ereignissen andererseits, wird sie in der Lage sein, ein selbstverantwortliches Leben zu führen. Sie wird Möglichkeiten entdecken, die sie nie geahnt hat, und neue Wege zu positiven und konstruktiven Lösungen.

Die positiv entwickelte Persönlichkeit *Willow* ist nicht Opfer, sondern der voll verantwortliche Meister ihres Schicksals.

Das bedeutet aber nicht, daß wir *alles* mit unserem Geist und unserem Willen erreichen können. Es gibt in jedem Leben unveränderliche Bedingungen, Beschränkungen und Abhängigkeiten, die schon bei der Geburt festgelegt sind und die uns helfen, zu lernen und uns zu entwickeln. Alles ist uns dienlich: die Hindernisse, um zu wachsen, wenn wir sie besiegen, und die Talente und Fähigkeiten, um uns zu unterstützen, wenn wir unsere Aufgabe erfüllen.

Hält das Leben für eine Person nur Leid und Unglück bereit, scheint uns dies ungerecht, und wir sehen keinen Ausgleich.

Manchmal muß ein Mensch in seinen ersten Lebensjahren viel erleiden, um die Bescheidenheit und Stärke zu erlangen, die er für seine Lebensaufgabe braucht. Wenn sich sein Leben vollendet, ist er vielleicht selbst in der Lage, eine Art Gleichgewicht oder Gerechtigkeit in allen Erlebnissen festzustellen.

Aber manchmal kann man, auch wenn man ein ganzes Leben überblickt, keinen Ausgleich erkennen. Dann müssen wir verstehen und bescheiden anerkennen, daß wir mit unseren beschränkten Sinnen nicht in der Lage sind, alles wahrzunehmen. Wir brauchen dann das Vertrauen in eine höhere Gerechtigkeit, in ein ausgleichendes Karma. Das bedeutet, daß unsere Taten, das Verschuldete und das Erlittene sich ausgleichen während der Dauer eines einzigen überschaubaren Lebens oder, außerhalb der Möglichkeiten unserer Wahrnehmung, in der Folge all unserer Leben.

Mit dieser Sicherheit scheint es leicht, die unveränderlichen Bedingungen anzunehmen und auf dieser Grundlage zu versuchen, die veränderlichen zu verbessern. Dabei wird unser Vertrauen wachsen, daß immer im rechten Moment die passende Hilfe kommt.

Solche Schicksalsannahme hat nichts mit Fatalismus zu tun, denn dieser schließt Resignation ein, Passivität. Nein, im Gegenteil erlaubt uns diese Haltung, alle Verantwortung für unser Leben und unser Karma auf uns zu nehmen.

Der alte Weidenbaum, bedeckt von Wunden und Narben, ist uns ein Beispiel. In jedem Jahr schneiden die Korbflechter seine Ruten ab, und trotzdem ist der Baum nie gekränkt, vergeht er nie vor Selbstmitleid. Nein: seine Antwort auf diese Grausamkeit besteht im schnellen Wachstum neuer geschmeidiger Zweige. Die Verteidigung der Weide ist ihr Optimismus und ihre lebenskräftige Reaktion.

Nur wenn wir die Bedingungen annehmen, können wir darauf ein besseres Leben aufbauen, ein positives Karma, und sind so die Meister unseres Schicksals.
Ein Kind und ein Untertan haben weder die Freiheit noch die Möglichkeit für Eigenverantwortung, sie gehorchen nur. Aber in den letzten zweihundert Jahren hat die Freiheit der Völker und der Individuen allgemein zugenommen. Größere Freiheit schließt immer größere Verantwortung ein; alle, die gegen die Bevormundung kämpften, haben das gewußt. Aber es sieht so aus, als hätten wir die Zeit nicht genutzt, um gut zu lernen, wie man mit Freiheit und Demokratie umgeht. Wenn in einem Volk der Wohlstand gedeiht, verwandeln seine Bürger sich leicht in Sklaven ihrer Wünsche und des Konsums; parallel dazu verlangen sie mehr Sicherheit, treten ihre Verantwortung voll an den Staat, an die Erziehungseinrichtungen, an die Versicherungen ab. Sie machen die Schulen für die Erziehung ihrer Kinder verantwortlich, die Ärzte für die Erhaltung oder Wiederherstellung ihrer Gesundheit, den Staat für ein ständig wachsendes Einkommen und eine sichere Rente. Nur wenige antworten auf die Forderungen ihres Lebens. Die jüngste Generation lernt sich genauso zu verhalten, aufgrund ihrer Erziehung und des Beispiels: Einerseits lehnt sie die Verantwortung ab, andererseits verlangt sie laut nach der Freiheit, ihren Launen zu leben.
Für Staaten und Erziehungsanstalten ist es schon immer bequemer, wenn sie es mit willfährigen und passiven Personen zu tun haben; daher unterstützen sie gewöhnlich weder die Eigeninitiative noch die Eigenverantwortung. Je weniger Freiheit ein Land kennt, um so weniger respektiert seine Regierung den Willen und die Bedürfnisse seiner Bürger, und um so stärker wird deren Ohnmachtsgefühl.
Zu diesen Problemen gesellt sich in den neunziger Jahren

das Phänomen der weltweiten Besorgnis über die Zukunft unseres Planeten, seiner Natur und der Menschheit. Weil sie gar keine positiven Aussichten und Möglichkeiten zu handeln erkennen können, fühlen sich viele Menschen machtlos ihrem Schicksal gegenüber. Darum ist *Willow* einer der verbreitetsten Seelenzustände in diesen Jahren.
Wir müssen erkennen, wie ungeheuer wichtig die Erziehung ist in bezug auf die Eigenverantwortung, die Verantwortung dem Leben gegenüber, die die einzige erwachsene, reife Haltung ist.
»Man verlangt von uns nicht, daß wir alle Heilige, Märtyrer oder Berühmtheiten werden. Den meisten von uns sind bescheidenere Aufgaben zugedacht. Aber man erwartet von uns allen, daß wir die Freude und das Abenteuer des Lebens begreifen und die besondere Aufgabe erfüllen, die uns von Gott bestimmt ist.« (Bach)

Willow-Symptome in blockiertem Zustand:

- ständige Klagen und Beschwerden, ohne daß es zum Ausbruch kommt
- Nicht-akzeptieren-Können der Eigenverantwortung
- Schuldzuweisungen an alle anderen und die Umstände
- stille Wut wegen der »Ungerechtigkeit« des Schicksals
- unterdrückter Zorn, statt zu kämpfen oder ihn zu äußern
- ständiger Groll, der das Leben vergiftet, der deprimiert
- Neid auf die, die angeblich alles haben: Gesundheit, Glück, Geld, ein privilegiertes Schicksal, Erfolg usw.
- Ärger, den man herunterschluckt oder ständig wiederkäut
- Selbstmitleid; Bitterkeit (nicht Traurigkeit!)
- Aufsässigkeit, besonders in der Pubertät

- nur Klagen und Beschwerden, keine konstruktiven Ideen
- Schicksalsverweigerung
- Gefühl von Preisgegebensein, Ohnmacht dem Leben gegenüber
- Unfähigkeit, zu vergeben
- nimmt Hilfe von anderen an, ohne selbst zur Hilfe bereit zu sein
- Gefühl, vom Leben mißbraucht zu sein
- tiefe Furchen von den Mundwinkeln abwärts zum Kinn
- dunkle, negative Ausstrahlung (sichtbar in der Aura!)
- Magen-, Darm- und Leberbeschwerden
- Rheuma, Arthritis

Die Willow

- können nicht zugeben, wenn ihre Situation sich gebessert hat
- sind verbitterte Spielverderber, dämpfen den Optimismus anderer
- sehen und kommentieren nur das Negative in allen Geschehnissen
- können ihre negative Haltung nicht zugeben, daher auch das Steuer nicht wenden
- fühlen sich in jeder Situation als Opfer
- glauben immer, daß sie »eine solche Prüfung nicht verdienen«
- müde von ihren Mißerfolgen, wollen sie nicht mehr kämpfen
- wenn sie nicht »nein« sagen, sagen sie vielleicht »ja, aber«
- nehmen positive Geschehnisse nur wahr, wenn sie anderen widerfahren

Vorschläge zur unterstützenden Begleitung der Therapie:

- das hermetische Prinzip der Analogie Mikrokosmos–Makrokosmos studieren und bedenken: »Wie oben, so unten – wie außen, so innen.«
- die Vorstellung der karmischen Gerechtigkeit bedenken
- die Verantwortung für etwas Schutzloses übernehmen: ein Kind, ein Tier, einen Garten, eine Pflanze
- körperliche und geistige Reinigungsmethoden beachten, wie Übungen und Fasten

Positive Leitsätze:

- Die Pflichterfüllung macht mich stark.
- Ich lebe bewußter, ich lebe glücklicher.
- Jede Erfahrung zählt.
- Ich übernehme die Verantwortung für mich und mein Glück.
- Ich bin frei zu verweigern und zu leiden oder ruhig anzunehmen.
- Innen wie außen erwarte und sehe ich das Positive.
- Ich habe Rechte und Pflichten.
- Die Freiheit zur Pflichterfüllung heißt Selbstverantwortung!
- Ich nehme mein Schicksal in die Hand.
- Ich bin der Steuermann in meinem Lebensschiff.

Gott gebe mir die Gelassenheit, Dinge hinzunehmen, die ich nicht ändern kann; den Mut, Dinge zu ändern, die ich ändern kann; und die Weisheit, das eine vom anderen zu unterscheiden.

Chr. F. Oetinger

Happiness is not in our circumstances, but in ourselves. It is not something we see, like a rainbow, or feel, like the heat of a fire. Happiness is something we are. John B. Sheerin

Wir bekommen selten das, was wir uns wünschen, aber immer das, was wir brauchen. Elisabeth Kübler-Ross

Alles, was geschieht und uns zustößt, hat einen Sinn; doch ist es oft schwierig, ihn zu erkennen.
Auch im Buch des Lebens hat jedes Blatt zwei Seiten. Die eine, obere, schreiben wir Menschen mit unserem Planen, Wünschen, Hoffen; aber die andere füllt die Vorsehung, und was sie anordnet, ist selten unser Ziel gewesen. Nisami

Der ist der Erkenntnis und der Selbstverwirklichung am nächsten, der mit seinem Schicksal zufrieden und einig ist. Denn die Zufriedenheit ist diese Fröhlichkeit des Menschen auch in der Bitterkeit des täglichen Lebens. Zun Nun

Jeder möchte die Welt verbessern, und jeder könnte es auch, wenn er nur bei sich selbst anfangen wollte. Heinrich Waggerl

Unsere Freiheit besteht darin, das Maß unserer Unfreiheit zu erkennen. Franziska Gebürsch

Den, der ja zu ihm sagt, führt sein Schicksal voran, den, der sich ihm widersetzt, schleppt es doch mit sich fort. Lucius Annaeus Seneca

Das Schicksal bestimmt über Götter und Menschen. Euripides

Der Regen fällt auf alle Dächer. Kamerun

Wem Schicksal von außen kommt, den erlegt es, wie der Pfeil das Wild erlegt. Wem Schicksal von innen und aus seinem Eigensten kommt, den stärkt es und macht ihn zum Gott. *Hermann Hesse*

Formeln und Spezialmischungen

39 Rescue Remedy

Notfalltropfen

Rescue Remedy, das Notfallmittel, ist die wichtigste und berühmteste Mischung aus Blütenessenzen. Sie wurde von Edward Bach selbst zusammengestellt und gehört – fertig gemischt in der Stockbottle Nr. 39 – zum kompletten Blütenset. *Rescue Remedy* ist das Mittel für Notsituationen, wie zum Beispiel Unfälle, schwere Verletzungen, jede Art von Schocks. Es hat schon unzähligen Menschen das Leben gerettet. Zwar kann es nicht die Betreuung durch den Arzt ersetzen, aber es überbrückt die Zeit bis zu seinem Eintreffen. Das *Rescue Remedy* ist wie folgt zusammengesetzt:

- *Cherry Plum* – gegen die Angst, die Kontrolle zu verlieren
- *Clematis* – gegen Bewußtlosigkeit und Tendenz zur Ohnmacht
- *Impatiens* – gegen Streß und mentale Spannung
- *Rock Rose* – gegen aufkommende Panik und Terrorgefühle
- *Star of Bethlehem* – gegen jede Art Schock und seine Folgen, wirkt integrierend auf die Persönlichkeit

Unter Notfall oder Schock verstehen wir alles, was unser energetisches System erschüttert, vom Schreck beim Empfang einer schlechten Nachricht bis zum schweren Unfall

mit Bewußtlosigkeit. Wenn das Bewußtsein sich aus dem physischen Körper zurückzieht, hat dieser keine Möglichkeit, sich aus eigener Kraft wieder zu erholen. *Rescue Remedy* verhindert die Desintegration des energetischen Systems, und der Heilungsprozeß kann unmittelbar einsetzen.
Bei Unfällen oder plötzlich auftretenden Krankheiten hilft *Rescue Remedy* dem Kranken *und* seiner Umgebung. Der Kranke ist ruhiger, und sein Heilungsprozeß verläuft schneller, wenn die ihn umgebenden Personen keine Angst um ihn haben.
Es gibt zahlreiche Gelegenheiten zur Verabreichung von *Rescue Remedy*, weshalb die Vorratsflasche für jeden Haushalt empfehlenswert ist.

Indikationen für Rescue Remedy:

- schwere innere oder äußere Verletzungen
- innere oder äußere Verbrennungen
- Unfälle (bis zum Eintreffen des Arztes)
- jede Art von Schock und Schockfolgen
- akute Schmerzzustände
- (plötzlich auftretende) Erschöpfung durch Unfall oder anderes
- Bewußtlosigkeit, Ohnmacht, Koma
- vor und nach chirurgischen oder zahnärztlichen Eingriffen
- vor, während und nach einer Geburt
- nach Empfang erschütternder Nachrichten
- in schwierigen Momenten (Prozeß, Scheidung, Trauerfall, Streit ...)
- Zusammenbruch wegen Arbeitsüberlastung
- streßbedingte Schlaflosigkeit

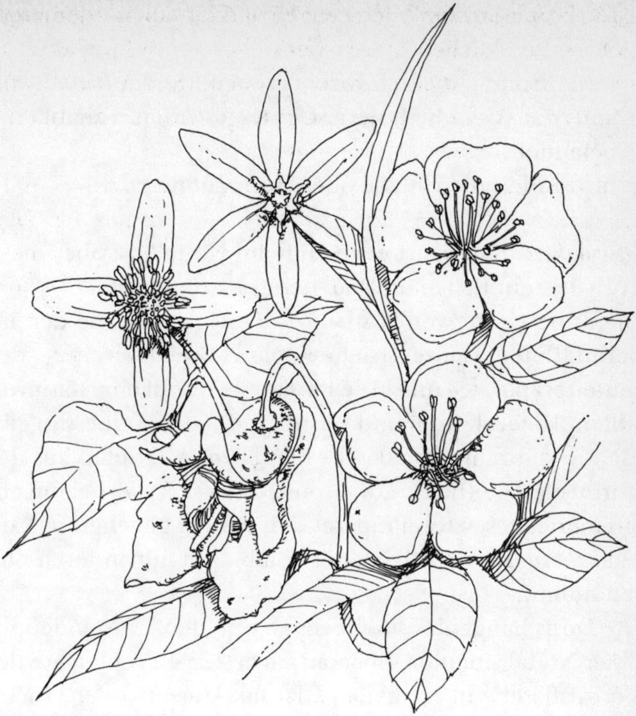

- für Protagonisten oder Zeugen von Unfällen oder anderen schrecklichen Ereignissen
- für Personen, die sich vorübergehend in der Gewalt von anderen (Geiselnehmern, Geistesgestörten, Fanatikern) befanden
- für Kinder, die Unfälle oder Horrorfilme sahen

Rescue Remedy gewährt erste Hilfe im Notfall, ist aber nicht geeignet, ein Leben im Dauerstreß auszugleichen!
Die Zubereitung von *Rescue Remedy* erfolgt wie die der anderen Blütenessenzen (siehe Kapitel »Die Zubereitung der Blütenpräparate« und »Die Einnahme«): Auf eine Basis von stillem Mineralwasser und Weinbrand (oder Weinessig) gibt man in die Einnahmeflasche von 30 ml 4 Tropfen aus der Vorratsflasche (nicht 2, wie sonst, da es sich hierbei um ein zusammengesetztes Präparat handelt!), gleichgültig, ob man *Rescue Remedy* allein oder kombiniert mit anderen Blüten nimmt.
Die Dosis hängt ab vom Einzelfall und den Umständen. In einer Notfallsituation gibt man am besten 4 Tropfen aus der Vorratsflasche in ein halbes Glas mit Wasser (oder Fruchtsaft), das der Patient langsam schluckweise zu sich nimmt. Danach setzt man die Behandlung aus der Einnahmeflasche fort, 4 Tropfen alle 10 Minuten, später jede Stunde, indem man langsam die Abstände zwischen den Gaben ausdehnt, je nach Schwere des Zustandes. Ist die Person bewußtlos, träufelt man ihr einige Tropfen auf die Lippen, die Stirn, die Schläfen, den Puls, bei kleinen Kindern auf die Fontanelle. Das Ergebnis wird immer eine schnelle seelische Stabilisierung sein und ein Heraustreten aus der Bewußtlosigkeit oder dem Schockzustand. *Rescue Remedy* hilft auch in Form von Kompressen, Bädern, Umschlägen. Für diese Anwendungen gibt man 4 Tropfen aus der Vorratsflasche in

ein großes Glas Wasser (etwa ein Viertelliter); bei Verbrennungen, frischen Wunden und Prellungen möglichst alternierend mit Eiswasser unter Zusatz von Arnikatinktur.

Nimmt man *Rescue Remedy* längere Zeit hindurch ein (zum Beispiel zur »Aufarbeitung« eines nicht ganz frischen Schocks), gibt man fünfmal täglich 4 Tropfen aus der Einnahmeflasche unter die Zunge. Will man die Formel mit anderen Blüten erweitern, behandelt man sie wie eine Einzelblüte, nur daß man in die Einnahmeflasche 4 Tropfen *Rescue Remedy* gibt und von den zusätzlichen Blüten nur je 2 Tropfen.

Die Formel *Rescue Remedy* hat ihre große Wirksamkeit aufgrund der perfekten Zusammensetzung in Tausenden von Fällen während der letzten sechzig Jahre bewiesen. Wenn allerdings eine Person deutlich eine der Blüten aus der Kombination schon vor Eintreten des Notfalles brauchte, muß man diese Blüte mitunter der Notfallmischung zugeben. Wenn z. B. jemand *Impatiens* einnimmt, weil er in größter Anspannung lebt, in ungeduldiger Erwartung, und während dieser Zeit kommt eine schwere Krankheit zum Ausbruch, wird man *Rescue Remedy* verordnen, um ihn zu stützen. Es kann dann geschehen, daß er wieder so ungeduldig wird, als enthielte das *Rescue Remedy* nicht auch *Impatiens.* Es empfiehlt sich daher, in diesem Fall *Rescue Remedy* in Kombination mit *Impatiens* oder eventuell anderen wichtigen Blüten zu geben; was in dem genannten Fall *Sweet Chestnut* sein könnte oder auch die für die Person typische Blüte.

Wenn die Stockbottle, die Vorratsflasche, mit *Rescue Remedy* zur Neige geht, kann man provisorisch Ersatz mischen: Man gibt Weinbrand in eine Tropfflasche von 30 ml und fügt hinzu je 2 Tropfen aus der Stockbottle jeder der Blüten, aus denen sich *Rescue Remedy* zusammensetzt (*Cherry Plum, Clematis, Impatiens, Rock Rose, Star of Bethlehem*).

Bach-Creme

Bei Unfällen und Verletzungen hat auch die Bach-Creme Bedeutung: eine Kombination aus *Rescue Remedy* mit *Crab Apple* auf einer fettfreien homöopathischen Salbengrundlage. Bei frischen kleineren Verletzungen, Verbrennungen, Stößen, Rissen, Zerrungen, Stauchungen usw. gibt man die Creme während einiger Tage häufig auf die entsprechende Hautstelle. Bei Warzen, Hautflecken und chronischem Ekzem muß man die Creme zweimal täglich über längere Zeit anwenden, um einen Erfolg zu sehen. Um den Juckreiz von Ekzemen oder Insektenstichen zu lindern, mischt man *Impatiens* bei (siehe auch Kapitel »Formeln für die Haut und gegen Allergien«).

Examensformel

Im Gegensatz zum *Rescue Remedy*, das immer einnahmebereit zur Hand sein sollte, muß man bei allen anderen Mischungen und Formeln, die die Fachliteratur erwähnt, folgendes berücksichtigen: Man erzielt zufriedenstellende Resultate nur, wenn die Seelenzustände, die den verwendeten Blüten entsprechen, auch für den Patienten typisch sind oder im Augenblick auf ihn zutreffen. Der Therapeut muß jede Formel lediglich als Basis für eine individuelle Mischung betrachten.
Dennoch erreichen wir gute Ergebnisse mit der Examensmischung, die wir – je nach Charakter des Klienten – getreu nach der Formel oder mit Veränderungen mischen.

Die Formel enthält:
– *Gentian* – gegen Mutlosigkeit und Zweifel

- *Elm* – gegen das vorübergehende Gefühl der Unzulänglichkeit
- *Clematis* – um Interesse an der Gegenwart zu stärken
- *Larch* – bei fehlendem Selbstvertrauen und der Angst zu versagen
- *White Chestnut* – gegen Konzentrationsschwäche

Wenn eine Person keine Züge von *Clematis* hat, ist es nicht sinnvoll, diese Blüte hinzuzufügen; alle anderen Blüten haben viel zu tun mit der speziellen Situation vor einem Examen oder einer anderen wichtigen Prüfung und helfen der Mehrzahl der Hilfesuchenden in einer entsprechenden Situation. Außerdem mischen wir in vielen Fällen *Chestnut Bud* bei, um das Wiederholen von Fehlern zu vermeiden.

Wenn jemand gleichzeitig andere Blüten dringend braucht, muß man sehen, welche die wichtigsten für ihn in dieser speziellen Situation sind. Einige Therapeuten wenden die Formel wie eine Einzelblüte an, so wie das *Rescue Remedy*, aber ich halte nichts von dieser Idee; ich ziehe es vor, nach dem Leitspruch »weniger ist mehr« die geringstmögliche Anzahl Blüten zu mischen.

Ich erinnere mich an den Fall einer Patientin, die in einem wichtigen und schwierigen Augenblick ihres Studiums zu mir kam. Nach dem Gespräch (sie blieb recht verschlossen und skeptisch) mischte ich ihr die Formel mit *Chestnut Bud.* Nach ein paar Wochen ohne wesentliche Besserung hatten wir ein zweites Gespräch, in dem ich ihr die Deva-Darstellungen von Hanslian vorlegte (siehe Kapitel »Verschiedene Diagnosemethoden«). Sie befand sich in einer Grenzsituation voll Verzweiflung und Beklemmung und Angst. Außerdem zeigte sie Ungeduld mit sich selbst und fehlendes Selbstvertrauen. Wir mischten *Agrimony, Chestnut Bud, Impatiens, Larch, Sweet Chestnut.* Dieser Blütenstrauß bildete die

Basisbehandlung, ergänzt durch die Examensformel mit *Chestnut Bud* für die Prüfungstage und die Tage unmittelbar davor. Gemeinsam fanden wir einige sehr persönliche Leitsätze für sie heraus. Sie machte außerdem allabendlich Kompressen mit *Larch* und *White Chestnut* auf den entsprechenden Hautzonen (siehe Kapitel »Verschiedene Diagnosemethoden«); die letztgenannte Blüte betraf die Blockade, die ihr persönlich am hinderlichsten vorkam; *Larch* sah ich als ihre Basisblüte an. Vom ersten Moment dieser Behandlung an besserten sich die Leistungen der Studentin zusehends, im umgekehrten Verhältnis zu den Zweifeln, die sie vorher hatte und die allmählich verschwanden; nach wenigen Monaten bestand sie das Schlußexamen sehr gut.
Ein anderes Beispiel aus meiner Praxis war ein Student mit typischem *Agrimony*-Charakter, der außerdem die Schuld an jedem Versagen immer auf andere schob. Er kam in die Praxis, besorgt wegen einiger unmittelbar bevorstehender Prüfungen. Ich gab ihm aus der Formel *Clematis, Gentian, Larch,* die alle charakteristisch für ihn waren, und fügte *Agrimony* und *Willow* hinzu. In mehreren Examenszeiten hatte er großen Erfolg mit dieser Mischung.
Aber die Examensmischung verschreibt man nicht nur Schülern und Studenten, sondern auch für Personen in folgenden Situationen:

- wichtiges Treffen, das im Vorfeld Angst verursacht
- Einstellungsgespräch
- entscheidender Gerichtstermin
- Antrittsrede oder Vorlesung usw.

Man nimmt die Tropfen von dem Augenblick an, in dem man weiß, daß man ein Examen oder eine vergleichbare »Prüfung« anstehen hat. Man nimmt gewöhnlich fünfmal

täglich 4 Tropfen unter die Zunge; aber in Augenblicken mit größerer Angst oder am Prüfungstag selbst kann man die Tropfen auch häufiger nehmen, bis zu alle 10 Minuten, immer 4 Tropfen.
Die Zubereitung erfolgt wie für jeden anderen Blütenstrauß: Man gibt 2 Tropfen aus jeder entsprechenden Vorratsflasche in eine Einnahmeflasche von 30 ml; wenn der Therapeut die Mischung wie eine Einzelblüte behandeln will, bereitet er vorher eine Spezialmischung nach dem Schema von *Rescue Remedy zu*: in einer Tropfflasche von 30 ml Weinbrand je 2 Tropfen aus jeder entsprechenden Stockbottle. Davon gibt er dann 4 Tropfen in die Einnahmeflasche. Will er sie mit anderen Blüten mischen, die im Moment nötig zu sein scheinen, gibt er von diesen nur jeweils 2 Tropfen zu.

Formeln für die Haut und gegen Allergien

Auch wenn wir alles im Sinn haben, was weiter oben über die Individualität jedes Patienten und jeder Gesundheitsstörung gesagt wurde, können wir doch alle allergischen Krankheitsbilder von einer Grundformel ausgehend bearbeiten. Es spielt keine Rolle, in welchem Organ sich die allergischen Reaktionen abspielen; die psychische und die charakterliche Disposition pflegt die gleiche zu sein, ob sich die Allergie als Ekzem, als Asthma oder in einer anderen Form äußert. Allergiker sind im allgemeinen sehr nervös, ungeduldig, unausgeglichen, Stimmungsschwankungen unterworfen und nicht gewillt, ihren Problemen ins Auge zu sehen. Sie unterdrücken ihre natürlichen Impulse.
Sie reagieren ängstlich verzagt bis panisch angesichts der Gefahr, mit allergieauslösenden Faktoren oder Stoffen in

Berührung zu kommen. Vor allem Asthmatiker leben in großer Angst vor einem Anfall. Aufgrund des Gesagten können wir als Basis in jedem Fall verordnen:
Agrimony, Mimulus, Scleranthus.
Wegen der Wechselwirkung zwischen Ungeduld und Juckreiz fügen wir bei juckenden Ekzemen oder anderen Hautausschlägen hinzu:
Impatiens.
Um den Organismus nicht nur von Allergenen, sondern möglichst auch von den produzierten Antikörpern zu säubern, komplettieren wir die Grundformel mit *Crab Apple.* Diese Blüte ist auch wichtig wegen der Empfindungen von Scham und Ekel, die die meisten Allergiker angesichts natürlicher und instinktiver Vorgänge haben (siehe auch Kapitel *Crab Apple*). Wir erhalten so die Formel:
Agrimony, Crab Apple, Impatiens, Mimulus, Scleranthus.
Der Heilerfolg dieser Mischung ist immer überraschend; dennoch empfehle ich, die Gemütsbewegung, die Aufregung oder Angst herauszufinden, die dem ersten Auftreten der Allergie vorausging. Das kann sehr hilfreich sein, um der Mischung die »Schlüsselblüte« zuzufügen.
Sehr häufig äußert sich eine Allergie zuallererst über die Haut, in Form von Nesselsucht oder Ekzem. Die Haut ist unser größtes Reinigungsorgan; es ist natürlich, daß wir darüber reagieren, wenn wir etwas nicht ertragen oder uns nicht an eine Situation gewöhnen können und gleichzeitig unfähig sind, diese Gefühle oder unsere Angst und/oder unseren Ekel auszudrücken. Also drückt unser Körper all das über die Haut aus.
Wenn wir die krankmachende Situation oder unser Verhalten ihr gegenüber nicht ändern können, verschärft sich das Problem, geht tiefer, und in vielen Fällen tritt als zweite Etappe allergischer Schnupfen auf, Heuschnupfen. Hier

kann uns wieder der Volksmund weiterhelfen: Wenn wir eine Situation oder Person nicht mehr ertragen können, haben wir »die Nase voll«. Deshalb müssen wir immer mit dem Allergiker besprechen, wen oder was er nicht mehr erträgt! Wenn er die Situation nicht verändert oder zumindest versteht, kann er nicht vollständig geheilt werden.

Wenn die Situation sich verschärft, kann die dritte Etappe Asthma sein. Dies ist logisch, wenn wir uns vor Augen halten, daß auch die Schleimhäute der Atemwege Teil der Haut sind. Während des Heilungsprozesses verlagert sich das Problem gewöhnlich allmählich von innen nach außen, vom Asthma ausgehend über die Bronchitis und den Schnupfen schließlich zum Ekzem, danach kommt es zur Heilung. Der Heilungsprozeß folgt in umgekehrter Richtung der Entwicklung der Krankheit, die wir uns als eine Sackgasse vorstellen können, aus der man nur rückwärts wieder herausfindet. Nicht immer äußert sich die Allergie in diesen drei oder vier Etappen; manchmal tritt eine einzige auf oder zwei oder andere allergische Manifestationen; aber immer, wenn es sich um Reaktionen über die Haut handelt, ist die Reihenfolge im Auftreten und Verschwinden der Krankheitsbilder wie hier beschrieben.

Ein achtunddreißig Jahre alter Patient, der aus anderen Gründen in die Sprechstunde kam, litt seit fünfundzwanzig Jahren ständig an Heuschnupfen; in den letzten Monaten waren zusätzlich allnächtliche Asthmaanfälle aufgetreten. Während des ausführlichen Gesprächs erinnerte er sich an das erste Auftreten der Krankheit. Mit dreizehn Jahren hatte er einen schweren seelischen Schock erleiden müssen und steckte in seiner schulischen Laufbahn in einer verzweifelten Lage. Einige Versuche, sich mittels Desensibilisierung zu heilen, brachten kaum Erleichterung. Er war eine Person vom Typ *Rock Water* und beschwerte sich auch über starke Rückenschmerzen. In letzter Zeit hatte er schon kaum noch Hoffnung auf Besserung. Er war weder ungeduldig, noch schien er Stimmungswechseln unterworfen, weshalb ich von der Formel *Impatiens* und *Scleranthus* ausschloß und folgenden Blütenstrauß zusammenstellte:

Agrimony, Crab Apple, Gorse, Mimulus, Rock Water, Star of Bethlehem.

Das waren viele Blüten auf einmal, aber ich hoffte, den Strauß in Kürze verkleinern zu können. Ich empfahl, die Tropfen abends und nachts vor dem Schlafengehen häufiger zu nehmen, auch während eines Anfalls. Von der ersten Nacht an verschwand das Asthma, und er hatte in der Folge eine einzige Attacke in einer besonders schwülen Sommernacht.

In der zweiten Mischung schieden wir *Gorse* aus. Er war glücklich, konnte aber noch nicht so recht an eine Veränderung glauben. Er bestätigte, daß er durch viele Träume seine Situation besser zu verstehen lernte, daß der Heuschnupfen verstärkt aufgetreten sei, aber ohne Atemnot zu verursachen. Mit der Zeit verschwand auch dieser, und während der eineinhalb Jahre, die wir in Verbindung blieben, hatte er keinen Rückfall mehr und fühlte sich sehr gut. Nicht häufig kommt der Erfolg so schnell und anscheinend so leicht. Die Heilung hängt immer sehr vom Bewußtsein und dem Willen des Kranken ab. Aber gerade bei Allergien kommt noch etwas hinzu: das Umfeld des Patienten, besonders in der Familie und am Arbeitsplatz. Daher wirkt ein »Klimawechsel« oft Wunder, der eine gewisse räumliche Distanz zu Familie und Alltag einschließt. Natürlich besteht kein Zweifel, daß einige Wochen Hochgebirge oder Seeluft helfen, den Zustand des Allergikers zu stabilisieren.

Aber wir wissen alle, daß viele Allergien in den Ferien oder im Urlaub verschwinden, weil sie Reaktionen auf die Arbeitsplatz- oder Schulsituation sind. Wir müssen mit dem Patienten die Ursachen seiner Probleme bearbeiten und die Möglichkeiten, sein Leben oder seine Einstellung, also seine Reaktionsweise, zu verändern.

Bei Asthma ist es vor allem wichtig, dem Kranken die Angst vor dem Anfall zu nehmen. Normalerweise geschieht das mit Hilfe von *Mimulus*, manchmal mit *Rock Rose.* Sehr gute Resultate erzielt man mit autogenem Training, nicht nur, um einen Anfall abzukürzen, sondern auch, um sich das Asthma mit der Zeit »abzugewöhnen«. Die Methode kann die Allergie nicht heilen, aber der Körper (das neurovegetative System) wird nach einer gewissen Zeit des Übens so gestärkt, daß er nicht mehr in allergischer Weise reagiert.

Wenn jemand »sich viel Streß macht«, wie die Typen *Vervain* oder *Elm*, oder durch eine Etappe geht, die die Charakteristika von *White Chestnut* aufweist, muß man natürlich die entsprechende Blüte in der individuellen Formel berücksichtigen.

Im Fall von Ekzemen oder anderen Hauterkrankungen wendet man zusätzlich die *Bach-Creme* an, zusammengestellt mit *Rescue Remedy* und *Crab Apple;* bei Juckreiz zusätzlich mit *Impatiens.* Die Salbengrundlage wählt man je nach Beschaffenheit des Ekzems fett oder nicht fettend. Mit der kombinierten Behandlung von Tropfen und Creme gelingt sogar die Heilung von Psoriasisfällen (Schuppenflechte). (Die einzige erfolgreiche Behandlung, die ich außerdem kenne, sind jährlich zwei Monate Baden in den salzigen Wassern des Toten Meeres.)

Ein Herpes zoster, die Gürtelrose, erträgt keine Berührung, daher verbietet sich in vielen Fällen das Auftragen der Creme; man behandelt ihn mit der Allergieformel *(Agrimony, Crab Apple, Impatiens, Mimulus, Scleranthus)* plus *Olive*, weil diese Herpesform fast immer in Situationen von physischer oder psychischer Erschöpfung auftritt; häufig auch, wenn der Organismus durch eine lange oder schwere Erkrankung geschwächt ist: Dann empfiehlt sich der Zusatz von *Gorse*. Wie immer muß auch hier der individuelle Fall untersucht werden.

Gegen Pilze und Warzen hilft es manchmal schon, nur *Crab Apple* und die Creme einzusetzen. Dennoch empfehle ich die Hautformel, weil sie alles enthält, um das Spektrum abzudecken, das häufig Warzen verursacht; in manchen Fällen ist der Zusatz von *Pine* angezeigt, weil unterdrückte Schuldgefühle Warzen verursachen können. Von den Pilzen wissen wir, daß sie gern auf geschwächter und damit leichter verwundbarer Haut Fuß fassen, zum Beispiel auf Ekzemen.

Gegen den Juckreiz wurde weiter oben schon die Bachcreme mit Zusatz von *Impatiens* genannt; diese hilft nicht nur wunderbar bei jeder Art von Insektenstichen oder Brennesselquaddeln, sondern wirkt vor allem auch lindernd bei den lästigen juckenden Ausschlägen, wie sie viele Kinderkrankheiten begleiten.

Um Hautflecken und chronische Warzen erfolgreich zu behandeln, braucht man sehr viel Geduld.

Akne spricht sehr gut auf die Formel an. Zu Beginn tritt sie zwar verstärkt auf, in einem Reinigungsprozeß, aber mit der Zeit klingt sie ab.

Die Tropfen wirken auch, wenn man sie direkt auf die Haut gibt.

Manchmal ist es günstig, ein Vollbad zu bereiten mit 7 Tropfen *Crab Apple* aus der Vorratsflasche, oder mit 20 Tropfen der Mischung aus der Einnahmeflasche.

Formeln rund um die Geburt und für das Neugeborene

Man sollte die Entbindung einige Tage vor dem Termin mit Blüten vorbereiten oder die Blüten spätestens sofort bei Beginn der Wehentätigkeit oder bei anderen Anzeichen einnehmen, in folgender Kombination:

- *Chicory* – damit die Gebärende das Kind »losläßt« und eine leichte Entbindung hat
- *Walnut* – wegen der einschneidenden Veränderung für Mutter und Kind
- *Rescue Remedy* – wie in jeder akuten oder Notfallsituation

Sehr oft empfiehlt es sich, die Mischung mit einer anderen Blüte abzurunden. Hat die Schwangere Angst vor der Entbindung, sollte man sie mit *Mimulus* vorbereiten, eventuell während der letzten Schwangerschaftswochen; fühlt sie sich an den Grenzen ihrer Belastbarkeit, mit *Sweet Chestnut*; wenn sie sehr unruhig ist und den Termin kaum abwarten kann, sollte sie *Impatiens* nehmen.
Während der Geburt verabreicht man diese persönliche Mischung weiter.
Nach der Geburt, falls diese nicht mit Blüten vorbereitet oder begleitet wurde, gibt man Mutter und Neugeborenem *Rescue Remedy*. Außerdem können hilfreich sein für Mutter und Kind:

- *Walnut* – wegen der einschneidenden Veränderung
- *Crab Apple* – zur Reinigung des Organismus
- *Scleranthus* – um ins Gleichgewicht zu kommen

Statt *Rescue Remedy* könnte man wegen des Geburtsschocks beiden *Star of Bethlehem* verabreichen; war die Geburt sehr kompliziert, wurde eventuell die Zange oder ein anderes Hilfsmittel eingesetzt oder gab es Probleme mit der Nabelschnur, helfen dem Neugeborenen:

- *Rock Rose* – wegen der durchlebten Panik und extremen Angstsituation
- *Cherry Plum* – bei Gefahr einer leichten Hirnfunktionsstörung
  (siehe auch die Kapitel *Cherry Plum*, *Rock Rose* und *Star of Bethlehem*).

Stillt die junge Mutter, so nimmt sie das Mittel ein, und es wirkt über die Milch auf das Neugeborene. Andernfalls gibt man dem Kind die Tropfen in die Nahrung, direkt in den Mund oder auf die Fontanelle und die Pulse.
Nach drei oder vier Tagen erleben viele Wöchnerinnen eine nachgeburtliche Depression, ausgelöst durch die hormonelle Umstellung und wegen des »Verlustes« der Schwangerschaft und damit des intimen Kontaktes mit ihrem ungeborenen Kind. Diesen Zustand kann man durch die Gabe von *Gentian* oder *Mustard* erleichtern – je nach Veranlagung der Frau.
Nach einer Fehlgeburt oder einer Totgeburt helfen:

- *Gentian* – wegen der Depression danach
- *Pine* – gegen das fast unvermeidliche Schuldgefühl
- *Honeysuckle* – wenn die Frau in ihrer Erwartung sehr glücklich war
- *Star of Bethlehem* – wegen des Schocks oder
- *Rock Rose* – wenn die Situation schreckenerregend war

Formel für den Eintritt in den Kindergarten oder in die Grundschule

- *Walnut* – für die große Umstellung, den neuen Lebensabschnitt
- *Mimulus* – für die Angst vor dem Unbekannten und die Unsicherheit
- *Honeysuckle* – für die Sehnsucht nach zu Hause, die Traurigkeit
- *Olive* – für das Ermüdende der neuen Situation und weil jetzt die übliche Zeit für Mittagsschlaf und erholsames Spiel fehlt

Wenn ein Kind nie oder nur für kurze Stunden im Kindergarten war, empfiehlt sich die gleiche Mischung auch für den Schuleintritt. Um ihrem Kind den Wechsel zu erleichtern, kann auch die Mutter *Walnut* nehmen; in der Vorbereitungsphase, zum besseren Abstandnehmen, *Chicory*; falls sie zu größerer Besorgnis um das Kind neigt, hilft besser *Red Chestnut.*

Formeln gegen quälende Schmerzen

Bei Zahn- oder Ohrenschmerzen, bei rheumatischen, neuralgischen oder anderen anhaltenden Schmerzen, die viel Kraft und Durchhaltevermögen kosten, bringt folgende Formel Erleichterung:

- *Agrimony* – wegen der Anstrengung, die es kostet, nicht zu zeigen, wie schlecht man sich fühlt
- *Cherry Plum* – hängt mit anfallartigen (besonders Rheuma-)Schmerzen zusammen

- *Elm* – man glaubt, man kann einfach nicht mehr
- *Vervain* – weil Schmerz und Anspannung sich wechselweise verstärken, besonders wichtig im Fall von Migräne und Spannungskopfschmerz
- *White Chestnut* – quälende Gedanken verursachen häufig quälende Kopfschmerzen und umgekehrt

Zu dieser Basisformel können nach Bedarf gemischt werden:

- *Chestnut Bud* – falls die Schmerzen in akuten Anfällen auftreten, wie Ischias oder Migräne
- *Crab Apple* – zur Reinigung, falls die Migräne Ausdruck einer Leberstörung ist
- *Impatiens* – wenn die eigene Ungeduld, sich bald wieder besser zu fühlen, Entspannung und Besserung verhindert

In den Fällen von Kopfschmerzen oder Migräne, die durch Wetterwechsel oder atmosphärische Störungen hervorgerufen werden, habe ich sehr gute Resultate mit folgender Mischung erzielt:

- *Agrimony* – wegen der besonderen Angespanntheit in diesen Momenten
- *Chestnut Bud* – weil diese Zustände sich wiederholen
- *Elm* – weil man keine Kraft mehr fühlt in diesen Momenten
- *Impatiens* – weil man es nicht abwarten kann, daß diese Folter aufhört
- *Scleranthus* – die körperlichen Veränderungen werden ausgelöst durch atmosphärische Schwankungen
- *Vervain* – um die Blutzufuhr zum Gehirn zu erleichtern
- *White Chestnut* – um sich nicht noch mit unnützen, sich ständig wiederholenden Gedanken zu quälen

Man fängt bei den ersten Anzeichen von Schmerz mit der Einnahme der Mischung an. Man nimmt alle 10 Minuten 4 Tropfen unter die Zunge, bis man etwas Erleichterung spürt; danach vergrößert man die Intervalle auf stündlich 4 Tropfen, so lange, wie ein Anfall gewöhnlich dauert, oder wenigstens, bis man nach ein paar Stunden keinerlei Beschwerden mehr hat.
Es erleichtert auch, wenn man die Tropfen direkt auf die schmerzenden Zonen bringt, meist Stirn, Schläfen und Nacken.

Formel bei Wetterfühligkeit

- *Chestnut Bud* – weil immer wieder das gleiche passiert
- *Scleranthus* – Wechsel, fehlendes Gleichgewicht
- *White Chestnut* – Nervosität, Anspannung

In Zeiten häufiger Witterungsumschwünge, vor allem im Frühjahr und Herbst, hilft die Formel vorbeugend all jenen, die unter solchen Wechseln leiden.
Handelt es sich um Anfälle von Rheuma, Ischias, Migräne, hat man mehr Erfolg mit dem Zusatz von *Vervain*; reagiert das Herz und fühlt man Beklemmung durch den Umschwung, fügt man *Agrimony* hinzu.
Man nimmt wie üblich fünfmal täglich 4 Tropfen; kündigt der Wetterwechsel sich an, zum Beispiel durch einen Sturm, lastende Schwüle oder heftigen Wind oder in den Tagen um Vollmond und Neumond, erhöht man die Häufigkeit der Einnahme.

Formeln gegen Reisekrankheiten

Ich wiederhole, daß jeder Fall einzigartig ist und es keine allgemeine »Wunderformel« geben kann. Aber es gibt Annäherungen, allgemeine Richtlinien.
Wer Übelkeit und Schwindel verspürt wegen der Bewegung des Autos, Flugzeugs oder Schiffes, für den genügt meist die Einnahme von

- *Agrimony* – wegen der Beklemmung, die die Reise verursacht
- *Mimulus* – gegen die Angst vor der Übelkeit (und vor Zwischenfällen!)
- *Scleranthus* – zur Stabilisierung des Gleichgewichts in all der Schaukelei, dem Rütteln, Stampfen oder was immer

Die meisten Babys reisen völlig ruhig, schlafend, als fühlten sie sich gewiegt. Aber viele Kinder, die groß genug sind, im Sitzen zu reisen, sehen im Auto alles scheinbar ruhig an seinem Platz, während ihr Magen sich unabhängig davon zu bewegen scheint. Dieser Umstand verursacht ihnen Übelkeit und Erbrechen. Für diese Kinder (und für Hunde oder Katzen, die mit uns reisen!) ist die Mischung ausgezeichnet. Wenn sie etwas größer sind oder in einem erhöhten Kindersitz reisen, durchs Fenster die sich rasch bewegende Landschaft sehen und sie den anderen Reisenden kommentieren können, fühlen sie sich besser.
Bei Flugreisen nimmt man in den Fällen von Unwohlsein wegen des Druckausgleichs in den Flugzeugkabinen schon vor Start und Landung alle 10 Minuten die Formel gegen Beschwerden bei Wetterwechsel:
Chestnut Bud, Scleranthus, White Chestnut.
Leidet man unter Kreislaufstörungen, Schwindelgefühl

oder Blutdruckschwankungen, wenn man von einer Klimazone in eine andere reist, hilft diese Formel mitunter auch; es ist empfehlenswert, einige Tage vor Reiseantritt mit der Einnahme zu beginnen. Bewirkt dieser Wechsel allerdings Kopfschmerzen oder Migräne, wirkt die erweiterte Formel besser:

- *Agrimony* – gegen die Beklemmung
- *Chestnut Bud* – weil die Sache sich immer wiederholt
- *Mimulus* – wegen der Angst vor dem Anfall
- *Scleranthus* – wegen des Klimawechsels
- *White Chestnut* – wegen der Spannung, der Nervosität
- *Crab Apple* – weil die gewohnte »Ordnung« fehlt, fügen dies all diejenigen der Formel zu, die auf Reisen unter Verstopfung leiden, sei es wegen des ungewohnten Rhythmus, sei es aus Ekel vor vermutlich unhygienischen Plätzen, Tellern, Toiletten.

Die Gruppen

Der Wanderer in den Hügeln von Wales

Von 1928 an suchte Edward Bach systematisch nach den Blüten für die Mittel, die ihm vor der Seele standen. Zu diesem Zweck wanderte er in langen Märschen über die Erde seiner walisischen Vorfahren. Wegen des Symbolgehaltes der Zahlen glaubte er, sieben Heiler finden zu müssen; bald erkannte er, daß er mehr Blütenmittel brauchte, und war überzeugt, es müßten zwölf sein, auch eine wichtige, symbolträchtige Zahl. Obwohl er diese vagen Ideen nicht veröffentlichte, wissen wir aus Briefen, daß er eine Verbindung sah zwischen den zwölf Heilern und den astrologischen Zeichen des Tierkreises; sowohl die zwölf Tierkreiszeichen als auch die Blütenzustände der zwölf Heiler entsprechen archetypischen Charakteren, die Bach mit seinen Mitteln zu harmonisieren suchte. Astrologen und Therapeuten wie Peter Damian und Dietmar Krämer errichteten auf dem Grund der Bachschen Vermutungen ein Bezugssystem zwischen den ersten zwölf Blüten und der Astrologie (siehe Kapitel »Die 12 Schienen nach Dietmar Krämer«).
Schon 1933 hatte Bach das erste Dutzend seiner Blütenmittel gefunden und sein erstes Buch *Die zwölf Heiler* geschrieben, in dem er folgende Blüten behandelt:

- *Mimulus* – für die Ängstlichen, Schüchternen
- *Impatiens* – für die Ungeduldigen
- *Clematis* – für die Tagträumer

- *Agrimony* – für alle, die sich und ihre Konflikte hinter einer fröhlichen Maske verstecken
- *Chicory* – für die Besitzergreifenden, die alles kontrollieren
- *Vervain* – für die Fanatiker, die »Missionare«
- *Centaury* – für die Willensschwachen
- *Cerato* – für die, die ihrer eigenen Meinung mißtrauen
- *Scleranthus* – für die Schwankenden, Launischen
- *Water Violet* – für die, die sich anders fühlen
- *Gentian* – für die leicht Entmutigten
- *Rock Rose* – für die, die Panik empfinden

Bald jedoch wurde Bach klar, daß Krankheit und Leid die Persönlichkeit des Kranken so stark beeinflussen, daß sie zusätzliche Blockaden schaffen. Er dachte, vier »Helfer« zu finden, die wie Eckpfeiler das System der Heiler stützen sollten. Aber vier waren nicht ausreichend; erst im folgenden Jahr, 1934, konnte Bach die Suche beenden und seine sieben Helfer vorstellen (von denen er zwei, *Olive* und *Vine*, durch die Vermittlung von Freunden aus wärmeren Klimazonen erhielt):

- *Gorse* – gegen die Resignation
- *Oak* – für den unermüdlichen Kämpfer
- *Heather* – für das »bedürftige Kleinkind«
- *Olive* – gegen Erschöpfung
- *Rock Water* – bei unbeugsamer, starrer Haltung
- *Vine* – für die dominierende Persönlichkeit
- *Wild Oat* – erleichtert die Suche nach der Lebensaufgabe

Bis 1935 fand Bach alle übrigen Blüten seines Systems, indem er kreuz und quer die urwüchsige Waliser Landschaft durchstreifte. Dank seiner großen Sensibilität erkannte er,

bald auch ohne große Versuche, die Eigenschaften der Pflanzen; unter ihnen befanden sich vierzehn Bäume mit starker und besonderer Energie, sehr gut geeignet zur Ergänzung seiner Heilmittel.
Seit Urzeiten wird der Baum als Bindeglied zwischen Himmel und Erde angesehen, als Vereiner der kosmischen und chthonischen Energien. In vielen Kulturen verehrt man die Devas dieser Riesen im Pflanzenreich, die sich dem Menschen gegenüber immer als wohltätig erweisen. Die zuletzt von Bach gefundenen vierzehn Bäume helfen bei folgenden Blockaden:

- *Cherry Plum* – Verlust der Kontrolle, explosive Ausbrüche
- *Elm* – der schwache Moment des Starken
- *Pine* – Schuldgefühle
- *Larch* – Minderwertigkeitsgefühle
- *Willow* – Fehlen von Eigenverantwortung
- *Aspen* – undefinierbare Ängste, Vorahnungen
- *Hornbeam* – Erschöpfung durch die Routine
- *Sweet Chestnut* – Angst und Beklemmung in Grenzsituationen
- *Beech* – Arroganz und Kritiksucht
- *Crab Apple* – übertriebenes Perfektionsstreben
- *Walnut* – Unsicherheit in Übergangszeiten
- *Chestnut Bud* – Wiederholung von Irrtümern
- *White Chestnut* – unablässige Wiederholung quälender Gedanken
- *Red Chestnut* – übertriebene Sorge um andere

Außerdem ergänzte er das System um fünf weitere Blüten, von denen vier eine wichtige Rolle in Tradition und Kultus spielen; zum Beispiel *Holly* und *Honeysuckle*, deren Bedeutung in den entsprechenden Kapiteln behandelt wurde.

Wild Rose und *Star of Bethlehem*, die Rose und die Lilie, sind die beiden symbolischen Blüten Christi; sie verkörpern sein Wesen, das gleichzeitig irdisch und unschuldig ist, Materie und höhere, mystische Vereinigung. *Mustard* schließlich symbolisiert als Träger des *sulphur* das Feuer, die Sonne, die schöpferische Kraft, die das Leben erst ermöglicht.

- *Holly* – die allumfassende, bedingungslose, aber pervertierte Liebe
- *Honeysuckle* – die Sehnsucht nach dem verlorenen Glück
- *Wild Rose* – die völlige Resignation
- *Star of Bethlehem* – Schock und Schockfolgen
- *Mustard* – die endogene Depression

Die hier beschriebenen Gruppen haben heute eher historischen Wert, wenn man von ihrer Grundlage absieht, den zwölf Heilern.

Die 7 Gruppen nach dem System von Dr. Edward Bach

Nachdem er alle Blüten zusammengestellt hatte, die ihm notwendig schienen, faßte Bach sie in Gruppen zusammen, die ihr Auffinden für die Diagnose erleichtern sollten. Innerhalb der Gruppen unterscheiden sie sich gut durch einfaches Vergleichen und Differenzieren der Konzepte.

1. Gruppe – Mittel für jene, die Angst haben:

Rock Rose – Terror und Panik, extreme Beklemmungen
Mimulus – Angst vor klar definierten Situationen und Dingen

Aspen – Angst vor dem Unbekannten, unklare Vorahnungen
Cherry Plum – Angst, die Kontrolle zu verlieren, Wutanfälle
Red Chestnut – übertriebene Angst um andere

2. Gruppe – Mittel für jene, die an Unsicherheit leiden:

Cerato – fehlendes Vertrauen in die eigene Meinung
Scleranthus – Unentschiedenheit zwischen zwei Dingen, Stimmungsschwankungen
Gentian – Zweifel und Skepsis aufgrund von Erfahrungen, exogene, reaktive Depression
Gorse – Verzweiflung, an der Grenze zur Resignation
Hornbeam – Zweifel an eigener Kraft, Erschöpfung durch Routine
Wild Oat – Unentschiedenheit zwischen vielen Möglichkeiten, Unsicherheit bezüglich des Lebenszieles

3. Gruppe – Mittel für jene, die nicht genügend Interesse an der Gegenwartssituation haben:

Clematis – Geistesabwesenheit, Träume und Luftschlösser
Honeysuckle – Sehnsucht nach der verlorenen Zeit und den Geliebten
Wild Rose – völlige Resignation, Apathie
Olive – totale physische und psychische Erschöpfung
White Chestnut – Introvertiertheit durch quälenden inneren Dialog
Mustard – endogene Depression, ohne erkennbare Ursache
Chestnut Bud – Wiederholung von Fehlern, lernt nicht aus Erfahrung

4. Gruppe – Mittel für jene, die einsam sind:

Water Violet – Selbstisolierung, weil man sich anders fühlt
Impatiens – fehlende Geduld mit anderen und mit sich selbst
Heather – »bedürftiges Kind«, das Aufmerksamkeit fordert

5. Gruppe – Mittel für jene, die überempfindlich gegenüber Einflüssen und Ideen sind:

Agrimony – Beklemmung und Erwartung, kaschiert durch Fröhlichkeit
Centaury – schwacher Wille, immer für die anderen da
Walnut – Unsicherheit in Übergangszeiten, leicht beeinflußbar
Holly – unausgeglichene Gefühle: Eifersucht, Haß, Neid statt Liebe und Vertrauen

6. Gruppe – Mittel für jene, die mutlos und verzweifelt sind:

Larch – Minderwertigkeitsgefühl, das Scheitern vorwegnimmt
Pine – Schuldgefühle, Selbstvorwürfe
Elm – der schwache Moment des Starken, Zweifel an eigener Kraft und eigenen Fähigkeiten
Sweet Chestnut – völlige Verzweiflung, Grenzen der Widerstandskraft
Star of Bethlehem – körperlicher oder seelischer Schock und Folgen
Willow – fehlende Selbstverantwortung, Gefühl des Ausgeliefertseins

Oak – zuverlässiger Kämpfer, der auch bei Erschöpfung nicht aufgibt
Crab Apple – Schamgefühl, Angst vor Schmutz und Erkrankung, Detailkrämer

7. Gruppe – Mittel für jene, die um das Wohl anderer allzu besorgt sind:

Chicory – die »bedürftige Mutter«, die alle hütet, manipuliert und kontrolliert; erwartet Dankbarkeit
Vervain – Fanatismus; will einer großen Sache dienen
Vine – dominierende, diktatorische Persönlichkeit
Beech – Intoleranz, überkritisch
Rock Water – Starrheit in Meinung und Lebensweise; Selbstkasteiung

Die 12 Schienen nach Dietmar Krämer

Der Homöopath Dietmar Krämer errichtete eine neue Ordnung innerhalb des Blütensystems von Edward Bach. In seinem Buch *Neue Therapien mit Bach-Blüten 1* stellt er diese Ordnung als Ergebnis der Arbeit mit seinen Patienten vor. Ich werde das System ausführlich beschreiben, obwohl ich nicht in allem mit Krämers Schlüssen einverstanden bin.
Für ihn existieren vor allem zwei Gruppen von Blüten: die sogenannten »inneren Blüten«, die in seinem System in die 12 Schienen eingeteilt werden, und die »äußeren Blüten«, die seelische Negativkonzepte als Folge äußerer Einflüsse beschreiben.
Außerhalb dieser Gruppen steht das *Rescue Remedy*, mit welchem Krämer treu den Anweisungen von Bach folgt, und

Larch, die sogenannte »Basisblüte«, weil das Grundkonzept vieler Blockaden fehlendes Selbstvertrauen ist, meist durch eine falsche Erziehung konditioniert. *Larch* läßt sich erfolgreich mit allen Kommunikationsblüten (s. u.) des Schienensystems kombinieren, die Grundzügen von Yin-Charakteren entsprechen, wie *Agrimony*, *Centaury*, *Cerato*, *Gentian* und *Mimulus*.

In der folgenden Zusammenfassung des Systems von Krämer wird jede Blütenbeschreibung sehr knapp sein; will der Leser eine umfassendere Charakteristik, sei er auf die detaillierte Beschreibung in den einzelnen Blütenkapiteln verwiesen.

Die fünf äußeren Blüten

Sie werden angewandt bei Blockaden infolge äußerer Einwirkungen:

Star of Bethlehem – verordnet man im Falle seelischer Schocks oder schwerer Verletzungen, die körperliche Schocks sind
Elm – wenn eine sonst tüchtige und fähige Person sich in einer bestimmten Situation unfähig sieht, ihren Pflichten nachzukommen
Walnut – Unsicherheit und Beeinflußbarkeit in Zeiten der Veränderung und des Überganges
Gorse – Hoffnungslosigkeit angesichts einer anscheinend ausweglosen Situation
Aspen – durch astrale Einflüsse ausgelöste undefinierbare Furcht

Ich bin nicht überzeugt von dieser neuen Ordnung. Um die Blüten zu diagnostizieren und zu verordnen, können wir uns nicht allein nach den Regeln von Krämer richten; sehr

oft führt unsere Erfahrung uns zu anderen Schlüssen. Trotzdem möchte ich die Arbeit des Heilers vorstellen, weil ich sie für wertvoll und wichtig halte.
Meine Vorbehalte bezüglich des reaktiven Charakters der äußeren Blüten – besonders von *Elm* und *Aspen* – werden jedem Leser anhand meiner Blütenbeschreibungen klar sein. Aber wenn ich einen Patienten vor mir habe, der zu viele Blüten auf einmal zu brauchen scheint, orientiere ich mich häufig an den 12 Schienen, um zu sehen, ob sie mir weiterhelfen. Anfangs war es mehr wissenschaftliches Interesse, inzwischen erleichtert es mir mitunter die Entscheidung für eine Rangfolge bei der Verordnung, ich komme also leichter zu der von mir geforderten niedrigen Zahl der Blüten im »Strauß«. Manchmal finden wir hier auch einen neuen Gesichtspunkt, um die Schwierigkeiten des Patienten besser zu verstehen und ihm erklären zu können, was mit ihm los ist und wie er selbst seine Heilung unterstützen kann. Allerdings kann ich dazu nicht alle Krämerschen Schienen heranziehen, wie aus der folgenden Argumentation leicht ersichtlich wird.

Die inneren Blüten

Sie werden in 12 Gruppen oder Schienen eingeteilt, deren jede eine Kommunikationsblüte, eine Kompensationsblüte und eine Dekompensationsblüte enthält. Krämer spricht von Schienen, weil die Seelenprobleme sich diesen Schienen folgend entwickeln; von der ersten Etappe des Negativzustandes, dem Kommunikationszustand, über den der Kompensation zu dem der Dekompensation. Und da jede Krankheit wie eine Sackgasse ist, aus der man nur rückwärts wieder herausfindet, muß die Medikation die-

ser Schiene in umgekehrter Richtung folgen, um zu heilen.
Die Kommunikationsblüten stehen für unsere Art, uns mit der Welt zu verständigen. Sie entsprechen den typischsten Charakterzügen jedes Menschen. Es sind die ersten, die Bach fand und in seinem Buch *Die 12 Heiler* beschrieb und die er den Tierkreiszeichen zuordnete (ohne je zu erklären, welches Konzept zu welchem Zeichen gehört!), da sie menschlichen Archetypen entsprechen.
Wenn wir innerlich im Gleichgewicht sind und den Anweisungen unseres höheren Selbst folgen, stehen die Blüten für Tugenden wie Bescheidenheit, Tapferkeit, Güte. Ist die Verbindung zu unserem höheren Selbst unterbrochen, ist sie es auch zu unserer Umwelt: Wir äußern Furcht, Unsicherheit, Stolz, Ungeduld usw.
Anhand der negativen Konzepte können wir schwierige Situationen und unsere damit zusammenhängenden Probleme erkennen und dadurch transformieren, daß wir sie bearbeiten (und zur Unterstützung vielleicht die entsprechende Blüte einnehmen!). Damit stellen wir die unterbrochene Verbindung zu unserem höheren Selbst wieder her.
Die Kompensationsblüten stehen für Seelenzustände, die erscheinen, wenn wir die »Lektionen« der ersten Blüten nicht gelernt haben. Wir kompensieren so zum Beispiel die Unsicherheit von *Cerato* mit der Demonstration von Sicherheit und Kraft von *Vine.* Aber ein künstlich herbeigeführter, erzwungener Seelenzustand kann nicht ewig dauern. Die Person aus unserem Beispiel erträgt ihre Pseudokraft nicht mehr und dekompensiert bzw. fällt in einen Zustand völliger Unsicherheit und Ziellosigkeit wie *Wild Oat* zurück.
Die Dekompensationsblüten entsprechen psychopathischen Zuständen, die Sackgassen gleichen. Die Patienten fühlen sich in einem dunklen Loch gefangen; sie brauchen

Hilfe, um herauszufinden. Unbearbeitete Dekompensationszustände blockieren jede Therapie, sei es mit Blütenmitteln, sei es mit Homöopathie, Akupunktur, Psychotherapie oder anderen Methoden.

Folglich sind das Erkennen und die Behandlung dieser Konzepte gemeinsam mit der Behandlung der äußeren Blüten das vordringlichste. Ein Zustand der Dekompensation kann die totale Resignation von *Wild Rose* sein, das tiefe Schuldgefühl von *Pine*, die ausweglose Verzweiflung von *White Chestnut*, die endogene Depression von *Mustard* oder – unter anderen mehr – die Arroganz, Intoleranz und Kritik von *Beech*.

Die Mehrzahl der Patienten leidet am spürbarsten unter diesen Dekompensationen; auch daher sollte der Therapeut zuerst diese Konzepte behandeln.

Wenn auch die Kommunikationskonzepte, wie beispielsweise die Ungeduld oder die Unsicherheit, bei einer Behandlung gebessert werden können, beginnt laut Krämer die einzige dauerhaften Erfolg versprechende Behandlung mit den äußeren und den Dekompensationsblüten.

In der ersten Konsultation sollte der Therapeut also folgendermaßen vorgehen: Er sucht zuerst

- alle Blüten, deren Konzepte der Patient ihm nennt;
- Blüten, in denen der Patient sich teilweise erkennt;
- Blüten, die nicht der Patient, aber der Therapeut als notwendig erkennt (das können z. B. alle die sein, die er dem Horoskop entnimmt oder der »Organsprache«).

Im nächsten Schritt stellt man den ersten Blütenstrauß zusammen, der vor allem enthalten sollte:

- *Star of Bethlehem*, um Blockaden aufgrund eines Schockerlebnisses zu behandeln, wie wir alle es zumindest bei der eigenen Geburt erfahren haben; lösen wir dieses Konzept nicht auf, kann jede Heilung in Frage gestellt sein (bitte zur Ergänzung die Kapitel *Rock Rose* und *Star of Bethlehem* lesen!);

- alle entsprechenden äußeren Blüten, auch wenn der Patient sie nicht so wichtig findet: Man kann seine tiefsten Konflikte nur bearbeiten, wenn der Kopf frei ist von äußeren Sorgen oder Konflikten;
- die entsprechenden Dekompensationsblüten. Um bei der Anzahl der Blüten nicht die Sieben zu überschreiten, wird man vermutlich zuerst nur die wichtigsten auswählen können. Die Anzahl wird nach und nach bei den folgenden Mischungen kleiner werden.

Wenn im ersten Gespräch zu viele Blüten auftreten, sollte man nur die folgenden geben:

- *Star of Bethlehem*
- äußere Blüten
- *Wild Oat* oder *Holly*

Wild Oat hilft, eine undurchsichtige Situation zu klären; in der zweiten Sitzung sehen Patient und Therapeut dann viel klarer, welche Blüten gebraucht werden. (Siehe auch im Kapitel »Die Konsultation beim Therapeuten« den Abschnitt über *Holly* und *Wild Oat*!)

Nach vier bis sechs Wochen wird eine Neubearbeitung des Behandlungsschemas mit einer Modifikation des Blütenstraußes notwendig. Man kann dann gewöhnlich feststellen, daß viele Symptome bereits verschwunden oder gebessert sind, und sich auf die tieferliegenden Konflikte einlassen.

Die zweite Mischung pflegt den eingeschlagenen Schienen zu folgen; braucht der Patient im ganzen nicht zu viele Blü-

ten, kann er zu den notwendigen Kompensationsblüten auch schon die eine oder andere Kommunikationsblüte bekommen.
Braucht er *Larch,* dann ist jetzt der Moment dafür gekommen, wenn der Blütenstrauß nicht zu groß wird.
Es gibt kein Schema, das auf alle Patienten anwendbar ist. Das gilt für die Methode von Krämer wie für jede andere. Jeder Mensch ist ein Individuum, das seine Individualität auch bei der Blütenbehandlung unter Beweis stellen wird!
Im folgenden zeigen wir einen Auswertungsbogen nach dem Schema von Krämer; nach den drei Blüten jeder Schiene fügen wir die Tierkreiszeichen und die Planeten ein, die den Kommunikationsblüten zugeordnet sind, entsprechend dem Modell von Peter Damian, das Krämer benutzt.
Es kann sinnvoll sein, in der ersten Unterredung den Fragebogen zu benutzen, indem man dort vor allem alle die Blüten markiert, die im Gespräch auftauchen, dann gegebenenfalls die aus der Horoskopauswertung gewonnenen einfügt, um dann alles auszuwerten und den ersten Blütenstrauß zu kombinieren.

Auswertungsbogen – 12 Schienen nach Krämer:

Patient: Adresse:
Geburt, Datum: Uhrzeit: Ort:

Innere Blüten

Kommunikations-Blüte	*Kompensations-Blüte*	*Dekompensations-Blüte*	*Zeichen*	*Planet*
4 *Centaury*	15 *Holly*	24 *Pine*	Jungfrau	Merkur
5 *Cerato*	32 *Vine*	36 *Wild Oat*	Zwillinge	Merkur
28 *Scleranthus*	27 *Rock Water*	10 *Crab Apple*	Waage	Venus
12 *Gentian*	38 *Willow*	37 *Wild Rose*	Stier	Venus
34 *Water Violet*	7 *Chestnut Bud*	3 *Beech*	Wassermann	Saturn Uranus
31 *Vervain*	17 *Hornbeam*	35 *White Chestnut*	Löwe	Sonne
1 *Agrimony*	31 *Vervain*	30 *Sweet Chestnut*	Schütze	Jupiter
26 *Rock Rose*	1 *Agrimony*	6 *Cherry Plum*	Fische	Neptun Jupiter
18 *Impatiens*	23 *Olive*	22 *Oak*	Widder	Mars
8 *Chicory*	25 *Red Chestnut*	16 *Honeysuckle*	Skorpion	Mars Pluto
20 *Mimulus*	14 *Heather*	21 *Mustard*	Steinbock	Saturn
9 *Clematis*	18 *Impatiens*	21 *Mustard*	Krebs	Mond

Äußere Blüten

29 *Star of Bethlehem* – 11 *Elm* – 33 *Walnut* – 13 *Gorse* – 2 *Aspen*

Basisblüte 19 *Larch*
Für den Notfall 39 *Rescue Remedy*

1. Schiene: Centaury – Holly – Pine

Die blockierte Persönlichkeit *Centaury* hat nicht den Willen, sich durchzusetzen. Da sie leicht fürchtet, jemanden zu verletzen oder seine Zuneigung und seine Achtung zu verlie-

ren, opfert sie ihre eigenen Wünsche, dient anderen und setzt deren Übergriffen keine Grenzen. Wenn *Centaury* nicht lernt, ihren eigenen Willen zu entwickeln, kompensiert sie ihre Schwäche und unterdrückt ihre Gefühle, um sich zu verteidigen. Auf diese Weise fällt sie in den Negativzustand *Holly* mit all seinen charakteristischen Gefühlen wie Haß, Neid, Wut, Rache, Eifersucht, Mißtrauen.
Aus dem extremen Yin-Zustand *Centaury* wechselt sie in den Yang-Zustand *Holly*, aber wie ein Pendel, das immer hin und her schlägt, kehrt sie wieder in einen Yin-Zustand zurück, in dieser Schiene zu *Pine*. *Pine* ist die Personifizierung des schlechten Gewissens: Sie bittet unentwegt jeden um Entschuldigung, fühlt sich schuld an allem, selbst an den lächerlichsten Dingen, die sie unmöglich beeinflussen konnte. Sie hat masochistische Züge. Im Kompensationszustand *Holly* beschuldigt sie alle anderen, im Dekompensationszustand *Pine* fühlt sie alle Schuld in sich selbst.
Bei der Behandlung ist es sehr wichtig zu erkennen, in welchem Abschnitt der Schiene sich der Patient gerade befindet. Verordnet man nur *Centaury*, wird der Wille gestärkt, und parallel dazu wachsen die Schuldgefühle. Man muß daher mit *Pine* beginnen und die Schiene rückwärts bis zu ihrem Ursprung *Centaury* verfolgen.
Es ist äußerst wichtig, die Blütentherapie mit Gesprächen über die Charakteristika des Patienten zu begleiten, um ihm für auftauchende schwierige Situationen den Rücken zu stärken.

2. Schiene: Cerato – Vine – Wild Oat

Die Unsicherheitsschiene: Der Persönlichkeit *Cerato* fehlt die innere Sicherheit bezüglich ihrer eigenen Urteilskraft,

Meinung und Entscheidung. Ständig auf der Suche nach den Meinungen anderer, wird sie meistens schlecht beraten.
Es ist ein extremer Yin-Zustand, in dem die Persönlichkeit die Verantwortung für ihr Leben an andere abgibt. Im Zustand der Kompensation *Vine* dirigiert sie andere in diktatorischer Weise, sie zwingend mit ihrer künstlichen Sicherheit. Die Pseudoautorität von *Vine* ist die Maske, die die Schwäche von *Cerato* zudeckt. Kann die Persönlichkeit die Spannung zwischen ihrem tiefen, eigenen Yin-Zustand und der Kompensation Yang nicht mehr ertragen, kommt es zum unsanften Fall in die extreme Orientierungslosigkeit von *Wild Oat.* Dieser Charakter ist ewig auf der Suche, ohne Weg und Ziel, er weiß nicht, was er will, und erwartet, daß man ihm eine Mission anträgt, oder er füllt seine Zeit mit Zerstreuungen aus. Diese völlige Orientierungslosigkeit zeigt sich auch in unklaren Krankheitsbildern. Aus diesem Grund greift der Therapeut zu *Wild Oat,* wenn nicht klar ersichtlich ist, welche Blüte gebraucht wird.

3. Schiene: Scleranthus – Rock Water – Crab Apple

Diese Schiene steht in engem Zusammenhang mit dem Zeichen der Waage; *Scleranthus* ist instabil, wie eine schwankende Waage, steht immer vor zwei Möglichkeiten, ohne sich je entscheiden zu können, immer zögernd, immer unentschieden, sowohl in seinen Stimmungsschwankungen als auch bei körperlichen Symptomen: Er leidet an Schwindel, schwankt zwischen hohem und niedrigem Blutdruck, Durchfall und Verstopfung.
Diese Unbeständigkeit und Unsicherheit lastet schwer auf der Persönlichkeit, die Erleichterung sucht. Statt das Gleich-

gewicht zu finden, ziehen einige die festen Prinzipien und strikten Normen von *Rock Water* vor, womit sie jede Spontaneität töten.

Jetzt sind sie extreme bis fanatische Idealisten; sie halten sich streng an ihre eigenen starren Regeln, haben eine eiserne Selbstkontrolle und Selbstdisziplin und sind jeder Lebensfreude, jedem Vergnügen abhold.

Gelingt es ihnen nicht, aus diesen Schemata auszubrechen und mit allen Höhen und Tiefen eines üblichen Lebens fertig zu werden, geraten sie – immer laut Krämer! – ins Stadium der Dekompensation *Crab Apple,* wo sie am Ende noch starrer werden, völlig in ihren Prinzipien versteinern. Alles, was nicht so perfekt, nicht so reinlich ist , wie sie es fordern, provoziert ihren Ekel. Sowohl auf körperlichem als auch auf geistigem Gebiet können sie sich beschmutzt fühlen. Der Typ *Rock Water* ist lebensfern, *Crab Apple* ist lebensfeindlich. Diese Haltung manifestiert sich am augenfälligsten in der Allergie.

4. Schiene: Gentian – Willow – Wild Rose

Die Personen »auf« dieser Schiene erwarten nichts Positives vom Leben.

Der Seelenzustand *Gentian* ist die reaktive exogene Depression, normalerweise als Folge negativer Ereignisse. *Gentian* ist über alles deprimiert und erwartet immer das Schlimmste. Auch wenn er sich selbst für optimistisch oder allenfalls skeptisch hält, erlaubt er sich nie, etwas Schönes, etwas Positives in einer Situation zu sehen: Er nimmt nur das Negative wahr, um seine Haltung zu rechtfertigen. Er begreift nicht, daß die Ursache aller Fehlschläge in der eigenen negativen Erwartungshaltung liegt; und weil offensichtlich in

seinem Leben alles schiefgeht, beginnt er das Schicksal ungerecht zu finden, glaubt nicht, eine solch große Prüfung verdient zu haben, und bemitleidet sich selbst.
Dieser bittere Zustand ist die Kompensation *Willow.* Die Persönlichkeit ist angefüllt mit Wut, Groll und Neid. Ständig sieht sie sich als Opfer. Wenn es ihr nicht gelingt, aus dieser selbstzerstörerischen Haltung auszubrechen, wird sie in den Zustand der Dekompensation *Wild Rose* eintreten.
Jetzt hört sie zu klagen auf, bemitleidet sich nicht mehr, ist reine Resignation und Apathie. Sie ist so fatalistisch, daß sie eine Veränderung zum Positiven nicht mehr für möglich hält, weshalb sie auch in der Krankheit zu kämpfen aufhört: sie gibt sich geschlagen; zum Therapeuten kommt sie höchstens aus Pflichtgefühl oder auf Druck der Angehörigen.
Vor der totalen Resignation von *Wild Rose* durchlaufen wir *immer* das Nicht-annehmen-Können, die Verweigerung von *Willow,* auch wenn der Zustand oft nur kurz dauert.
Dies ist eine der Schienen, die häufig in der Praxis auftauchen, vor allem in der zweiten Stufe; sie ist logisch und nachvollziehbar, aber ungeheuer schwer zu bearbeiten.

5. Schiene: Water Violet – Chestnut Bud – Beech

Die Persönlichkeit *Water Violet* strahlt natürliche Überlegenheit und Gelassenheit aus, die sie über ihre Umgebung heraushebt. Das Wissen um ihre Andersartigkeit macht sie einsam, unberührbar und unzugänglich. Da wachsen sehr leicht Stolz und Hochmut, wodurch sie sich innerlich noch mehr zurückzieht. In gewissem Sinn verliert sie so die Verbindung zur praktischen Welt, fällt in den Kompensationszustand *Chestnut Bud.*
Diese Persönlichkeit ist unentwegt mit neuen Plänen be-

schäftigt und nimmt sich nie die Zeit, die Ergebnisse ihrer Handlungen zu betrachten. So kann sie nicht auf der Grundlage ihrer Erfahrungen lernen und wachsen.
Wenn die Person immer wieder die gleichen Fehler wiederholt und unfähig ist, sie zu erkennen, gerät sie in den Zustand der Dekompensation *Beech.* Jetzt sucht und beobachtet sie die Fehler der anderen. Unduldsam und mitleidlos kritisiert sie alle und behandelt sie mit Spott, Ironie und Sarkasmus.
In dieser Schiene kann ich den roten Faden Krämers nicht gut erkennen. Die Kompensation von *Water Violet* durch *Chestnut Bud,* wie er sie erklärt, scheint mir überhaupt nicht schlüssig. Was man immer wieder beobachten kann, ist für *Water Violet* die Gefahr, in *Beech* zu fallen, ohne irgendein Auftreten oder Züge von *Chestnut Bud.* Was durch Logik und Beobachtung vorstellbar ist, wäre eine Schiene auf der Basis von *Larch,* mit *Water Violet* und *Beech* als Kompensation bzw. Dekompensation. Damit wäre das Thema der Schiene das Minderwertigkeitsgefühl, das sich in Hochmut verwandelt.

6. Schiene: Vervain – Hornbeam – White Chestnut

Das Thema dieser Schiene ist die geistige Überaktivität.
Der Charakter *Vervain* versucht in seinem Idealismus und Enthusiasmus alle Welt von seinen Ideen zu überzeugen. Sein missionarischer Eifer und seine hohen Anforderungen an sich selbst erlauben ihm weder, sich zu entspannen, noch, zu rasten, ehe er sein Ziel erreicht hat. Er leidet an jeder Art Verspannungen und Krämpfen, nervösen und Streß-Problemen, weil er einfach unfähig zur Entspannung ist.
Auf diese mentale Überaktivität kann als kompensatorischer

Zustand *Hornbeam* folgen. Jetzt scheint das Gehirn den Forderungen der Person nicht mehr nachgeben zu wollen. Auf den extrem unruhigen Yang-Zustand folgt ein Yin-Zustand: Die Person fühlt sich total erschöpft, sehnt sich nur noch danach, auszuruhen und zu schlafen. Sie fühlt, daß sie geistig nichts mehr leisten kann; es scheint ihr so mühsam zu sein, sich zu irgendeiner Sache aufzuraffen, daß sie sich überhaupt nichts mehr zutraut.

Übersieht sie diese Alarmsignale oder will sie sie mit Aufputschmitteln zudecken, kommt sie zum dekompensatorischen Yang-Zustand *White Chestnut.* Nun arbeitet das Gehirn Tag und Nacht, aber in äußerst unproduktiver Weise: Wie bei einer gesprungenen Schallplatte kreisen immer die gleichen Gedanken im Kopf, ohne Pause, ohne Ausweg. Die betroffene Person kann nachts nicht schlafen, sich tags nicht konzentrieren, ist gefangen in ihrer fruchtlosen Denktätigkeit.

7. Schiene: Agrimony – Vervain – Sweet Chestnut

Agrimony stellt einen möglichen Selbstschutz nach einem starken seelischen Schmerz dar oder die grundsätzliche Verdrängung von Gefühlen durch Erziehung und/oder Vorbild durch die Eltern. Alle Empfindungen werden mit »künstlichem« Frohsinn, Drogen oder anderem zugedeckt. Mit der Zeit verbirgt man seine Gefühle nicht nur nach außen hin, sondern auch sich selbst gegenüber.

Wenn ihr niemand aus diesem vollkommenen Selbstbetrug heraushelfen kann, wird die Person ihn mit dem *Vervain*-Zustand kompensieren. Um ihren eigenen inneren Problemen aus dem Weg zu gehen, versucht sie jetzt, andere von ihren Ideen oder Idealen zu überzeugen; sie führt ein übertrie-

ben extravertiertes Leben, um Angst und Leid von ihrer Seele fernzuhalten. Widerfährt ihr ein Schicksalsschlag, etwas Deprimierendes, gelangt sie an die Grenzen ihrer Widerstandskraft und fällt in den Zustand völliger Verzweiflung, die Dekompensation *Sweet Chestnut.* Hier fühlt sie sich allein und erwartet keine Hilfe mehr, weder von Gott noch von den Menschen. Sie klagt nicht über Schmerzen und Gefühle, aber sie versucht »ein letztes Mal«, ohne viel Hoffnung, sich gegen ihr Schicksal aufzulehnen.
Nach einem Schicksalsschlag tritt mitunter die Blockade *Sweet Chestnut* auf, völlig unerwartet für die Umgebung des Patienten. Wenn dieser Schlag ihm plötzlich die Grundlage für seinen »Kampf« geraubt hat, kann die plötzliche innere Leere so vernichtend wirken, daß Selbstmordgefahr besteht. Darum ist es dringend erforderlich, hinter diesem Seelenzustand seine Ursachen *Vervain* und *Agrimony* zu suchen. Vor allem letztere ist durch ihre Tendenz, sich zu verstellen und zu verstecken, sehr schwer zu erkennen, aber sehr wichtig für die Heilung.

8. Schiene: Rock Rose – Agrimony – Cherry Plum

Die Blockade *Rock Rose* kann hervorgerufen werden durch Erlebnisse von Panik und Schrecken oder durch Todesangst. Als Reaktion darauf kann man gelähmt, blind, taub oder stumm werden, in Ohnmacht fallen, die Kontrolle verlieren usw. Aber für die Persönlichkeit *Rock Rose* treten diese Symptome nicht nur in panischen Augenblicken auf: Sie hat schwache Nerven und reagiert leicht mit funktionalen oder neurotischen Störungen.
Wahrscheinlich sind viele *Rock-Rose*-Zustände auf Todesangst während der Geburt zurückzuführen. Findet die Per-

son keine Heilung, z.B. mit Methoden wie Rebirthing, schützt sie sich durch Kompensation mit *Agrimony*. Sie verbirgt ihre erschreckenden Seeleninhalte unter einer Maske von Fröhlichkeit oder Nachlässigkeit oder unter Drogen oder Alkohol.

Haben wir es mit *Agrimony* in seiner Form als Kompensationszustand zu tun, ist es noch schwieriger zu erkennen, weil der Patient auch immer sich selbst belügt. Manchmal kann man ihn nur mit Hilfe der ihm folgenden Dekompensation *Cherry Plum* diagnostizieren.

Cherry Plum hat Angst, den Verstand zu verlieren, irgend etwas Schreckliches zu tun. Die Person versucht, sich vor allen schrecklichen Erinnerungen zu schützen, indem sie sie – oft jahrelang – ins Unterbewußtsein verbannt. Auf die Dauer läßt sich dies aber nicht bewerkstelligen, die unterdrückten Gefühle wachsen, bis es eines Tages zur Explosion kommt. Die Person fühlt diese Gefahr und fürchtet daher, die Kontrolle zu verlieren. Während sie gegen die Kräfte in ihrem Unterbewußtsein ankämpft, wachsen diese ins Unermeßliche. Wenn sie in der Lage ist, alle Inhalte, die aus ihrem Unterbewußtsein aufsteigen, zu akzeptieren, werden Spannung und Ängste sich auflösen.

Wenn wir *Agrimony* allein verabreichen, müssen wir alle Reaktionen gut beobachten: Manchmal tauchen die unterdrückten Ängste in Form von Träumen oder Erinnerungen auf. Wird ein Patient nach Einnahme der Blüte sehr unruhig, muß man sie unter Umständen vorübergehend absetzen und *Cherry Plum* verordnen, auch wenn dieser Zustand sich noch nicht geäußert hat.

Diese 8. Schiene ist eine der wichtigsten in der therapeutischen Arbeit (siehe auch Kapitel *Cherry Plum* und *Rock Rose*).

9. Schiene: Impatiens – Olive – Oak

Das ist die Schiene derer, die nicht mit ihren Kräften haushalten.

Impatiens lebt und arbeitet mit erhöhter Geschwindigkeit, will keine Zeit verlieren. Mit seiner Ungeduld zwingt er sich und andere dazu, immer schneller zu arbeiten. Immer auf Hochtouren, immer eilig, ruht er sich nie aus und verausgabt und erschöpft sich daher völlig.

Aufgrund seiner Arbeitsüberlastung fällt er in den Kompensationszustand *Olive.*

In der Blockade *Olive* kann man einfach nicht mehr. Jede noch so geringe Anstrengung scheint unmöglich, man will nur noch schlafen, weil man körperlich und seelisch am Ende ist.

Wenn man sich jetzt keine Ruhe gönnt, sondern statt dessen sich anstrengt, um weiterzuarbeiten, um seine Pflicht zu tun, gelangt man leicht in einen Zustand der Dekompensation *Oak.*

Oak ist der unermüdliche Kämpfer, der nie aufgibt, der seine Arbeit auch noch macht, wenn er krank oder völlig erschöpft ist. Nie beschwert er sich, nie gibt er sich geschlagen. Er kämpft mitunter bis zum Zusammenbruch. Ist er krank, nimmt er sich nicht die nötige Zeit zur Genesung, sondern kämpft, wie *Impatiens,* gegen die Schwäche an, die er nur als ein Hindernis bei seiner Pflichterfüllung ansieht. Der Irrtum von *Oak* besteht in seiner fixen Idee, aus Pflichterfüllung kämpfen zu müssen; in Wirklichkeit wird er angetrieben durch seine Unfähigkeit, sich zu entspannen, auszuruhen.

Krämer sieht den Rhythmus im Aufbau der Schienen sehr vereinfacht nur im Wechsel zwischen Yin und Yang. Für mich sind *Impatiens* und *Oak* ähnliche Zustände: Letzterer kann auf den ersten folgen, oder beide können, durch zuviel Arbeit und zu wenig Ruhepausen, in den Erschöpfungszustand *Olive* münden. Und es gibt genug Menschen, die weder *Impatiens* noch *Oak* sind und dennoch *Olive* benötigen; zum Beispiel nach einer Zeit großer Sorgen, langer Krankheit oder viel zusätzlicher Arbeit, wie sie etwa die Pflege eines kranken Familienmitgliedes mit sich bringt.

10. Schiene: Chicory – Red Chestnut – Honeysuckle

Die Persönlichkeit *Chicory* ist die »Supermutter«, die alle in ihrer Umgebung dirigiert und manipuliert, überzeugt davon, daß sie alles nur aus Liebe tut und um zu helfen. Aber im Grunde ist sie die »bedürftige Mutter«, die das Alleinsein nicht erträgt und daher ihre Angehörigen aufgrund von deren Bedürfnissen und Dankbarkeit an sich bindet.

Chicory macht andere von sich abhängig, weil sie selbst von ihnen abhängig ist; sie sorgt nicht für sich, aber ständig für andere. Kommen in ihr selbst oder der Umgebung Zweifel am Altruismus dieser Haltung auf, kümmert sie sich noch weniger um ihre Angelegenheiten und geht völlig im Kompensationsstadium *Red Chestnut* auf.

Die Sorge um ihre Lieben wächst und degeneriert jetzt in einer übertriebenen Angst um diese, immer furchtsam bedenkend, was ihnen zustoßen könnte.

Der darauf folgende Dekompensationszustand ist *Honeysuckle*, worin die Selbstentfremdung von *Red Chestnut* ihren Höhepunkt findet: Statt in ihrer Gegenwart zu leben, träumt die Person sich jetzt sehnsuchtsvoll in ihre Vergangenheit zurück.

Dies geschieht häufig nach der Trennung von geliebten Menschen, nach einem Umzug, der Pensionierung usw., al-

so nach Veränderungen, die den »Verlust« einer besseren Situation oder eines Menschen mit sich bringen oder an die man sich erst noch gewöhnen muß.
Krämer interpretiert *Honeysuckle* zu vereinfacht lediglich als Dekompensationszustand von *Red Chestnut.* Aber in der Praxis zeigt es sich, daß viele Menschen, die nie in Form von *Chicory* oder *Red Chestnut* blockiert waren, dennoch nach einem Verlust oder anderen Umständen sehr im Zustand *Honeysuckle* sind (siehe Kapitel *Honeysuckle*).

11. Schiene: Mimulus – Heather – Mustard

Die Persönlichkeit *Mimulus* hat Angst vor vielem und vor der Welt. Diese Angst ist der größte Ausdruck ihrer Überempfindlichkeit gegen alle starken Sinneseindrücke. Die Ängstlichkeit von *Mimulus* kann sogar Phobien verursachen; aber die Betroffenen pflegen ihre Ängste still auszuhalten, ohne sie anderen gegenüber je zu erwähnen.
Wenn jedoch der Leidensdruck zu groß und unerträglich wird, verwandeln sie sich in *Heather,* die kompensatorische Form. Während *Mimulus* leidet, ohne zu klagen, muß *Heather* über seine Sorgen und Nöte zu aller Welt reden. Weil er kein Vertrauen in die Welt hat, stützt er sich auf jene, denen er vertraut.
Mit der Zeit erkennt der Typ *Heather,* daß auch die anderen ihm nicht das Urvertrauen geben können, das jeder braucht, um ruhig zu leben. Die Trauer über diese Erkenntnis setzt ihn der Dekompensation *Mustard* aus, der endogenen Depression. Die Blockade zwischen der Persönlichkeit und ihrem höheren Selbst ist unbewußt, weshalb der Betreffende sie nur als eine Art innerer Leere empfindet, die er nicht deuten kann.

Die Theorie der 11. Schiene in Krämers System kann ich nicht bestätigen: Bis jetzt durfte ich Erfahrungen sammeln mit *Mimulus*-Patienten, die *Mustard*-Züge aufwiesen, und wenn auch einige davon zeitweise *Heather*-geprägte Phasen durchliefen – weil sie sehr unter Druck standen oder in Sorge waren –, hatte die Mehrzahl von ihnen mit *Heather* nicht das geringste zu tun.
Außerdem kenne ich *Heather* als typisch für viele Therapeuten; nachdem sie sich Geschichten und Nöte einer Unzahl von Patienten angehört haben, müssen sie sich etwas befreien und zeigen dann Erscheinungen von *Heather*, ohne jedoch irgendwelche Züge von *Mimulus* oder *Mustard* zu haben.
Die positiv entwickelte Persönlichkeit *Heather* – der kommunikative Journalisten-Typ – paßt auch überhaupt nicht in die 11. Schiene.

12. Schiene: Clematis – Impatiens – Mustard

Der Charakter *Clematis* ist der stille Träumer, der in den Wolken einer phantasierten Zukunft lebt. Er flieht aus der rauhen Wirklichkeit in seine Luftschlösser. Er scheint immer abwesend zu sein, hat keinerlei Antriebskraft, Schwung. Krämer zeichnet uns das Bild einer *Clematis*-Person: introvertiert, passiv, yinbetont; durch ihre Geistesabwesenheit verliert sie viel Zeit, erwacht dann brüsk aus ihren Träumen, denn die Uhren sind indes nicht stehengeblieben, und sie muß sich beeilen, ihren Pflichten nachzukommen. Um die verlorene Zeit aufzuholen, tritt sie in den kompensatorischen Yang-Zustand *Impatiens* ein, der überaktiv ist und sich nie Ruhe und schon gar keine Träume gönnt.
Diese hektische und aufgeregte Art, zu leben und zu arbeiten, ist gar nicht angemessen für einen *Clematis*-Typ. Mit der

Zeit leidet er sehr unter der Diskrepanz zwischen den beiden Zuständen. Dieser Abstand macht ihn traurig, und er fällt in eine Depression *Mustard*, der Dekompensationsblüte auch der 11. Schiene: *Mimulus – Heather – Mustard.*
Für mich hat die 12. Schiene zwar eine gewisse Logik, aber ich sehe die Ursache der Kompensation von *Clematis* durch *Impatiens* anders als Krämer: *Clematis* lebt in ständiger Erwartung einer glücklichen Zukunft, ohne dafür etwas zu tun, auch ohne sein eigenes Leben dafür einzurichten. Er leidet an der Diskrepanz zwischen der ungeliebten Gegenwart und der erwünschten Zukunft, und das bewirkt einen Zustand permanenter Erwartung und Ungeduld: *Impatiens.* Jetzt kann er tausend Dinge tun, ohne ernsthaft für etwas Konstruktives zu arbeiten. Wenn ihm klar wird, daß er mit all seinen Anstrengungen nichts Wichtiges erreicht und sich mit diesem aufregenden Leben nur erschöpft, kann er in den Dekompensationszustand *Mustard* fallen, wie oben erklärt. Wahrscheinlicher allerdings wäre der Fall in die reaktive Depression *Gentian*, u. a. weil *Mustard* eher ein angeborener charakterlicher Zustand ist und kein vorübergehender.

Auch wenn mich nicht alle Schienen von Krämer überzeugen, so gibt es doch einige, die ich schätze. Andere wiederum scheinen mir zu konstruiert. Und mich überzeugt auch nicht ein Schema, das schon aufgrund seiner Charakteristika völlig den positiven Aspekt jeder Blüte ausschließt; außerdem unterscheiden wir Menschen uns mannigfaltig durch unsere Tugenden und Fehler voneinander und sind nicht getreu den 12 Schienen veranlagt.
Trotzdem halte ich die Arbeit für sehr wertvoll und interessant und lade alle Therapeuten, die mit den Blüten arbeiten, dazu ein, ihre eigenen Erfahrungen mit den Krämerschen Schienen zu machen.

Praktische Hinweise und verschiedene Diagnosemethoden

Die Konsultation beim Therapeuten

Die üblichste Methode zum Diagnostizieren der Blockaden eines Patienten ist wohl das Gespräch mit dem Therapeuten. Ärzte, Psychologen und Psychotherapeuten werden vermutlich die ihnen gewohnte Form der Konsultation anwenden, um dann die Blüten allein oder in Verbindung mit anderen Medikamenten oder Behandlungsmethoden zu verordnen.

Der Therapeut muß im Laufe der Konsultation herausfinden, welche Blüten der Patient benötigt, und stellt dann den passenden Blütenstrauß zusammen. Es ist äußerst selten, daß jemand nur eine oder wenige Blüten braucht: Gerade zu Beginn einer Behandlung zeigen die meisten Ratsuchenden Symptome für so viele Blüten, daß man davon die wichtigsten auswählen muß. Für die Anzahl der zu verwendenden Blüten gibt es keine starre Regel, doch ist es empfehlenswert, selbst am Anfang eine Menge von sechs oder sieben Blüten nicht zu überschreiten; meist kann man sie schon in der zweiten Einnahmeflasche reduzieren. Es ist gut, sich nach der Regel »weniger ist mehr« zu richten. Auch die Einfachheit der Methode verlangt nach der kleinen Zahl.

Es gibt keine Kontraindikation zur Kombination der Blüten mit anderen Medikamenten, seien diese homöopathisch, allopathisch oder pflanzlich, weil die Blüten in ganz spezieller Weise wirken, auf geistiger Ebene. Natürlich darf man annehmen, daß die Blütentherapie sich besser mit einer ihr entsprechenden Methode verträgt, daß also »sanfte« Heilweisen vorzuziehen sind; allerdings sind Allopathen, die auch mit den Blüten arbeiten, ohnehin eine Ausnahmeerscheinung.

Im Gespräch mit dem Ratsuchenden muß man zuerst *alle* Blüten notieren, die diesem oder dem Therapeuten notwendig scheinen. Erscheint dem Therapeuten eine Blüte intuitiv, ist es ziemlich sicher, daß sie gebraucht wird; sieht der Patient das nicht so, bezieht sie sich vielleicht auf seinen Schatten*, sie ist ihm nicht bewußt, oder er ist (noch) nicht bereit, die damit verbundenen Seelenkonzepte zu bearbeiten (siehe Kapitel »Diagnose mit Hilfe der Intuition des Therapeuten«).

Für den ersten Blütenstrauß empfehlen sich:

- *Star of Bethlehem* oder *Rock Rose.* Nach meinen Erfahrungen liegen fast immer Blockaden aufgrund durchlebter Schocks vor. Auch wenn der Patient sich an nichts dergleichen erinnert, war doch mindestens das Erlebnis seiner Geburt so schockierend, daß es die Einnahme von *Star of Bethlehem* nötig macht; war die Geburt schwierig, war sie verbunden mit Todesangst, Sauerstoffmangel, Komplikationen mit der Nabelschnur, ist *Rock Rose* angebrachter, um die Folgen der erlebten Panik abzubauen. Das gleiche gilt für jeden, der noch im Mutterleib Ab-

* Wir beziehen uns auf Schatten im Sinne von C. G. Jung. Der Schatten ist die dunkle Seite der Persönlichkeit, die Charaktereigenschaften, die sie leugnet und an sich selbst nicht erkennen kann, die sie aber an anderen irritieren und stören. Immer wenn uns bestimmte Züge an unseren Mitmenschen stören, können wir sicher sein, daß sie etwas mit uns selbst zu tun haben, daß sie Projektionen von Schattenanteilen sind.

treibungsversuchen oder Unfällen der Mutter ausgesetzt war. Schon Diskussionen der werdenden Eltern über eine mögliche Schwangerschaftsunterbrechung verursachen Panikzustände im Ungeborenen, der folglich mit einer Blockade *Rock Rose* zur Welt kommt (siehe Kapitel *Rock Rose* und *Star of Bethlehem*).
- *Walnut*, wenn die Person in einer großen Veränderung steckt.
- *Elm* oder *Olive* bei Erschöpfung oder der vorübergehenden Sorge, »es diesmal nicht zu packen«.

Es wird problematisch, wenn wir uns vor einer Vielzahl von Blockaden sehen und nicht wissen, wo anfangen. Wir können nicht mit allen Blüten gleichzeitig behandeln, also ist es wichtig, diejenigen auszuwählen, die die Seelenkonzepte repräsentieren, die im Augenblick den größten Leidensdruck verursachen oder die, direkt oder indirekt, belastende körperliche Symptome hervorrufen. Wichtig ist natürlich auch die Frage nach den Gründen des Besuchs beim Therapeuten: Vermutlich finden wir in ihnen die Blockaden, die den Patienten selbst am meisten stören.
Möglicherweise sieht man trotzdem nicht klar genug: Dann empfehlen sich zwei Blüten, die als »Katalysatoren« gute Dienste tun: *Wild Oat* für den ruhigen, eher passiven Menschen vom Typ Yin und *Holly* für den aktiven Yang-Typ, der meist viel und schnell spricht.
Die erste Mischung enthält dann:

- *Star of Bethlehem* oder *Rock Rose*
- *Walnut*, falls es angezeigt ist
- *Elm* oder *Olive*, falls es angezeigt ist
- *Holly* oder *Wild Oat*

und *keine weitere Blüte*

Nach wenigen Tagen schon sieht der Therapeut viel klarer, und es fällt ihm leichter, den individuellen Blütenstrauß zu komponieren.

Manchmal existiert ein scheinbarer Widerspruch zwischen den diagnostizierten Blüten; einige Therapeuten haben daher Regeln aufgestellt, nach denen man nicht gleichzeitig mit bestimmten Blüten behandeln darf. Beispielsweise sagen sie, daß Blüten, die der gleichen Gruppe in Bachs System angehören, nicht miteinander kombiniert werden sollen. Aber zweifellos gibt es Patienten, die gleichzeitig *Mimulus* und *Aspen* oder *Red Chestnut* sind (alle aus der 1. Gruppe) oder Züge von *Vine* und *Beech* aufweisen (beide 7. Gruppe). Bei Personen, die an Arthrose oder rheumatischen Beschwerden leiden, finden sich oft Kombinationen der Blockaden *Beech* und *Rock Water* oder *Chicory* mit *Vervain*; alle vier gehören zur 7. Gruppe. Also gilt: *Es gibt keine Beschränkungen in der Kombination der Blüten außer in der Anzahl!* Jede Blüte ist mit jeder anderen beliebig zu kombinieren.

Scheint ein Widerspruch vorzuliegen, kann man an verschiedene Ursachen denken: Erstens haben wir es immer mit der Individualität des Menschen und all seinen natürlichen inneren Widersprüchen zu tun; es gibt keine Schablone für den perfekten Menschen. Und wie nicht zwei gleiche Personen unter Millionen herumlaufen, so können wir unzählige von verschiedenen Mischungen zusammenstellen auf der Grundlage von höchstens sechs oder sieben Blüten! Damit kann sich für jeden das im Augenblick Passende finden. In einer Person finden wir die verschiedensten Tugenden, einige mehr oder weniger entwickelt, andere blockiert. Wir dürfen uns vorstellen, daß ein Mensch im Laufe seines Lebens vorübergehende oder charakterliche Blockaden in unterschiedlicher Stärke von jedem der achtunddreißig Seelenkonzepte erlebt! Das ist möglich, weil je-

der die Keime aller archetypischen Tugenden und Verhaltensweisen in sich trägt; je nach Entwicklungsgrad mehr oder weniger sichtbar und, je nach seiner Veranlagung, mehr oder weniger stark.
Zweitens können uns die Kompensationen verwirren: Häufig versucht z. B. der Typ *Centaury* seine Schwäche zu kompensieren, indem er die dominierende Kraft von *Vine* zur Schau trägt. Manchmal erscheinen beide Charakteristika zeitlich aufeinanderfolgend, manchmal gleichzeitig, aber an verschiedenen Orten. Das ist zum Beispiel der Fall bei einem Mann, der bei seinen Kindern und Untergebenen das Gesicht von *Vine* zeigt und sich als *Centaury* seinem Chef und seiner Frau unterordnet; häufiger treffen wir allerdings auf jenen, der zu Hause ganz *Vine* ist und am Arbeitsplatz *Centaury* oder umgekehrt.

Andere scheinbar widersprüchliche Konzepte finden wir z. B. in der Kombination von *Cerato* und *Vervain*: Zweifel an der Richtigkeit der eigenen Meinung kompensiert mit dem Eifer, alle zu seinen eigenen Überzeugungen zu bekehren. Weitere Beispiele von Kompensation finden sich im Kapitel »Die 12 Schienen nach Dietmar Krämer«.
Ferner gibt es Kombinationen von ähnlichen Konzepten, wie es oft der Fall ist mit *Gentian* und *Mustard*, der exogenen bzw. endogenen Depression; mit *Chicory* und *Heather*, der »bedürftigen Mutter« und dem »bedürftigen Kind«, einer häufig anzutreffenden Kombination; auch *Aspen* und *Mimulus*, die bewußten und die unbewußten Ängste, schließen sich nicht gegenseitig aus!
Fast immer treten die Blockaden in verschiedenen Schichten auf. Behandelt man die augenfälligste, taucht hinter dieser ein anderes Konzept auf. Meist handelt es sich um eine Blockade, die durch eine andere kompensiert wurde; manchmal auch sind einige Symptome so stark, daß sie die

der anderen Blockade völlig zudecken. Ein Beispiel dafür findet sich im Kapitel *Vine*: der Machthunger, der sich zuzeiten völlig hinter Schuldgefühlen verstecken kann. Auch das Kapitel »Die 12 Schienen nach Dietmar Krämer« führt verschiedene Beispiele an für Krankheitsbilder in verschiedenen »Schichten«.
Folgende Beobachtung ist wichtig: Jemand, der immer träumt und Luftschlösser baut, nimmt *Clematis* und fällt plötzlich und äußerst unsanft aus den Wolken in eine Depression, die je nach Veranlagung Züge von *Gentian* oder von *Mustard* aufweisen kann. Daher empfiehlt es sich bei Personen, die »sehr *Clematis*« sind, die Behandlung etwas sanfter anzugehen, indem man ihnen, gleichzeitig mit *Clematis*, *Gentian* oder *Mustard* als eine Art Polster oder »Stoßdämpfer« verordnet. Das gilt auch für *Vervain*, um die Gabe von *Agrimony* zu entschärfen.
Das Verfahren ist allerdings ein zweischneidiges Schwert: Uns bleibt der Zweifel, ob das »Polster« *Vervain* die tiefgehende Reinigung und Öffnung mittels *Agrimony* verhindert, ob es den Heilungsprozeß hemmt oder ob im Gegenteil die Person sich weiter öffnen kann; denn der mildernde Effekt von *Vervain* bzw. *Mustard* bewirkt, daß sie sich weniger erschreckt und also nicht verschließt, um sich mit allen Kräften gegen einen im Grunde positiven Effekt zur Wehr zu setzen (andere Erstreaktionen siehe im Kapitel »Erstreaktionen und ›Nebenwirkungen‹«).

Dauer der Behandlung

Die für eine Behandlung notwendige Dauer läßt sich nicht vorhersagen. Die Einnahme eines Fläschchens dauert gewöhnlich etwa einen Monat, danach empfiehlt sich eine neuerliche Konsultation, um die Mischung zu modifizieren. Besserung und Veränderungen sind mitunter so subtil, daß der Behandelte selbst sie nicht bemerkt. Aber im Gespräch mit dem Therapeuten oder in Reaktionen seiner Angehörigen und Freunde wird ihm meistens klar, daß schon einige der störenden Symptome verschwunden oder schwächer geworden sind.

Jetzt kann man tieferliegende Konflikte und ältere Blockaden bearbeiten. In vielen Fällen muß man die Mischung mit *Larch* ergänzen, das die Basis verschiedener Blockaden sein kann, wie zum Beispiel *Centaury, Cerato, Pine, Rock Water.*

Jeder Patient ist anders. Der eine ist schon zufrieden, wenn mit Einnahme der ersten Mischung die lästigsten Symptome verschwinden, wie zum Beispiel Angst in Verbindung mit Alpträumen oder Schlaflosigkeit. Er kommt nicht wieder in die Sprechstunde, weil ihm die damit gewonnene Erleichterung genügt.

Ein anderer bearbeitet jahrelang methodisch seine Negativkonzepte und kann eine spürbare spirituelle Entwicklung durchleben, wenn er sich das Thema jeder Blüte bewußtmacht.

Bei Langzeitbehandlungen empfiehlt sich eine Einnahmepause von einigen Wochen ein- bis zweimal im Jahr. So kann der Therapeut leichter beurteilen, ob die Besserung von Dauer ist und welche der Blüten er absetzen kann.

Mitunter kommt es vor, daß ein Patient nach einer Weile vergißt, die Tropfen einzunehmen. Die Erfahrung zeigt uns, daß unser Unterbewußtsein wissender, weiser ist als unser Wachbewußtsein und uns die Dinge »vergessen« läßt, die wir tatsächlich nicht mehr brauchen.

Die Zubereitung der Blütenpräparate

Sie liegt gewöhnlich in der Hand des Therapeuten oder des Apothekers. Bachs Angaben folgend, füllt man eine Tropfflasche von 30 ml Inhalt mit stillem Mineralwasser unter Hinzufügung von 40 Tropfen Weinbrand, beides bei Zimmertemperatur. (Um eine längere Haltbarkeitsdauer zu erreichen, empfiehlt sich, besonders in heißen Zonen oder im Hochsommer, eine Mischung von 20 ml Wasser mit 10 ml Weinbrand.) Dieser Basis fügt man von jeder Blüte, die angezeigt ist, 2 Tropfen aus der Stockbottle hinzu. Will man *Rescue Remedy* hinzufügen, braucht man davon 4 Tropfen, da es bereits aus mehreren Blüten zusammengesetzt ist. Für Alkoholiker ersetzt man den Weinbrand durch Essig.

Da es sich bei den Bachblüten um ein energetisches Medikament handelt, sind einige Dinge zu beachten. Man sollte niemals abwechselnd Tropfen aus zwei oder mehr Flaschen gleichzeitig einnehmen. Wer eine Mischung einnimmt und dann eine weitere Blüte braucht, sollte die erste Mischung absetzen oder abwarten, bis sie aufgebraucht ist, ehe er die zweite, aktuelle beginnt. Genausowenig empfiehlt es sich, einzelne Blüten in getrennten Flaschen parallel einzunehmen: Daher verbieten sich von selbst die mit einer einzelnen Blüte bereits präparierten Einnahmeflaschen, wie sie der Handel gelegentlich anbietet. In dieser Form kann man die Blüten nicht kombinieren, außerdem verliert die Mischung nach einiger Zeit ihre Wirkung, was die Einnahme (und damit schon die Herstellung!) von »Fertigpräparaten« noch fragwürdiger macht, da wir ihr Alter nicht nachprüfen können. Manche Experten geben den Einnahmemischungen eine Haltbarkeit von nur drei bis vier Wochen Dauer, was mir allerdings übertrieben erscheint. Ich habe verschiedene Male gute Erfahrungen gemacht mit der Ein-

nahme von Mischungen bis zu fünf Monaten nach ihrer Zubereitung.
Selbstverständlich empfiehlt es sich, die Fläschchen an Plätzen aufzubewahren, wo sie weder extremer Wärme (Sonne, Heizkörper) noch extremer Kälte (Kühlschrank) ausgesetzt sind.

Die Einnahme

Man nimmt fünfmal täglich 4 Tropfen unter die Zunge, weil dort die Absorbierung am günstigsten ist. Am besten läßt man die Tropfen dort eine Weile einwirken, ehe man sie hinunterschluckt. Zu Beginn der Behandlung oder in dringenden Fällen – beispielsweise bei starken Schmerzen oder großer Angst oder Ungeduld – nimmt man die Tropfen häufiger, d. h., falls es erforderlich ist, kann man sie in einem Zeitraum von 1 bis 2 Stunden alle 10 Minuten einnehmen.

Erstreaktionen und »Nebenwirkungen«

In seltenen Fällen kommt es zu merkwürdigen Erscheinungen während der ersten Einnahmetage, vor allem bei der Einnahme von *Holly* oder *Agrimony*: Die sogenannten Erstreaktionen, die manchmal bei der ersten Einnahme einer Blüte auftreten, sind eine Art »Generalreinigung« des Unterbewußtseins und als »Nebeneffekt« äußerst wünschenswert, da sie Teil des Heilungsprozesses sind. Sie treten nicht bei allen Behandelten auf! Aber es ist wichtig, sie in der ersten Konsultation zu erwähnen, damit die Patienten bei überraschenden Reaktionen nicht erschrecken. Wenn sie auf etwaige Nebenwirkungen nicht vorbereitet sind, setzen sie möglicherweise die Einnahme ab, kommen nicht mehr in die Sprechstunde; für sie steht fest, daß die Tropfen »nichts taugen«. Das ist selbstverständlich nicht wünschenswert, daher sollten wir versuchen, solche Reaktionen durch rechtzeitige Erklärungen zu vermeiden.

Die Formen, in denen diese Erstreaktionen sich äußern können, sind vielfältig, verschwinden aber in ihrer Mehrzahl nach ein bis drei Tagen, maximal nach einer Woche. Man sollte deshalb die Einnahme gar nicht unterbrechen oder nur um wenige Tage aussetzen.

Tatsächlich bewirken diese Reaktionen eine Erleichterung, sind auch ein Zeichen dafür, daß die Essenzen zu »arbeiten« anfangen, daß die Blockade anfängt, sich zu lösen. Die Person befreit sich von alten Verkrustungen und Verhärtungen, vom Schutt und den Schlacken früherer Erlebnisse, die die Energiekanäle blockieren. Öffnen diese sich unter dem Einfluß der Blüten, wird viel Energie freigesetzt.

Die Wirkungen können zum Beispiel in einem leichten Durchfall bestehen, Kälteempfindungen oder Hitzewellen; Tränenausbrüchen, die sich ohne erkennbaren Grund einige Tage lang wiederholen und bis zum lauten Weinen und Schreien steigern können; Herzklopfen oder auch Kopfschmerzen oder Traurigkeit; Schwäche oder einer vorübergehenden Akzentuierung der Symptome. Man sollte sich in diesem Fall vor Augen führen, daß auch das Therapiegespräch starke psychische Bewegung auslösen kann und die den Tropfen zugeschriebenen unerwünschten Wirkungen häufig ein Zeichen sind für die ungewöhnliche Öffnung des Patienten dem Therapeuten gegenüber. In jedem Fall verlieren sich diese Nebeneffekte nach wenigen Tagen, auch wenn sie auf die Wirkung des Medikaments zurückzuführen sind.

Über Schäden, die durch eine Blütentherapie hervorgerufen wurden, wissen wir nichts, die einschlägige Literatur erwähnt sie auch nicht. Eine irrtümlich verordnete Blüte übt keine Wirkung auf den Behandelten aus. Jede Blüte hilft dem Patienten, in die ihr entsprechende Vibration einzuschwingen; schwingt seine Seele schon analog zu dieser Blüte, benötigt er sie nicht, und es ändert sich gar nichts durch ihre Einnahme, sie kann ihm also nicht schaden. So konnte Edward Bach uns alle überzeugt und vertrauensvoll einladen: Heilen Sie sich selbst!

Verschiedene Diagnosemethoden

Die 12 Schienen

Im Kapitel »Die 12 Schienen nach Dietmar Krämer« haben wir ausführlich diese Methode von Krämer zur Diagnose und Behandlung mit Bachblüten vorgestellt. Abgesehen von den dort erwähnten Vorbehalten halten wir sie für sehr nützlich, um die Arbeit mit den Blüten zu inspirieren.

Diagnose anhand des Geburtshoroskops

Hat ein Therapeut tiefgehende Kenntnisse der Astrologie, kann er eine Diagnose anhand des Geburtshoroskops des Patienten erstellen. Nach Krämer (der auf der Grundlage von Peter Damian arbeitete) muß man dazu die Tierkreiszeichen hinzuziehen, die den folgenden neun astrologischen Größen entsprechen:

1. der Sonne, unserer Individualität und schöpferischen Kraft

2. dem Aszendenten, der die Persönlichkeit bis in ihr Äußeres zeigt
3. dem Mond, der unser Unterbewußtsein, unsere Instinkte und Leidenschaften darstellt
4. Merkur, der zeigt, wie wir denken und kommunizieren
5. Saturn, der unsere Beschränkungen ausdrückt, manchmal durch Ängste oder Krankheiten
6. den Planeten des ersten Hauses, das unsere Identität, das Selbst beschreibt
7. dem Planeten, der den Aszendenten beherrscht
8. der Himmelsmitte, die die Ziele der Persönlichkeit und ihres Lebens anzeigt
9. dem nördlichen Mondknoten, der uns den Weg zu diesem Ziel beschreibt

Welche Blüten – nach Damian und Krämer – den zwölf Zeichen entsprechen, kann man dem Auswertungsbogen zum Kapitel »Die 12 Schienen nach Dietmar Krämer« entnehmen, in der Rubrik Kommunikationsblüten. Mit der von beiden vorgenommenen Zuordnung bin ich nicht völlig einverstanden, aber das ist nicht der Ort, dies zu diskutieren. Damian empfiehlt, auf der Basis der astrologischen Daten des Patienten ein Basismedikament zu mischen und es allein oder alternierend mit anderen Blütenmischungen zu verabreichen. Krämer erhält zweifelhafte Ergebnisse mit der Methode Damians und empfiehlt sie daher nur als Hilfsmittel bei der Behandlung kleiner Kinder.
Ich pflichte Krämer bei, wenn er sagt, daß die Astrologie uns hilft, keine wichtigen Züge des Patienten zu vernachlässigen. Mitunter ziehe ich die Ephemeriden zu Rate, um das Bild, das ich von einer Person habe, zu vervollständigen; aber damit erhalte ich nur die Zeichen, in denen die Planeten stehen, weder den Aszendenten noch die Himmels-

mitte, deren genaue Stellungen man nur mit Hilfe der genauen Geburtszeit erhält. Doch die Methode hat einen gewissen Wert als Zusatzinformation.

Findet sich eine Ansammlung von Planeten in einem Zeichen, zeigt dies Stauungen an in der Körperzone, die das Zeichen repräsentiert (vom Kopf, der dem Widder zugeordnet ist, bis zu den Füßen, die den Fischen zugeordnet sind). Man kann auch das Zeichen und die Planeten des sechsten Hauses näher untersuchen, weil wir dieses im Zusammenhang mit unserer Gesundheit sehen.

Nehmen wir die Astrologie zu Hilfe, begegnen uns wieder die Widersprüche eines Charakters: Es ist normal, daß jemand, der starke Bezüge zu einem Tierkreiszeichen hat, auch Einflüsse des gegenüberliegenden Zeichens zeigt.

Ist ein Therapeut gleichzeitig ein guter Astrologe, wird er mit mehr Daten arbeiten als den oben erwähnten Zeichen: Er wird die charakteristischen Merkmale des Geburtshoroskops sehen und unter anderem die speziellen Ängste und Schwachstellen erkennen, auch auf körperlicher Ebene. Noch wichtiger kann es sein, das Solar-Horoskop des laufenden Jahres zu erstellen und die aktuellen Planetentransite, die dem Therapeuten eine Vorstellung geben von den auftretenden Konflikten und von dem, was sein Klient zu diesem Zeitpunkt seines Lebens lernen kann. Mit diesen Erkenntnissen kann er mit ziemlicher Sicherheit die in diesem Augenblick notwendigen oder hilfreichen Blüten auswählen.

Nachdem man ganz objektiv die astrologische Situation eines Patienten analysiert hat, empfiehlt es sich, im Gespräch mit ihm seine subjektiven Probleme kennenzulernen, vor allem diejenigen, unter denen er zur Zeit besonders leidet.

Diagnose und Behandlung über die Hautzonen

Dies ist eine andere interessante Methode, die von Dietmar Krämer und Helmut Wild erarbeitet wurde (in: *Neue Therapien mit Bach-Blüten 2*). Die Autoren entwickelten die Methode mit Hilfe von Sensitiven und eines Jungen, der die Aura sehen kann. Mit den so gewonnenen Erkenntnissen legten sie einen Atlas an, in dessen Zeichnungen man die den einzelnen Blüten zugeordneten Hautzonen findet; die Zonen sind in Größe und Anordnung unregelmäßig und nicht symmetrisch auf die menschliche Körperoberfläche verteilt. Es existiert keine sichtbare Ordnung in den Zeichnungen. Für jede Blüte finden sich mehrere Zonen, unregelmäßig in Größe und Form. Es scheint kein anderes System der Hautunterteilung zu geben, das mit diesem übereinstimmt; es gibt auch keine Beziehung zu den chinesischen Meridianen oder zu Akupunktur- und Akupressurpunkten.

Mit Hilfe des Atlas kann der Therapeut die notwendigen Blüten diagnostizieren, indem er sich an Hautflecken, Warzen, Unreinheiten, Schmerzen und anderen auftretenden Unregelmäßigkeiten orientiert. Die Autoren betonen, daß mit dieser Methode jedermann eine Diagnose erstellen kann, ohne Kenntnisse der Psychologie oder der Heilkunst und ohne ein Gespräch, das den seelischen Ursachen des Unwohlseins auf den Grund zu gehen sucht.

Sie nutzen die Kenntnis der Hautzonen auch zur Behandlung, in Form von Kompressen, Umschlägen oder dem direkten Auftragen der Tropfen aus der Stockbottle auf die betreffende Hautstelle. Bei diesem Verfahren konnte der hellsichtige Junge beobachten, wie sich unmittelbar nach der Behandlung Löcher in der Aura des Patienten schlossen.

Ich bin weder hellsichtig noch sensitiv, daher kann ich diese Informationen nicht direkt nachprüfen. Aber ich habe in vielen Fällen mit der beschriebenen Methode gearbeitet. Die Untersuchung der Haut war dabei sehr hilfreich: Muttermale und andere angeborene Entstellungen waren in vielen Fällen der Schlüssel zu einem Blütencharakter, der der zugeordneten Hautzone entsprach.
Unreinheiten, Mitesser und sogar frische Verletzungen und Verbrennungen wiesen auf eine vorübergehende oder charakterliche Blockade der der Zone entsprechenden Blüte hin. Nicht immer ist die Beziehung zweifelsfrei erkennbar, aber die Zahl der Übereinstimmungen ist so erstaunlich, daß ich bei der Diagnose häufig auf diese Methode zurückgreife.
Weniger erfolgreich waren meine Versuche mit der Behandlung der indizierten Hautzonen, mit Kompressen oder direktem Aufbringen der Blütenessenz. Ich habe allerdings nicht mit vielen Personen experimentiert, sondern in erster Linie mit Familienangehörigen und Freunden.

Ich arbeite mit einer anderen Methode, um über die Haut Einfluß zu nehmen. In manchen Fällen benutze ich die Bach-Creme, angereichert mit anderen Blüten, die ich entweder über die Hautzonendiagnose oder aufgrund von Charakteristiken der Person oder ihrer gegenwärtigen Probleme herausfinde. Wenn zum Beispiel eine Verletzung längere Zeit hindurch nicht heilen will, mische ich in eine Salbengrundlage *Rescue Remedy* und *Crab Apple* – zum Reinigen –, *Gorse* – wenn die Person schon an einer Heilung zweifelt – oder *Impatiens* – wenn sie sehr ungeduldig auf Besserung wartet –, außerdem die der Hautzone entsprechende Blüte, wenn sie dem Charakter des Patienten oder seinem Seelenzustand in diesem Moment entspricht. Im Falle von

Verletzungen füge ich einige Tropfen Arnika-Urtinktur zu. Außer der Creme verordne ich eine passende Tropfen-Mischung, die bei Verletzungen und Reaktionen der Haut unter anderen Blüten immer *Crab Apple* enthält (siehe Kapitel »Formeln für die Haut und gegen Allergien«).
Bei Chakra-Blockaden kann man eine Behandlung mit den Tropfen direkt machen oder eine entsprechende Creme-Mischung herstellen, mit der der Patient selbst die entsprechende Hautregion leichter behandeln kann (siehe auch Kapitel *Rock Rose*).
Ich arbeite viel mit der Creme, wenn sich die Beschwerden des Patienten auf oder dicht unter der Körperoberfläche lokalisieren lassen. Das ist der Fall bei Verletzungen, Ekzemen, Verbrennungen, aber auch bei Blutergüssen, Abszessen, Muskel- und Gelenkschmerzen. Ich mische die Creme mit den Blüten, die in Zusammenhang stehen mit den Beschwerden (*Crab Apple* bei Unreinheiten oder um eine Infektion zu vermeiden; *Scleranthus*, um die Blutzirkulation anzuregen; *Star of Bethlehem*, wenn das Problem durch einen Unfall oder einen anderen Schock verursacht wurde, usw.), oder mit den Blüten, die mit dem Charakter der Störung zu tun haben (das kann *Vervain* sein im Falle von Nackenschmerzen; *Oak*, *Star of Bethlehem*, *Willow* oder *Vervain*, wenn ein »unermüdlicher Kämpfer« plötzlich einen Hexenschuß oder eine Ischiasattacke hat); oder mit der durch die Hautzone indizierten Blüte nach dem System Krämer/Wild. Letzteres vor allem dann – und mit viel Erfolg –, wenn es sich um lokalisierte, aber undefinierbare Schmerzen, seltsame Empfindungen oder erhöhte Empfindlichkeit in einer Zone handelt, alles ohne erkennbaren medizinischen Grund. Dabei benutze ich eher die Essenzen pur als eine Creme.

Die intuitive und spontane Wahl der Blütenessenz

Sie führt zu erstaunlichen Ergebnissen bei Kindern etwa bis zum achten Lebensjahr. Für größere Kinder und Erwachsene ist es oft schwerer, das korrekte Mittel spontan zu greifen, aber die Methode ist dennoch von Nutzen, um zu sehen, ob die Spontanwahl mit der Wahl des Therapeuten oder einer Autodiagnose übereinstimmt. Selbstverständlich gibt es Personen, die nie ihre Intuition verlieren oder sie im Gegenteil mit der Zeit stärker entwickeln, was ihnen unter anderem erlaubt, mit dieser Methode zu arbeiten. Man braucht dazu das komplette Blüten-Set, damit die betreffende Person daraus spontan »ihre« Blüte auswählen kann.

Diagnose mit Hilfe der Intuition des Therapeuten

Diese Methode ist – je nach den Fähigkeiten des Therapeuten – sehr wertvoll. Man kann ziemlich sicher sein, daß die so ausgewählten Blüten gebraucht werden. Ehe man jedoch darangeht, den Blütenstrauß zu mischen, muß man auch hierbei mit dem Patienten sprechen! Manchmal erkennt er sich selbst in den Fragen des Therapeuten, manchmal nicht. Wenn nicht, können die Gründe in einem intuitiven »Irrtum« zu finden sein, oder der Patient kann seine negativen Seelenkonzepte (oftmals seinen Schatten!) nicht erkennen, oder er ist (noch) nicht bereit, diese Konzepte oder Blockaden zu bearbeiten. Meistens – aber nicht immer – sind es die beiden letztgenannten Punkte.

Wenn ein Hauptcharakterzug der Person Teil ihres Schattens ist, kann und will sie ihn nicht sehen. Es ist also sehr wahrscheinlich, daß sie ihn jetzt nicht bearbeiten möchte. Wenn es für den Therapeuten feststeht, daß ein negierter

Zug unterdrückt wird, »in den Schatten« verdrängt, kann er die entsprechende Blüte zur Mischung geben. Aber ein Gespräch über das Thema zu suchen ist wünschenswert. Oft wird der Patient in der ersten Sitzung nicht darauf eingehen, aber mit fortschreitender Behandlung kann er fähig sein, zu verstehen und zu akzeptieren, oder es zumindest für möglich halten, daß eine bestimmte Blüte etwas mit seinem Charakter oder seiner Reaktionsweise zu tun hat. Um dies zu erreichen, hat sich die Verordnung von *Chestnut Bud* oder *Agrimony* als hilfreich erwiesen; diese öffnen uns manchmal die Augen über unbekannte Seiten unseres Charakters.

Diagnose mit Hilfe des Pendels

Sie weist die gleichen Unsicherheiten und Fehlerquellen auf wie die soeben beschriebene: Das Pendel arbeitet mit dem Wissen unseres Unterbewußtseins, und manchmal lassen wir uns täuschen, wenn in Wirklichkeit unser Kopf dem Pendel seine Botschaft diktiert oder unsere Ängste, Hoffnungen oder Wünsche. Auch hier hängt die Wirkung der Methode ab von den Fähigkeiten dessen, der sich ihrer bedient.
Ich habe mir angewöhnt, bei Kleinkindern oder Säuglingen mit dem Pendel zu arbeiten. Damit kann ich zwei Dinge auf einmal erreichen: Damit die Kleinen die Tropfen annehmen, muß man das Ganze zu ihrer Sache machen, muß sie für die Fläschchen und Tropfen interessieren, die sie selbst »auswählen«. Das klappt mit dem Pendel mühelos bei Kindern zwischen einem und sechs, sieben Jahren, je nach Charakter und Reifegrad.
Gewöhnlich nehme ich die linke Hand des Kindes in meine Linke. Mit der Rechten führe ich das Pendel über jede

Stockbottle und frage, ob das Kind diese Blüte braucht. Vorher schon und während des Verfahrens nehme ich die Persönlichkeit des Kindes in mich auf. Ich kenne auch die Gründe für die Konsultation. Aber um alles gut auszuwerten, versuche ich zumindest mit einem Elternteil zu sprechen, ehe ich den Blütenstrauß für das Kind zusammenstelle. Normalerweise sind die mittels Pendel erhaltenen Informationen exakt, mehr noch: das Pendel ist objektiver als die Familienangehörigen und führt mich außerdem zu unerwarteten Ergebnissen, die sich dann – im Gespräch mit den Eltern – bestätigen. So kann z. B. das Pendel auf *Rock Rose* hinweisen, ohne daß die Eltern sich vorher an irgendein traumatisches, mit Panik oder Todesangst verbundenes Erleben des Kindes erinnerten. Beim Nachhaken erzählen sie dann jedoch von heftigen Asthmaanfällen oder solchen von Pseudokrupp, die zur Genüge eine Blockade *Rock Rose* erklären. Außerdem braucht man das Gespräch, um die vordringlichsten Essenzen auszuwählen, falls die Zahl der ermittelten Blütenkonzepte ein vertretbares Maß übersteigt.

Diagnose mit Hilfe von Bildkarten

Sie ist vergleichbar der Arbeit mit dem Pendel. Seit Jahren arbeite ich viel mit einigen Bildern, Typ New Age, die eine Komposition zeigen von Abbildungen der Blüten mit ihren Pflanzen und den entsprechenden Devas, sowie Personen, die im Zusammenhang stehen mit den Konzepten der Blüten. Es sind sehr intuitive Malereien, über die man nicht mit dem Kopf urteilen kann. Ich habe jede Karte mit zwei Tropfen der entsprechenden Blütenessenz vorbereitet. Am Anfang wollte ich nur ausprobieren, wie es funktionieren könnte: Nach dem Gespräch mit dem Patienten, wenn ich schon die in Frage kommenden Blüten im Kopf hatte, bat ich ihn, aus den Karten diejenigen auszuwählen, die seine Aufmerksamkeit erregten. Das Ergebnis war überraschend: Er suchte alle von mir vermuteten Blüten aus und manchmal einige mehr, die sich im nachfolgenden Gespräch bestätigten.

Lange Zeit hindurch benutzte ich diese Devas von Alois Hanslian nur, um die Probe aufs Exempel zu machen (*Die Bachblüten-Devas*, Grafing, Aquamarin-Verlag). Heute fange ich oft in der ersten Konsultation mit den unvermeidlichen Fragen an und lege dann gleich die Devas vor. Dieses Vorgehen ist äußerst nützlich bei schüchternen, schweigsamen Personen oder bei Männern, die nicht gern über ihre persönlichen Angelegenheiten sprechen. Mit den vom Patienten ausgewählten Karten in der Hand kann ich gezielter seinen Problemen und Zügen auf den Grund gehen; es kommt leichter zu einem offenen und intensiven Dialog.

Ich bitte immer darum, die Bilder, die anziehend wirken, von denen, die abstoßen, zu trennen; aber bis jetzt ist es mir nicht gelungen, ein System hinter dieser Unterscheidung zu erkennen. Jeder fühlt bei einigen Bildern Abscheu und bei anderen besondere Anziehung, aber das hat nichts mit bewußten bzw. unbewußten Konzepten zu tun oder mit Projektionen und Schatten. Es scheint keine Logik in diesem System zu stecken.

Ich nehme an, daß man das gleiche Verfahren bei allen Zeichnungen, Fotos etc. anwenden kann, die den Blüten entsprechen, besonders wenn man sie mit der Blütenessenz präpariert.

Von Zeit zu Zeit wiederhole ich das Vorgehen mit einem Patienten, vor allem, wenn er mich darum bittet. Manchmal will jemand mir minuziös erklären, warum er gerade dieses oder jenes Bild ausgewählt hat. Einer Patientin, die für diese Erklärungen immer sehr viel Zeit brauchte, legte ich einmal, um meine Wahl zu überprüfen, die Bilder mit der Rückseite nach oben einzeln auf den Tisch. Sie bewegte ihre Hand langsam mit geringem Abstand über die Karten: Intuitiv wählte sie alle die aus, an die ich gedacht hatte, und eine mehr, die sich im Gespräch dann auch als wichtig erwies!

Diagnose mittels Fragebogen

Dies ist auch eine Möglichkeit für die Selbstbeurteilung oder um dem Therapeuten die Arbeit zu erleichtern. Ich habe große Vorbehalte gegen diese Methode, wenn sie ausschließlich verwendet wird. Ich habe viele Fragebögen zur Selbstdiagnose mit Freunden und Familienangehörigen getestet; die Ergebnisse waren nie zufriedenstellend, auch nicht mit dem von Scheffer aufgestellten (Mechthild Scheffer: *Selbsthilfe durch Bach-Blütentherapie*, München, Wilhelm-Heyne-Verlag 1981), den ich für den besten halte, nicht nur wegen der Art seiner Fragen, sondern auch wegen der Erklärungen zur Auswertung. Zumindest empfiehlt Scheffer als einzige dem Leser, die Blütenkapitel zu allen von ihm mittels Fragebogen ausgewählten Blüten zu lesen.
Die Bögen, die man in Apotheken mitunter ausliegen sieht, sind ungeeignet für eine gute Diagnose; sie können zum Nachdenken anregen – was der erste Schritt zur Selbstmedikation sein sollte –, aber sie sind in keiner Weise ein ausreichendes Rüstzeug, um sich oder andere zu behandeln! Dazu sollte man zumindest die Blütenbeschreibungen in einem guten Buch durchgearbeitet haben; empfehlenswerter ist es immer, einen Therapeuten aufzusuchen.

Diagnose mittels Organsprache

Auch der Körper kann »sprechen«: Es gibt physische Charakteristika, die der Ausdruck bestimmter Blockaden sind. Um sie aufzuspüren, muß man sehr genau hinhören, was der Patient sagt, wenn er seinen Gemütszustand schildert; oft genügt es, ihm seine eigenen Worte zu wiederholen, um ihn auf den Zusammenhang zwischen seiner Gesamtverfassung und seinem Körper hinzuweisen (wenn ihm z. B. eine »Laus über die Leber gelaufen« ist, »eine Sache im Magen liegt«, ein bestimmtes Ereignis für ihn wie ein »Schlag in die Magengrube« war usw.).

Probleme der Selbstdiagnose und der Behandlung von Familienangehörigen

Erinnern wir uns, daß Edward Bach selbst seine Blütentherapie entwickelt hat, um damit einkommensschwachen Familien zu ermöglichen, sich ohne teure Hilfe von Ärzten und Apothekern zu heilen. Aber die Praxis zeigt, daß nicht alles einfach mit den Blütenmitteln zu erledigen ist; in vielen Situationen braucht man den Fachmann, den Arzt oder den Psychologen. Und wir können sicher sein, daß Bach nie den Arzt völlig durch die Blüten ersetzen wollte.
Zugegebenermaßen haben wir fast alle Schwierigkeiten mit der Selbstkritik und eine nur geringe Kapazität zur Selbstanalyse. Wenn wir an eine Behandlung mit Bachblüten denken, ist der Fall meist etwas komplizierter zu diagnostizieren als eine verstopfte Nase, eine leichte Verdauungsstörung, eine Sommergrippe oder andere körperliche Beschwerden. Tut uns der Kopf weh, gibt es keinen Zweifel, weder bezüglich des Schmerzes noch seiner Lokalisierung.

Fühlen wir uns dagegen schlapp, lustlos, ohne Interesse an den täglichen Dingen, ist eine Diagnose nicht so leicht; wer keine Erfahrung mit dieser Therapie hat, kann zweifeln und zumindest zwischen Depression, Resignation und Erschöpfung schwanken. Die Schwierigkeiten bei der Selbstdiagnose sind groß. Bei vielen Krankheitsbildern kann sie ausreichend sein, aber die meisten Personen sind nicht fähig, sich mit der Objektivität zu sehen, die für eine Selbstmedikation unerläßlich ist. Einige Persönlichkeitsbilder verhindern schon durch ihren Charakter die Selbstdiagnose: zum Beispiel alle »unsympathischen«; und auch in *Chicory*, *Holly* oder *Heather* will sich keiner wiedererkennen; Zustände der Resignation oder Depression, wie unter anderen *Wild Rose* oder *Mustard*, verhindern, daß man handelt und sie bekämpft. *Beech* oder *Vine* ihrerseits sind überzeugt davon, immer recht zu haben und im Recht zu sein, und werden sich nicht das Passende verordnen; selbst der Therapeut erreicht kaum, daß sie ihre Schwierigkeiten sehen.
Die Behandlung von Angehörigen der eigenen Familie hat auch ihre Tücken. Immer wieder höre ich von Eltern, die ihre Kinder behandeln lassen möchten, um sie nach ihren Wünschen und Vorstellungen »umzumodeln«; nicht zu denken an die Ehefrauen, die sich ihren Mann nach Gefallen formen wollen! Laufen sie deshalb zum Therapeuten, kann der sich weigern, eine Mischung zu bereiten, die heimlich dem »störenden« Familienmitglied verabreicht werden soll oder dem Kranken, der diese Therapie nicht wünscht. Vielleicht auch kann er Eltern davon überzeugen, daß ein sehr aufgewecktes, intelligentes Kind gewöhnlich sehr unruhig und lebendig ist. Sie müssen den Unterschied erkennen zwischen der natürlichen Lebendigkeit eines gesunden Kindes und der Überaktivität eines Zappelphilipps! Und sie müssen akzeptieren, daß die Bachblüten kein aktives Kind in ei-

nen stillen Träumer verwandeln und kein verschlafenes Dummchen in ein Genie. Wenn jemand gehört hat, wie manche Eltern oder Gatten sich ihre Kinder respektive Ehepartner vorstellen und was sie in ihren Familien (mit Hilfe des Therapeuten!) ändern wollen, möchte er sich gar nicht vorstellen, was ihnen alles einfallen würde, wenn sie die Mischungen zu Hause zubereiten könnten!

Hier scheint mir der geeignete Ort, um auf die Wichtigkeit einer Familientherapie, besonders bei der Behandlung von kleinen Kindern, hinzuweisen! Sie sind so abhängig von ihren Eltern, gewöhnlich in erster Linie von der Mutter, daß deren Einfluß sehr groß ist. So können wir zum Beispiel einem ängstlichen Kind helfen, indem wir ihm *Mimulus* verabreichen; aber die positive Wirkung wird viel größer sein, wenn gleichzeitig die besorgte Mutter *Red Chestnut* nimmt! Die Notwendigkeit einer Mitbehandlung der Eltern zeigt sich deutlich, wenn die Blütentropfen dem Kind nur vorübergehende Besserung bringen. Außerdem helfen wir mit der Ko-Behandlung den Eltern in diesen schwierigen Erziehungsjahren, wie wir sie alle kennen: wenn die Kinder sich allem widersetzen, wenn sie die Geduld ihrer Eltern täglich aufs neue auf die Probe stellen, mit ihren Streichen und Einfällen, mit ihrer Aufsässigkeit und ihrem Temperament. In diesen Zeiten der Prüfung können *Impatiens* und *Beech* Wunder wirken, indem sie die elterliche Geduld und Toleranz stärken; *Olive* hilft den Erschöpften; nicht zu reden von der Erleichterung, die *Chicory* oder *Red Chestnut* Eltern und Kindern bringen können, wenn sie in bestimmten Erziehungsperioden von den Eltern eingenommen werden!

Einen anderen Komplex stellen die Projektionen der Eltern auf ihre Kinder dar und ihre – mitunter unbewußten – Wunschvorstellungen für deren Zukunft. Dieses Problem läßt sich nicht einfach nur mit Blüten lösen, sondern erfordert ein bewußtes Bearbeiten der eigenen Träume und Wünsche einerseits und der Blockaden und des Schattens andererseits.

Das führt uns wieder auf ein Schlüsselthema zurück, das uns einmal mehr die Wichtigkeit des Dialogs mit dem Patienten vor Augen führt und die Grenzen der Selbstmedikation oder der Behandlung von Familienangehörigen. Um in der Blütentherapie dauerhafte Ergebnisse zu erzielen, müssen wir uns der Blütenkonzepte klar sein, die wir behandeln.

Für den Erwachsenen bedeutet die Arbeit mit den Blüten einen Schritt in der Persönlichkeitsentwicklung, der abhängig vom Bewußtseinsgrad ist. Nimmt er nur seine Mischung ein, ohne sich der entsprechenden Themen und Blockaden bewußt zu sein und sie geistig zu bearbeiten, fühlt er sich zwar während der Einnahme besser und erleichtert; unterbricht er die Behandlung dann allerdings für einige Wochen, tauchen oft die gleichen Symptome und Blockaden wieder auf wie vor der Behandlung. Oft verlangt er dann vom Behandler eine Neuauflage der Mischung, die ihm »so geholfen« hat, ist aber immer noch nicht an einem Gespräch über die Inhalte der Konzepte interessiert.

Mit den Tieren, die von Natur aus unbewußt sind, verhält es sich ähnlich: sie haben als Einzelwesen keine Möglichkeit zur Evolution; die Behandlung schlägt bei ihnen sehr gut an, aber wenn sie die Tropfen nicht mehr bekommen, können sie nach einiger Zeit wieder in die gleiche Situation zurückfallen wie vorher. Der einzig bleibende Erfolg scheint durch die Behandlung mit *Rock Rose* oder *Star of Bethlehem* zu kommen. Diese Mittel helfen, die Folgeerscheinungen von Schock- und Paniksituationen abzubauen; andere Blockaden oder charakteristische Züge der Tiere beeinflußt man nur, solange die Behandlung durchgeführt wird.

Das Gegenteil erleben wir mit den Menschen, die sich intensiv mit den Konzepten der von ihnen eingenommenen Blüten auseinandersetzen. Sie machen sich ihre »Fehler« und Blockaden klar und begleiten die Therapie bewußt mit dem Wunsch zur Veränderung. Mit der Zeit ändern sich die Kombinationen, bis sie für lange Zeit überhaupt keine Blüten mehr brauchen.

Bei Kindern ist es anders: Wie Tiere und Pflanzen nehmen sie bis zum Eintritt in die Pubertät ihre Mischungen völlig unbewußt ein, und sie reagieren schnell; die Blütentropfen helfen ihnen in Entwicklungs- und Reifungsprozessen mit anhaltendem Erfolg. Unterbrechen sie die Einnahme, bleibt ihnen das einmal Erreichte erhalten, denn es ist charakteristisch für die Kinder, sich unschuldig und unbewußt zu entwickeln, sozusagen in vorbestimmter Weise, durch Kinderkrankheiten, Wachstumsprozesse und spezifische Erfahrungen.

Aber als Erwachsene haben wir andere Aufgaben. Jeder von uns muß selbst die Verantwortung für sein Leben und seine Entwicklung übernehmen. Wir treiben unser persönliches Wachstum nur durch die Auseinandersetzung mit unseren Irrtümern und Schwächen voran; gelingt es uns nicht, zu erkennen, wo wir uns irren, oder erwarten wir von den Tropfen, daß sie uns ohne unser Zutun heilen und bessern, werden wir nur vorübergehend Erleichterung finden. Es scheint zum Erwachsensein zu gehören, daß wir uns jeden Schritt nach vorn auf unserem Lebensweg bewußtmachen müssen!

Mitunter scheint eine Person immun zu sein gegen die Blütenbehandlung: Sie widersetzt sich bewußt oder unbewußt einer Veränderung (das kann wirklich ganz bewußt geschehen, wenn sie beispielsweise auf Drängen von anderen in der Praxis erscheint, aber im Grunde große Angst vor dem

Wechsel, dem Unbekannten hat), oder es ist nicht der passende Augenblick für einen Lernschritt. Für jede Entwicklung gibt es günstige Momente, die man respektieren muß. Auch hier kann die Astrologie uns wertvolle Hinweise geben: Transite und Progressionen zeigen uns ganz klar Zeiten größerer Hindernisse oder günstige Momente, um etwas zu verändern oder uns weiterzuentwickeln.

Ich glaube, daß jetzt hinreichend klargeworden ist, warum ich gegen die Praxis vieler Therapeuten bin, die ihren Patienten ein Fläschchen mit Blütentropfen in die Hand drücken, ohne zu besprechen, um welche es sich handelt. Natürlich ist es viel bequemer, keine Erklärungen abzugeben und sich nicht der Kritik und den Fragen des Patienten auszusetzen. Aber hier geht es nicht um Bequemlichkeit, sondern um eine Arbeit, die das volle Bewußtsein des Behandlers und des Ratsuchenden erfordert. Ich gebe zu, daß es schwierige Situationen gibt, die es ratsam erscheinen lassen, mit dem ersten Blütenstrauß ohne tiefergehende Erklärungen zu beginnen, vor allem, um damit zu vermeiden, daß der Patient so stark in die Opposition geht, daß er die Tropfen nicht nimmt. Aber ich wiederhole meine Auffassung, daß das Gespräch in der Mehrzahl der Fälle unverzichtbar ist für einen dauerhaften Erfolg!

Blütenbehandlung und spirituelle Entwicklung

Andere Aspekte der Blütenbehandlung sind in den letzten Jahren aufgetaucht und gewinnen zunehmend an Bedeutung: Es geht darum, daß man die Tropfen außer zur Vorbeugung und Behandlung von körperlichen Krankheiten, zur Überwindung seelischer Konflikte, zur Reinigung aller

energetischen Schwingungsbereiche auch gezielt zur Unterstützung einer spirituellen Entwicklung einsetzt.
Ist ein Mensch im inneren Gleichgewicht, weist er keine hervortretenden negativen Züge auf und ist sich seiner verschiedenen Gemütszustände voll bewußt, kann er zu den Bachblüten greifen, um seine persönliche, spirituelle Entwicklung zu begünstigen. Indem er die Schwingung der Blüten erhöht, deren positive Konzepte, deren Tugenden sich bisher noch nicht vollständig in ihm manifestiert haben, kann er erreichen, daß sich mit der Zeit das gesamte Potential der Blüte entfaltet.
In diesem Zusammenhang möchte ich daran erinnern, daß für jeden Menschen eine oder einige typische Blüten existieren, die typischen Charakterzügen entsprechen. Es ist ganz normal, daß während einiger Jahre von Zeit zu Zeit die Notwendigkeit besteht, diese Blüte(n) während einiger Wochen einzunehmen. Klarer ausgedrückt: Jeweils im Abstand von ein bis zwei Jahren nimmt man ein oder zwei Fläschchen mit dem charakteristischen Blütenstrauß ein. Auf diese Weise unterstützt man eine günstige persönliche Entwicklung, und gleichzeitig beugt man seelischem oder körperlichem Unwohlsein vor.

Während ich diese Zeilen schreibe, tauchen quasi existenzielle Zweifel in mir auf: Weshalb greifen wir überhaupt in das Geschehen ein? Wenn wir an eine höhere Ordnung glauben, die unser Geschick leitet, müssen wir auch akzeptieren, daß es Ursachen gibt für jedes Unglück, das uns trifft. Aus irgendeinem Grund fängt ein Leben mit Panik an; aus irgendeinem Grund kommt ein Kind in einem Elendsviertel und ein anderes in einem Palast zur Welt; aus irgendeinem Grund fällt jemandem ein Dachziegel auf den Kopf, oder eine verirrte Kugel findet ein Ziel. Wer sind wir, daß wir dies

alles in Frage stellen, daß wir dagegen aufbegehren? Woher nehmen wir die Gewißheit, das Richtige zu tun, wenn wir Kinder aus Elendsvierteln holen oder die ernähren, die keine Lust haben, sich um sich selbst zu kümmern?
Wer sagt uns, daß wir in ein Schicksal eingreifen dürfen, das gezeichnet ist von Depressionen, Ängsten, Panik? Wenn wir dem Neugeborenen die Notfalltropfen verabreichen: bringen wir es nicht um eine notwendige Erfahrung, indem wir sein Geburtstrauma erleichtern?
An diesem Punkt angekommen, taucht wieder ein beruhigender Gedanke auf: Ich kann mir nicht vorstellen, daß das Leben und das Vermächtnis des Arztes Edward Bach sinnlos waren. Aus irgendeinem Grund lebte er gerade in diesem stürmischen Jahrhundert, und ganz sicher dürfen wir in diesen brutalen und materialistischen Zeiten dankbar sein für ein so sanftes und spirituelles Heilmittel wie die Bachblüten.
Und weil es keine Zufälle gibt, können wir auch sicher sein, daß ein Mensch aus einem bestimmten Grund in einem bestimmten Augenblick auf jemanden trifft, der ihm die Blütenmittel gibt oder etwas anderes, das er in diesem besonderen Augenblick seines Lebens benötigt.

Die positive und die negative Manifestation der Blütenenergie*

Die Manifestationen der besonderen Schwingung jeder Blüte können sich auf verschiedenen energetischen Ebenen äußern. Die Tatsache, daß wir diese Vibrationsebenen positiv oder negativ nennen, stellt kein ethisches oder moralisches Werturteil dar. Die positiven Konzepte beschreiben eine Tugend, die wir anstreben können; um sie zu erreichen, muß es uns gelingen, das gesamte Potential der Blüte zu entwickeln. Das negative Konzept zeigt uns die Blockierung dieser speziellen Energie.

(–) Charakteristika bei niedriger Vibration	**Blüte**	**Charakteristika (+) bei hoher Vibration**
Maske, Beklemmung, versteckte Konflikte, Erwartungshaltung	*1 Agrimony* Odermennig *agrimonia eupatoria*	echte Fröhlichkeit, Güte, Humor, Gerechtigkeitssinn
undefinierbare Ängste, Vorahnungen, »Angst vor der Angst«	*2 Aspen* Espe, Zitterpappel *populus tremola*	Intuition, starke Sensibilität
Kritik, Intoleranz, Diskriminierung	*3 Beech* Rotbuche *fagus silvatica*	Unterscheidungsvermögen, Toleranz, Gerechtigkeitssinn
Selbstunterordnung, Unterwürfigkeit, Willensschwäche	*4 Centaury* Tausendgüldenkraut *centaurium umbellatum*	Hingabe, innere Unabhängigkeit
Zweifel an der eigenen Meinung, Unsicherheit	*5 Cerato* Bleiwurz, Hornkraut *ceratostigma willmottiana*	Selbstvertrauen, Intuition, innere Sicherheit

* geschrieben in Zusammenarbeit mit Dr. Adriana Varas

(–) Charakteristika bei niedriger Vibration	Blüte	Charakteristika (+) bei hoher Vibration
Kontrollverlust und Angst davor, Jähzorn	*6 Cherry Plum* Kirschpflaume *prunus cerasifera*	Gelassenheit, Selbstkontrolle
Wiederholung von Irrtümern, keine Beobachtungsgabe	*7 Chestnut Bud* Roßkastanienknospe *aesculus hippocastanum*	Lernen durch Beobachtung und aus Erfahrung
besitzergreifende und fordernde Liebe, Manipulation	*8 Chicory* Wegwarte, Zichorie *cichorium intibum*	selbstlose Liebe Beschirmen, Hüten
Unaufmerksamkeit, Tagträumerei, Wirklichkeitsflucht	*9 Clematis* Gemeine Waldrebe *clematis vitalba*	schöpferische Inspiration, Wirklichkeitssinn
Perfektionsstreben, Schamhaftigkeit, Gefühl von Unreinheit	*10 Crab Apple* Holzapfel *malus pumila*	Fähigkeit zur Selbstreinigung, Ordnungssinn
erdrückt von Verantwortung, plötzliches Gefühl von Unfähigkeit	*11 Elm* Ulme *ulmus procera*	Verantwortungsgefühl, Arbeitsvermögen, Selbstvertrauen
Pessimismus, reaktive Depression, Selbstzweifel	*12 Gentian* Herbst- oder Bitterer Enzian *gentiana amarella*	Vertrauen in eine höhere Ordnung, Selbstvertrauen
Hoffnungslosigkeit, Verzweiflung, Resignation	*13 Gorse* Stechginster *ulex europaeus*	Hoffnung und Glaube an Veränderung
Egozentrik, sucht Aufmerksamkeit zu erregen	*14 Heather* Besenheide, Heidekraut *calluna vulgaris*	Kommunikation, Information
Haß, Neid, Mißtrauen, Eifersucht	*15 Holly* Stechpalme, Stecheiche *ilex aquifolium*	bedingungslose und allumfassende Liebe, Vertrauen

(–) Charakteristika bei niedriger Vibration	Blüte	Charakteristika (+) bei hoher Vibration
Nostalgie oder Blindheit gegenüber Vergangenheit	*16 Honeysuckle* Geißblatt, Jelängerjelieber *lonicera caprifolium*	konstruktives Interesse an der Vergangenheit
geistige Müdigkeit, Erschöpfung durch Routine	*17 Hornbeam* Hainbuche, Hagebuche, Weißbuche *Carpinus betulus*	Kraft und Beständigkeit, Zähigkeit
Ungeduld mit sich und anderen	*18 Impatiens* drüsentragendes Springkraut *impatiens glandulifera*	Schnelligkeit im Denken und Handeln
Minderwertigkeitsgefühl	19 Larch Europäische Lärche *larix decidua*	Selbstsicherheit, Selbstwertgefühl
bewußte und klar definierbare Ängste	*20 Mimulus* Gefleckte Gauklerblume *mimulus guttatus*	Mut und Vertrauen
endogene Depression, Melancholie	*21 Mustard* Ackersenf *sinapis arvensis*	Heiterkeit, Lebensfreude
hartnäckiger Kämpfer, treibt Raubbau an seinen Kräften	*22 Oak* Eiche *quercus robur*	unermüdlicher Arbeiter, hält haus mit seiner Kraft
körperliche und seelische Erschöpfung	*23 Olive* Ölbaum *olea europaea*	Vitalität, lebendiger Energiefluß
Schuldgefühl, Reue, Gewissensbisse	*24 Pine* Kiefer, Föhre *pinus silvestris*	Fähigkeit, sich und anderen zu vergeben
übertriebene Besorgnis um andere	*25 Red Chestnut* Rotblühende Kastanie *aesculus carnea*	Akzeptierenkönnen des Schicksals der anderen

(–) Charakteristika bei niedriger Vibration	Blüte	Charakteristika (+) bei hoher Vibration
Panik, Terror, Todesangst	*26 Rock Rose* Gemeines Sonnenröschen *helianthemum nummularium*	Tapferkeit, Heldenmut
geistige Starrheit, Selbstunterdrückung Kasteiung	*27 Rock Water* Wasser aus heilkräftigen Quellen *aqua petra*	Idealismus, Beständigkeit, Disziplin
Ungleichgewicht, psycho-physische Instabilität	*28 Scleranthus* Einjähriger Knäuel *scleranthus annuus*	Anpassungsfähigkeit, Adaptation
seelischer oder körperlicher Schock und dessen Folgen	*29 Star of Bethlehem* Goldiger Milchstern *ornithogalum umbellatum*	Fähigkeit zum Selbstschutz unter schwierigen Umständen
lähmende Angst und Beklemmung in Grenzsituationen	*30 Sweet Chestnut* Edelkastanie, Eßkastanie *castanea sativa*	Fähigkeit, von einer Situation in eine andere zu springen
Fanatismus, Bekehrungseifer	*31 Vervain* Verbene, Eisenkraut *verbena officinalis*	Optimismus, ansteckender Idealismus
Herrschsucht, diktatorisches Verhalten	*32 Vine* Weinrebe *vitis vinifera*	natürliche Autorität und Souveränität
Beeinflußbarkeit in Krisensituationen und Übergangszeiten	*33 Walnut* Walnußbaum *juglans regia*	Fähigkeit zur Veränderung, innere Unabhängigkeit
Hochmut, Stolz, Absonderung	*34 Water Violet* Sumpfwasserfeder *hottonia palustria*	Vornehmheit, Integrität, Überlegenheit
fixe Ideen, unerwünschte, nicht abstellbare Gedanken	*35 White Chestnut* Weißblühende Roßkastanie *aesculus hippocastanum*	Gelassenheit und Klarheit in Ideen und Gedanken

–) Charakteristika bei niedriger Vibration	Blüte	Charakteristika (+) bei hoher Vibration
Unzufriedenheit und Unentschiedenheit bezüglich des Lebensziels	*36 Wild Oat* Waldtrespe, Wildhafer *bromus ramosus*	Verwirklichung von verschiedenen Berufen gleichzeitig
völlige Resignation, Apathie	*37 Wild Rose* Hagrose, Heckenrose *rosa canina*	Vitalität, Annahme des höheren Selbst, Kreativität
Groll, Wut, Bitterkeit, Selbstmitleid	*38 Willow* Dotterweide, Gelbe Weide *salix vitellina*	Optimismus, Schicksalsannahme, Selbstverantwortung

Bibliographie

Allgeier, H. K: Paracelsus, München, Heyne Verlag 1984

Bach, Edward: Blumen, die durch die Seele heilen, München, Verlag Heinrich Hugendubel, 1988

Barnard, Julian & Martine: Das Bach-Blüten-Wunder, München, Heyne Verlag, 1991

Bindel, Ernst: Die geistigen Grundlagen der Zahlen, Frankfurt am Main, Fischer Taschenbuch Verlag, 1983

Dumón, Eloy R.: Manual de la astrología moderna, Buenos Aires, Editiones Sirio, 1989

Furlenmeier, Dr. M.: Wunderwelt der Heilpflanzen, Eltville am Rhein, Rheingauer Verlagsgesellschaft, 1980

Krämer, Dietmar: Neue Therapien mit Bachblüten 1, Interlaken, Ansata-Verlag, 1990

Krämer, Dietmar, und Helmut Wild: Neue Therapien mit Bachblüten 2, Interlaken, Ansata-Verlag, 1990

Mann, A.T.: Astrologie und Heilkunst, Grafing, Aquamarin-Verlag, 1991

Norwood, Robin: Wenn Frauen zu sehr lieben, Reinbek, Rowohlt Taschenbuch Verlag, 1990

Paracelsus: De viribus membrorum – Von den Kräften des Organismus, Basel, 1590

Pflanzen-Atlas zu Sebastian Kneipps Schriften, Kempten, Verlag der Josef Köselschen Buchhandlung, 1905

Scheffer, Mechthild: Bach-Blütentherapie – Theorie und Praxis, München, Verlag Heinrich Hugendubel, 1990

Scheffer, Mechthild, und Wolf-Dieter Storl: Die Seelenpflanzen des Edward Bach, München, Verlag Heinrich Hugendubel, 1992

Schreibers Kleiner Atlas der wichtigeren Heilpflanzen, Esslingen a. N., Verlag von J.F.Schreiber, ca. 1910

Steiner, Rudolf: Theosophie, Dornach, Rudolf Steiner Verlag, 1962
ders.: Das Johannes-Evangelium, Dornach, Rudolf Steiner Verlag, 1985
ders.: Die Geheimwissenschaft im Umriß, Dornach, Rudolf Steiner Verlag, 1972
Zehentbauer, Josef: Chemie für die Seele, Frankfurt am Main, Verlag Zweitausendeins, 1991